Schriftenreihe

Gesundheitsmanagement und Medizinökonomie

Band 30

ISSN 1864-2926

Verlag Dr. Kovač

Moritz Lüdtke

Standortplanung für die ambulante vertragsärztliche Versorgungsstruktur

Verlag Dr. Kovač

Hamburg
2013

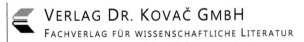 **VERLAG DR. KOVAČ GMBH**
FACHVERLAG FÜR WISSENSCHAFTLICHE LITERATUR

Leverkusenstr. 13 · 22761 Hamburg · Tel. 040 - 39 88 80-0 · Fax 040 - 39 88 80-55

E-Mail info@verlagdrkovac.de · Internet www.verlagdrkovac.de

Bibliografische Information der Deutschen Nationalbibliothek
Die Deutsche Nationalbibliothek verzeichnet diese Publikation
in der Deutschen Nationalbibliografie;
detaillierte bibliografische Daten sind im Internet
über http://dnb.d-nb.de abrufbar.

ISSN: 1864-2926
ISBN: 978-3-8300-7263-8

Zugl.: Dissertation, Brandenburgische Technische Universität Cottbus, 2013

© VERLAG DR. KOVAČ GmbH, Hamburg 2013

Printed in Germany
Alle Rechte vorbehalten. Nachdruck, fotomechanische Wiedergabe, Aufnahme in Online-
Dienste und Internet sowie Vervielfältigung auf Datenträgern wie CD-ROM etc. nur nach
schriftlicher Zustimmung des Verlages.

Gedruckt auf holz-, chlor- und säurefreiem, alterungsbeständigem Papier. Archivbeständig
nach ANSI 3948 und ISO 9706.

Inhaltsverzeichnis

Abbildungsverzeichnis VIII
Tabellenverzeichnis IX
Abkürzungsverzeichnis X

1 Einleitung 1
   1.1 Erläuterung der Thematik und Zielstellung 1
   1.2 Aufbau der Arbeit 3

2 Die GKV und die Bedarfsplanung 7
   2.1 Funktionsweise des gesetzlichen Krankenversicherungssystems 7
   2.2 Die Zulassung als Vertragsarzt 13
   2.3 Die Bedarfsplanungsrichtlinie 15
   2.4 Die aktuelle vertragsärztliche Versorgung 24
   2.5 Kritische Würdigung der Bedarfsplanungsrichtlinie 30
   2.6 Anforderungen an die vertragsärztliche Versorgung 35

3 Standortplanungsmodelle in der Literatur 43
   3.1 Bedeutung und Aufgaben der Standortplanung 43
   3.2 Charakteristika von Standortplanungsmodellen 46
   3.3 Eingrenzung der Grundmodelle 53
   3.4 Notation 55
   3.5 Set-Covering-Location-Probleme 57
      3.5.1 Grundlegender Ansatz 57
      3.5.2 Das Set-Covering-Location-Grundproblem 57
      3.5.3 Variationen und Erweiterungen 58
      3.5.4 Kritische Würdigung und Zusammenfassung 62
   3.6 Maximal-Covering-Location-Problem 64
      3.6.1 Grundlegender Ansatz 64
      3.6.2 Das P-Maximal-Covering-Location-Problem 65
      3.6.3 Variationen und Erweiterungen 67
      3.6.4 Kritische Würdigung und Zusammenfassung 71
   3.7 Median-Probleme 72
      3.7.1 Grundlegender Ansatz 72
      3.7.2 Das p-Median-Problem 73

3.7.3 Variationen und Erweiterungen 76
3.7.4 Kritische Würdigung und Zusammenfassung 81
3.8 Gravitationsansätze 82
3.8.1 Grundlagen 82
3.8.2 Das deterministische Gravitationsmodell 83
3.8.3 Das probabilistische Gravitationsmodell nach Huff 85
3.8.4 Variationen und Erweiterungen 88
3.8.5 Kritische Würdigung und Zusammenfassung 90

4 Standort- und Kapazitätsplanung der vertragsärztlichen Versorgung 93
4.1 Ziele, Anforderungen und Annahmen 93
4.2 Herleitung der Modelle 95
4.3 Beschreibung der problemspezifischen Notation 102
4.4 Das problemspezifische Standortplanungsmodell 112
4.4.1 Zielfunktion und Nebenbedingungen 112
4.4.2 Interpretation und Kritische Würdigung 113
4.4.3 Lösbarkeit und Komplexität 115
4.5 Das problemspezifische Kapazitätsverteilungsmodell 117
4.5.1 Zielfunktion und Nebenbedingungen 117
4.5.2 Interpretation und kritische Würdigung 118
4.5.3 Lösbarkeit und Komplexität 120
4.6 Qualitätsmessung der Planungen 122

5 Das Testgebiet und der Ist-Zustand 127
5.1 Die Wahl eines Testgebietes 127
5.2 Darstellung und Bewertung der aktuellen Versorgungsstruktur 128
5.3 Darstellung und Bewertung der aktuellen Kapazitätsverteilung 140
5.4 Die Zusammenfassung der aktuellen Versorgung 146

6 Numerische Ergebnisse 151
6.1 Einführung 151
6.2 Szenario „Umverteilung" 151
6.2.1 Ausgangswerte und Zielstellung 151
6.2.2 Versorgungsstruktur 152
6.2.3 Kapazitätsverteilung 154

6.2.4	Auswertung	157
6.3	Szenario „Umverteilung 2"	159
6.3.1	Ausgangswerte und Zielstellung	159
6.3.2	Versorgungsstruktur	160
6.3.3	Kapazitätsverteilung	162
6.3.4	Auswertung	164
6.4	Szenario „Idealzustand"	165
6.4.1	Ausgangswerte und Zielstellung	165
6.4.2	Versorgungsstruktur	167
6.4.3	Kapazitätsverteilung	170
6.4.4	Auswertung	172
6.5	Szenario „Zusammenführung"	174
6.5.1	Ausgangswerte und Zielstellung	174
6.5.2	Versorgungsstruktur	176
6.5.3	Kapazitätsverteilung	179
6.5.4	Auswertung	189
6.6	Gegenüberstellung der Ergebnisse	191

7 Abschließende Betrachtungen 195

7.1	Zusammenfassung	195
7.2	Fazit	197
7.3	Ausblick	199

Literaturverzeichnis 203
Anhang 223

Abbildungsverzeichnis

Abb. 1: Aufbau der Arbeit 4
Abb. 2: Das Beziehungsfünfeck der GKV 9
Abb. 3: Struktur der Ärztelandschaft zum 31.12.2008 13
Abb. 4: Übersicht über Charakteristika von Standortplanungsmodellen 48
Abb. 5: Beispiel SCLP a 59
Abb. 6: Beispiel SCLP b 60
Abb. 7: Standortanzahl in Abhängigkeit des Servicegrades 63
Abb. 8: Abgedeckte Nachfrage in Abhängigkeit der Standortanzahl 65
Abb. 9: Beispiel p-Median-Problem 75
Abb. 10: Einzugsgebiete gleicher Interaktionswahrscheinlichkeiten 86
Abb. 11: Beispiele für Versorgungsbedarfsflächen 104
Abb. 12: Beispiel für das Effizienzkriterium bei der Kapazitätsverteilung 125
Abb. 13: Testgebiet mit allen Versorgungsbedarfsflächen 127
Abb. 14: Aktuelle Standorte und Anzahl der Hausärzte im Testgebiet 130
Abb. 15: Vorgehensweise Auswertung der aktuellen Versorgungstruktur 132
Abb. 16: Zuweisung nicht versorgter Versorgungsbedarfsflächen 134
Abb. 17: Interaktionswahrscheinlichkeit für zwei Beispiele 135
Abb. 18: Vorgehensweise Auswertung der aktuellen Kapazitätsverteilung .. 140
Abb. 19: Kapazitätsverteilung des Ist-Zustandes 141
Abb. 20: Effizienz der Kapazitätsverteilung im Ist-Zustand 145
Abb. 21: Standorte Szenario „Umverteilung" 153
Abb. 22: Effizienz der Kapazitätsverteilung Szenario „Umverteilung" 156
Abb. 23: Standorte Szenario „Umverteilung 2" 161
Abb. 24: Effizienz der Kapazitätsverteilung Szenario „Umverteilung 2" 164
Abb. 25: Rechenzeit Standortplanungsmodell Szenario „Idealzustand" 166
Abb. 26: Durchschnittliche Versorgungsdistanz Szenario „Idealzustand" 168
Abb. 27: Standorte Szenario „Idealzustand" 169
Abb. 28: Effizienz der Kapazitätsverteilung Szenario „Idealzustand" 172
Abb. 29: Beispiel Abhängigkeit Transportleistung von der Standortanzahl ... 173
Abb. 30: Standorte Szenario „Zusammenführung" 177
Abb. 31: Effizienz Kapazitätsverteilung „Zusammenführung - Schritt 1" 181
Abb. 32: Effizienz Kapazitätsverteilung „Zusammenführung - Schritt 3" 189

Tabellenverzeichnis

Tab. 1: Offene Planungsbereiche und Vertragsarztsitze Anfang 2010 29
Tab. 2: Kriterien für eine vertragsärztliche Versorgung 41
Tab. 3: Versorgungsgrade nach der Bedarfsplanungsrichtlinie 131
Tab. 4: Durchschnittliche Versorgungsdistanz der versorgten Einwohner.... 138
Tab. 5: Effektivitätsgrenzen der Kapazitätsverteilung 142
Tab. 6: Effektiv kapazitierte Standorte im Ist-Zustand 143
Tab. 7: Gütekriterien zur Ist-Versorgungsstruktur bei $S_i=15$ min 147
Tab. 8: Auswertung Kapazitätsverteilung im Ist-Zustand 147
Tab. 9: Parameter Szenario „Umverteilung" 152
Tab. 10: Bewertung der Versorgungsstruktur Szenario „Umverteilung" 154
Tab. 11: Bewertung der Kapazitätsverteilung Szenario „Umverteilung" 155
Tab. 12: Versorgungsgrade der Standorte Szenario „Umverteilung" 157
Tab. 13: Parameter Szenario „Umverteilung 2" 160
Tab. 14: Bewertung der Versorgungsstruktur Szenario „Umverteilung 2" 162
Tab. 15: Effektivität Kapazitätsverteilung Szenario „Umverteilung 2" 163
Tab. 16: Parameter Szenario „Idealzustand" 167
Tab. 17: Bewertung der Kapazitätsverteilung Szenario „Idealzustand" 171
Tab. 18: Parameter Szenario „Zusammenführung" 175
Tab. 19: Bewertung der Versorgungsstruktur „Zusammenführung" 178
Tab. 20: Effektivität Kapazitätsverteilung „Zusammenführung - Schritt 1" 180
Tab. 21: Kapazitätsabgleich „Zusammenführung - Schritt 2" 182
Tab. 22: Effektivität Kapazitätsverteilung „Zusammenführung - Schritt 3" 187
Tab. 23: Kapazitätsverteilung „Zusammenführung - Schritt 3" 188
Tab. 24: Gütekriterien Versorgungsstruktur aller Szenarien 192
Tab. 25: Gütekriterien Kapazitätsverteilung aller Szenarien 193

Abkürzungsverzeichnis

A_{90}	Arztanzahl im Jahr 1990
A_{akt}	Aktuelle Arztanzahl
AAF	Allgemeiner Altersfaktor
AVZ	Allgemeine Verhältniszahl
$AZ_{100\%}$	Soll-Arztanzahl
AZ_{Grenze}	Arztanzahl, obere Grenze
CIM	competition ignoring model
E_{90}	Einwohnerzahl im Jahr 1990
E_{akt}	Aktuelle Einwohnerzahl
EBM	Einheitlicher Bewertungsmaßstab
EW	Einwohner
GKV	Gesetzliche Krankenversicherung
KBV	Kassenärztliche Bundesvereinigung
KVP	Kapazitätsverteilungsplanung
LBF	Leistungsbedarfsfaktor
MCLP	maximal covering location problem
MEXCLP	maximum expected covering location problem
MSM	market share model
NB	Nebenbedingung
PB	Planungsbereich
RAF	Regionaler Altersfaktor
SCLP	set covering location problem
SGB	Sozialgesetzbuch
SO	Standort
SOP	Standortplanung
TL	Transportleistung
VBF	Versorgungsbedarfsfläche
VD	Versorgungsdistanz
VG	Versorgungsgrad
ZF	Zielfunktion
VZ	Vertragsarztsitz

1 Einleitung

1.1 Erläuterung der Thematik und Zielstellung

Die Schaffenskraft eines Menschen wird von seinem gesundheitlichen Zustand beeinflusst.[1] Sollten gesundheitliche Beschwerden so schwerwiegend sein, dass die natürlichen Heilungsprozesse (Regenerationsfähigkeit) nicht ausreichen[2], kommen dem Menschen die gesammelten medizinischen Erkenntnisse zu Gute.[3] In einem fortschrittlichen Gesundheitssystem sollten die benötigten medizinischen Leistungen in einem ausreichenden Umfang für die Bevölkerung vorhanden sein. Jedoch kann den Medien ein unbefriedigender Zustand in der vertragsärztlichen Versorgung entnommen werden. Dieser äußert sich bei dem einzelnen Patienten durch teilweise lange Wartezeiten auf einen Termin[4] bzw. durch lange Wartezeiten innerhalb der Arztpraxis[5] oder lange Wege, um ein vertragsärztliches Angebot erreichen zu können.[6] Die genannten Probleme treten jedoch nur in einigen Regionen auf und gehen in einer Gesamtbetrachtung zumeist unter. Die Suche nach den Ursachen bringt verschiedene Begründungen hervor, welche teilweise parallel Gültigkeit besitzen. Eine Sichtweise besteht darin, dass es eine zu geringe Anzahl an Ärzten gibt und es deshalb zu den langen Wartezeiten kommt.[7] Andere Beobachter vertreten den Standpunkt, dass genügend Ärzte vorhanden sind, jedoch deren Positionierung teilweise mangelhaft ist und sich deshalb die ungünstigen Versorgungszustände ergeben.[8] Letzteres begründet zusätzlich die weiten Anreisewege zum ärztlichen Angebot, welche die Patienten in den vorrangig dünnbesiedelten Gebieten überbrücken müssen.

Die vorliegende Untersuchung greift die Frage nach der „richtigen" Lokalisation der Vertragsärzte auf. Sie betrachtet weiterhin die benötigte Anzahl der

---

[1] Vgl. Marckmann, G. (2005), S.183.
[2] Vgl. Bahrs, O. et al. (2006b), S. 153 ff.
[3] Vgl. Dieckhoff, D. et al. (2006), S. 35.
[4] Vgl. Kopetsch, T. (2010b), S. 11; vgl. Zok, K. (2007), S. 4 ff.
[5] Vgl. Kassenärztliche Bundesvereinigung (2010a), S. 16 f.
[6] Vgl. Kassenärztliche Bundesvereinigung (2010a), S. 18 f. Für eine zukünftige Betrachtung - vgl. Kopetsch, T. (2010b), S. 88 f.
[7] Vgl. Kopetsch, T. (2010b), S. 11; vgl. Kassenärztliche Bundesvereinigung (2011c).
[8] Vgl. Greß, S., et al. (2011), S. 5; vgl. GKV Spitzenverband (2011a).

Leistungsersteller in den ermittelten geeigneten Orten. Das grundlegende Ziel besteht in der Entwicklung einer eigenen Planungsmethodik, welche die aufgezeigten problematischen Zustände mindert oder verhindert. Mit Hilfe dieser entwickelten Methodik soll eine geplante Versorgungsstruktur ermittelt werden, welche die vertragsärztlichen Niederlassungen in einer angemessenen Nähe zu den Einwohnern positioniert. Damit werden unverhältnismäßig weite Wege für die Patienten verhindert. Weiterhin ist der Umfang der benötigten medizinischen Leistungen in der Planung zu berücksichtigen, um dadurch den Kapazitätsbedarf in den Standorten zu bestimmen. Somit beinhaltet das Planungsergebnis der Standortplanung nicht nur den geeigneten Ort einer Arztpraxis, sondern gibt zusätzlich auch deren benötigtes Leistungsvolumen an. Auf diese Weise kann eine Empfehlung gegeben werden, wo eine Arztpraxis benötigt wird. Zusätzlich kann die Anzahl der erforderlichen Ärzte in diesem Standort genannt werden.

Ferner gilt es, die tatsächlich vorhandene ärztliche Kapazität auf die ermittelten Standorte aufzuteilen. Dabei ist die Situation zu berücksichtigen, dass zu wenige Ärzte vorhanden sind, um das gesamte benötigte Leistungsvolumen bereitzustellen. Somit soll neben der Standortplanung eine problemspezifische Methodik entwickelt werden, welche eine geeignete Verteilung der begrenzt verfügbaren ärztlichen Kapazität empfiehlt und so eine „schlechte" Verteilung der ärztlichen Kapazität auf die Standorte verhindert.

Die Bearbeitung der Aufgabenstellung erfolgt aus der Sicht der Kassenärztlichen Vereinigungen bzw. der Kassenärztlichen Bundesvereinigung, welche für die Sicherstellung der vertragsärztlichen Versorgung verantwortlich sind.[9] Dabei werden die Interessen der Bürger und Vertragsärzte nicht ausgeblendet, sondern weitestgehend in die Betrachtung integriert.[10]

---

[9] Vgl. § 75 SGB V in Bezug auf die Sicherstellung der Versorgungsstruktur im ambulanten medizinischen Bereich.
[10] Es ist empfehlenswert, die Kundensicht bei der Standortplanung von Dienstleistungsanbieter zu integrieren. Vgl. Woratschek, H. (2001), S. 436.

1.2 Aufbau der Arbeit

Um die vorgestellten Ziele zu erreichen, ist die Arbeit wie in Abb. 1 zusammengefasst aufgebaut.

Das **zweite Kapitel** stellt zunächst die derzeitigen gesetzlichen Grundlagen des Systems der gesetzlichen Krankenversicherung und insbesondere der vertragsärztlichen Versorgung vor. Anschließend werden die beteiligten Institutionen und deren Aufgaben bei der Umsetzung dieser Anforderungen beleuchtet. Dabei werden detailliert die Leistungsersteller (Ärzte) und deren Möglichkeiten, an der ambulanten Versorgung teilzunehmen, betrachtet. Die Ausführungen konzentrieren sich dann auf die Bedarfsplanungsrichtlinie des Gemeinsamen Bundesausschusses, durch deren Anwendung derzeit die Struktur der vertragsärztlichen Versorgung geplant wird. Die Vorstellung der aus dieser Planung entstandenen aktuellen Versorgungsstruktur bildet den nächsten Abschnitt des Kapitels und daran schließt sich die kritische Würdigung der Bedarfsplanungsrichtlinie an. Aus diesen Kritikpunkten ergeben sich Anforderungen an eine geeignete Planungshilfe.

Ein derartiges Planungsinstrument kann aus einem Grundmodell der Standortplanung entwickelt werden. Im **dritten Kapitel** wird daher ein Überblick über diese Planungsmethoden gegeben. Zunächst werden die grundlegenden Aufgaben der Standortplanung aufgezeigt und anschließend erfolgt die Erläuterung der Charakteristika, mit deren Hilfe die einzelnen Modelle gruppiert werden können. Im folgenden Abschnitt schließt sich die Beschreibung der zur Anwendung kommenden Notation an. In den weiteren Abschnitten wird jeweils eine grundlegende Herangehensweise zur Identifikation von Standorten vorgestellt und neben den vorrangigen Anwendungsgebieten werden auch Variationen der Modelle erläutert. Eine Beurteilung der beschriebenen Verfahren schließt jeden Abschnitt ab.

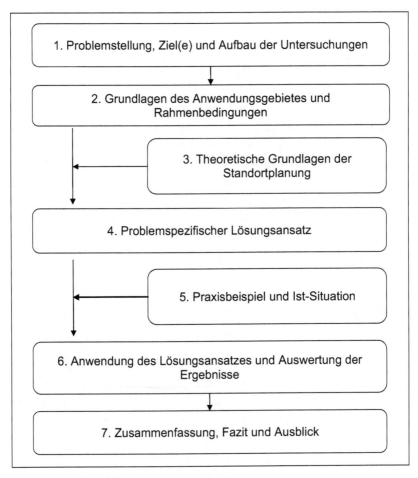

Abb. 1: Aufbau der Arbeit

Zu Beginn des **vierten Kapitels** erfolgt die Konkretisierung der Zielstellung, der Anforderung und der Annahmen für den zu entwickelnden problemspezifischen Lösungsansatz. Danach werden die problemspezifischen Modelle hergeleitet, welche auf den Grundlagen des dritten Kapitels basieren. Vor der mathematischen Formulierung dieser Modelle wird die zur Anwendung kommende Notation ausführlich im Kontext der hausärztlichen Versorgung erläutert. Zunächst erfolgt die Vorstellung des entwickelten Standortplanungsmodells, welches als primäres Ziel die wohnortnahe Anbindung der Einwohner an einen

Hausarzt anstrebt. Anschließend wird das Modell zur Kapazitätsverteilungsplanung beschrieben, welches die ärztliche Kapazität den gefundenen Standorten zuordnet. Beide Modelle werden jeweils einer kritischen Würdigung unterzogen und Aussagen zu deren Lösbarkeit als gemischt ganzzahliges Optimierungsproblem getroffen. Zur Bewertung der Ergebnisse werden quantitative Gütekriterien definiert, welche die gefundenen Lösungen hinsichtlich ihrer Effektivität und Effizienz beurteilen.

Um eine realitätsnahe Betrachtung zu sichern, wird im **fünften Kapitel** ein real existierender geografischer Raum als Testgebiet vorgestellt, in welchem die beschriebenen Probleme in der ambulanten Versorgung vorzufinden sind. Im Anschluss daran wird der vorzufindende Ist-Zustand der hausärztlichen Versorgung im Praxisbeispiel beschrieben, ausgewertet und mit Hilfe der im vierten Kapitel vorgestellten Gütekriterien beurteilt.

Das **sechste Kapitel** beinhaltet mehrere Szenarien, die die Leistungsfähigkeit der im vierten Kapitel vorgestellten problemspezifischen Modelle aufzeigen. Dabei wird in den ersten Szenarien eine Umverteilung der aktuellen räumlichen Angebotskonstellation vorgenommen, um zu ermitteln, ob die vorhandenen Standorte und Ressourcen durch eine andere Anordnung einen besseren Versorgungszustand ermöglichen. In einem weiteren Szenario wird eine ideale Versorgungsstruktur ermittelt. Mit diesem Idealzustand können andere (bestehende) Versorgungszustände verglichen werden, um deren Qualität zu beurteilen. Im letzten Szenario werden innerhalb der real bestehenden Strukturen die bestmöglichen Ergänzungen gesucht. Weiterhin gibt es Hinweise, ob sich in den real bestehenden Standorten zu viele oder zu wenige Ärzte niedergelassen haben.

Das **siebente Kapitel** dient der Zusammenfassung der wesentlichen gewonnenen Erkenntnisse, zieht ein Fazit zu den Ausarbeitungen und zeigt den zukünftigen Forschungsbedarf auf.

2 Die GKV und die Bedarfsplanung

2.1 Funktionsweise des gesetzlichen Krankenversicherungssystems

Um die aufgezeigte Problemstellung bearbeiten zu können, bedarf es der Kenntnis der aktuellen Gegebenheiten. In diesem Kapitel wird die gesetzliche Krankenversicherung einführend vorgestellt. Diese Ausführungen beschreiben gleichzeitig die grundlegenden rechtlichen Anforderungen an die (ambulante) Gesundheitsversorgung. Die Vertragsärzte als die wesentlichen Leistungsersteller im ambulanten medizinischen Bereich und deren Zulassung zur Teilnahme an der vertragsärztlichen Versorgung werden anschließend beschrieben. Die räumliche Niederlassung der Vertragsärzte wird aktuell mit Hilfe der Bedarfsplanungsrichtlinie des Gemeinsamen Bundesausschusses bestimmt.[11] Bei den Ausführungen zur Bedarfsplanungsrichtlinie wird konkret auf die Bestimmung des Bedarfs an Vertragsärzten, die Verteilung der Vertragsärzte in der Fläche und die Über- und Unterversorgung eingegangen. Die Darlegung der aktuellen Versorgungssituation und die aktuelle, teilweise unbefriedigende Versorgung der Versicherten erfolgen im darauffolgenden Abschnitt. Mit Hilfe einer kritischen Würdigung der Annahmen und Vorgehensweise der Bedarfsplanungsrichtlinie können die Ursachen für die unbefriedigenden Versorgungszustände aufgezeigt werden und diese begründen den bestehenden Handlungsbedarf. Basierend auf den herausgearbeiteten unzureichenden (räumlichen) Planungsmöglichkeiten der Bedarfsplanungsrichtlinie werden anschließend die Anforderungen für eine bedarfsgerechte Versorgung der gesetzlich krankenversicherten Bürger vorgestellt.

Die hohe Bedeutung der gesetzlichen Krankenversicherung (GKV) ist durch die beträchtliche Anzahl an gesetzlich krankenversicherten Bürgern begründet. Mit dem Stand vom 01.07.2011 sind ca. 69,6 Mio. Bürger in Deutschland gesetzlich krankenversichert[12] und haben einen Anspruch auf Leistungen der GKV. Dabei gilt es zu beachten, dass viele Bürger zu einer Mitgliedschaft in

---

[11] Der Gemeinsame Bundesausschuss wird von der Kassenärztlichen Bundesvereinigung, der Deutschen Krankenhausgesellschaft und dem Spitzenverband Bund der Krankenkassen gebildet. Vgl. § 91 Abs. 1 SGB V.
[12] Vgl. Bundesministerium für Gesundheit (2011a).

der GKV verpflichtet sind.[13] Weiterhin gibt es freiwillig Versicherte[14] und mitversicherte Familienangehörige.[15] Die übrige Bevölkerung ist entweder Mitglied in der privaten Krankenversicherung oder lebt ohne Krankenversicherungsschutz.[16] Die GKV basiert auf dem Solidaritätsprinzip, wonach alle gesetzlich Krankenversicherten denselben Anspruch auf Heilbehandlung unabhängig ihres Geschlechts, des Alters und des Einkommens haben.[17]

Die grundlegenden Aufgaben der GKV werden im Fünften Buch Sozialgesetzbuch (SGB V) beschrieben und bestehen darin „...die Gesundheit der Versicherten zu erhalten, wiederherzustellen oder ihren Gesundheitszustand zu bessern."[18] Dabei wird der Versicherte nicht aus der Pflicht entlassen und soll „...durch eine gesundheitsbewusste Lebensführung, durch frühzeitige Beteiligung an gesundheitlichen Vorsorgemaßnahmen sowie durch aktive Mitwirkung an Krankenbehandlung und Rehabilitation dazu beitragen, den Eintritt von Krankheit und Behinderung zu vermeiden oder ihre Folgen zu überwinden."[19]

Die wesentlichen Beteiligten (Institutionen) der GKV enthält Abb. 2. Die **Mitglieder** entrichten ihre Beiträge an die jeweilige **Krankenkasse** (oder Ersatzkasse) und erwerben damit einen Behandlungsanspruch.[20] Dieser Behandlungsanspruch umfasst im Wesentlichen die Verhütung, Früherkennung und Behandlung von Krankheiten.[21] Neben diesen Pflichtleistungen existieren Kannleistungen der Krankenkassen, welche innerhalb des gesetzlichen Rahmens krankenkassenindividuell gestaltet werden können.[22] Die Behandlung darf zunächst grundlegend nur von einem zugelassenen Arzt vorgenommen werden.[23] Die **Vertragsärzte** unterliegen dabei einer Behandlungspflicht und

---

[13] Vgl. § 5 SGB V.
[14] Vgl. § 9 SGB V.
[15] Vgl. § 10 SGB V.
[16] Eine detaillierte Darstellung über die Art des Versicherungsschutzes enthält das Statistische Jahrbuch 2011. Vgl. Statistisches Bundesamt (2011), S. 45.
[17] Vgl. Bundesministerium für Gesundheit (2011b).
[18] §1 SGB V.
[19] §1 SGB V.
[20] Nur Mitglieder einer Krankenkasse (freiwillig Versicherte inbegriffen) entrichten einen Beitrag. Die Beitragszahlung erfolgt anteilig vom Arbeitgeber und Arbeitnehmer. Vgl. § 3 SGB V. Familienmitglieder können beitragsfrei mitversichert sein, wenn die Bedingungen des § 10 SGB V erfüllt sind - sie haben dann denselben Leistungsanspruch.
[21] Vgl. § 11 Abs. 1 SGB V.
[22] Vgl. Quasdorf, I. (2007b), S. 51.
[23] Vgl. § 15 Abs. 1 SGB V.

dürfen nur in begründeten Fällen gesetzlich krankenversicherte Bürger abweisen.[24]

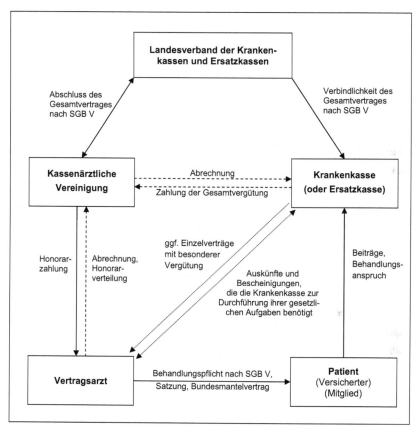

Abb. 2: Das Beziehungsfünfeck der GKV
Quelle: In Anlehnung an Quasdorf, I. (2007a), S. 30

Weiterhin hat der GKV-Versicherte ein Wahlrecht bezüglich seines Arztes (freie Arztwahl). Jedoch gilt dieses Wahlrecht im Regelfall nur für Ärzte, die im System der GKV teilnehmen dürfen (**Vertragsärzte**).[25] Die vertragsärztliche

---

[24] Vgl. Berner, B. (2008), S. 23.
[25] Vgl. § 76 Abs. 1 SGB V. In begründeten Ausnahmefällen können auch andere Ärzte aufgesucht werden. Weiterhin kann ein Versicherter die freie Arztwahl für sich selbst einschränken, wenn er bspw. an der hausarztzentrierten Versorgung teilnimmt. Vgl. Berner, B. (2008), S. 23 f.

Versorgung umfasst ein sehr breites Aufgabenspektrum. Dieses reicht von der Früherkennung von Krankheiten, über die ärztliche Behandlung einschließlich der Verordnung von Arzneimitteln bis zur Verordnung von Leistungen zur medizinischen Rehabilitation.[26]

Für die zugelassenen Vertragsärzte gilt eine Pflichtmitgliedschaft in der **Kassenärztlichen Vereinigung**, welche für den jeweiligen Vertragsarztsitz zuständig ist.[27] Die Kassenärztlichen Vereinigungen sind Körperschaften des öffentlichen Rechts und nehmen somit öffentlich-rechtliche Aufgaben war.[28] Zu den wesentlichen Aufgaben der Kassenärztlichen Vereinigungen gehören der Sicherstellungsauftrag bezüglich der vertragsärztlichen Versorgung und die Interessenvertretung ihrer Mitglieder gegenüber den Krankenkassen.[29] Die Sicherung der vertragsärztlichen Versorgung erfolgt durch die vertragliche Vereinbarung zwischen den Kassenärztlichen Vereinigungen und den **Verbänden der Krankenkassen** und umfasst „ … eine ausreichende, zweckmäßige und wirtschaftliche Versorgung der Versicherten unter Berücksichtigung des allgemein anerkannten Standes der medizinischen Erkenntnisse … ".[30] Dabei erstreckt sich die Verantwortung auch auf die Bereitstellung eines vertragsärztlichen Notdienstes innerhalb der sprechstundenfreien Zeiten.[31] Bei der Erfüllung dieser Aufgaben ist auf eine angemessene Vergütung der ärztlichen Leistung zu achten.[32]

In den Bundesmantelverträgen legen die Kassenärztliche Bundesvereinigung[33] und der Spitzenverband Bund der Krankenkassen den allgemeinen Inhalt der Gesamtverträge zwischen den Krankenkassen und den Kassenärztlichen Vereinigungen fest.[34]

Die konkrete Ausgestaltung der vertragsärztlichen Versorgung und der Vergütung der Vertragsärzte erfolgt zwischen den Kassenärztlichen Vereinigungen

---

[26] Vgl. § 73 Abs. 2 SGB V.
[27] Vgl. Quasdorf, I. (2007a), S. 11 ff; vgl. § 77 Abs. 3 SGB V.
[28] Vgl. Quasdorf, I. (2007a), S. 13; vgl. § 77 Abs. 5 SGB V.
[29] Vgl. § 75 Abs. 1 und 2 SGB V.
[30] § 72 Abs. 2 SGB V.
[31] Vgl. § 75 Abs. 1 SGB V.
[32] Vgl. § 72 Abs. 2 SGB V.
[33] Die Kassenärztliche Bundesvereinigung (KBV) wird gemäß §77 Abs. 4 SGB V gebildet. Die wesentlichen Aufgaben der KBV bestehen in der Vertretung der Vertragsärzte auf Bundesebene und dem Abschluss von bundesweit gültigen Verträgen. Vgl. Quasdorf, I. (2007a), S. 36 ff.
[34] Vgl. § 82 Abs. 1 SGB V.

und den Landesverbänden der Krankenkassen und Ersatzkassen in den Gesamtverträgen.[35] Nach diesen Kontrakten entrichten die Krankenkassen eine Gesamtvergütung an die Kassenärztlichen Vereinigungen. Diese Zahlung erfolgt für alle Mitglieder der Krankenkassen und deren mitversicherte Familienangehörige mit Wohnort im Zuständigkeitsbereich der jeweiligen Kassenärztlichen Vereinigung.[36] Mit der Gesamtvergütung werden alle vertragsärztlichen Leistungen der vertragsärztlichen Versorgung in einer Summe von den Krankenkassen abgegolten.[37] Die Kassenärztlichen Vereinigungen teilen die Gesamtvergütung gemäß der gültigen Honorarverteilungsmaßstäbe auf ihre Mitglieder (Vertragsärzte) auf.[38] Somit erfolgt die Bezahlung der Vertragsärzte nicht direkt durch den Patienten in der Praxis.[39] Dieser Umstand entspricht dem Sachleistungsprinzip, wonach der Versicherte im Behandlungsfall die nötigen Leistungen als unentgeltliche Dienst- oder Sachleistung vom behandelnden Arzt erhält. Der behandelnde Arzt fungiert dabei als der Vermittler der Leistung(en) zwischen den Krankenkassen und den Patienten (GKV-versicherten Bürgern).[40]

Das beschriebene Kollektivvertragssystem (Gesamtverträge) muss nach der Modifizierung[41] des Sicherstellungsauftrages nicht mehr zwanghaft eingehalten werden. So ist es den Krankenkassen teilweise auch möglich, mit den Leistungserbringern Direktverträge zu schließen, ohne dass die Kassenärztlichen Vereinigungen beteiligt sind.[42]

Das System der GKV gliedert sich in die ambulante und die stationäre medizinische Versorgung. Die ambulante Behandlung von Patienten wird fast ausschließlich von den niedergelassenen Vertragsärzten durchgeführt. Diese stellen zumeist die erste Anlaufstelle im Bedarfsfall dar, erstellen die (ersten) Di-

---

[35] Vgl. § 82 Abs. 2 SGB V; vgl. § 83 SGB V.
[36] Vgl. § 85 Abs. 1 SGB V.
[37] Vgl. Berner, B. (2008), S. 41.
[38] Vgl. § 87b Abs. 1 SGB V.
[39] Die Kosten für ärztliche Leistungen, welche über die vertragsärztliche Versorgung hinausgehen und nicht von den Krankenkassen bezahlt werden, finanziert der Patient aus seinem privaten Vermögen.
[40] Vgl. § 2 Abs. 1 und 2 SGB V; vgl. Berner, B. (2008), S. 19.
[41] Beispielsweise modifizierten das GKV-Gesundheitsreformgesetz, das GKV-Modernisierungsgesetz und das GKV-Wettbewerbsstärkungsgesetz das SGB V. Vgl. Quasdorf, I. (2007a), S. 19 ff.
[42] Detaillierte Ausführungen finden sich in Quasdorf, I. (2007a), S. 19 ff.

agnosen und leiten passende Therapien ein.⁴³ Sollte die Intensität einer Erkrankung eine Behandlung im ambulanten Bereich ausschließen, erfolgt die Behandlung im Krankenhaus (stationäre Versorgung). Weiterhin ist die stationäre Behandlung durch die Unterbringung und Verpflegung der Patienten gekennzeichnet,⁴⁴ während die Behandlung im ambulanten Bereich noch am selben Tag abgeschlossen wird. In dieser Arbeit beschränken sich die weiteren Betrachtungen auf den ambulanten medizinischen Bereich und auf die Vertragsärzte der GKV.

Die ambulante vertragsärztliche Versorgung umfasst eine haus- und eine fachärztliche Versorgung.⁴⁵ Abb. 3 enthält die verschiedenen Arztgruppen mit der entsprechenden Anzahl an Ärzten, welche an der ambulanten Versorgung teilnehmen. Die grau hinterlegten Arztgruppen nehmen an der ambulanten vertragsärztlichen Versorgung teil. Neben den beschriebenen Vertragsärzten sind dies die ermächtigten Ärzte und angestellte Ärzte.⁴⁶ Auf diese drei Arztgruppen wird im nächsten Abschnitt eingegangen.

---

[43] Vgl. Simon, M. (2008), S. 173.
[44] Vgl. § 39 Abs. 1 SGB V.
[45] Vgl. § 73 Abs. 1 SGB V.
[46] Vgl. § 95 Abs. 1 SGB V.

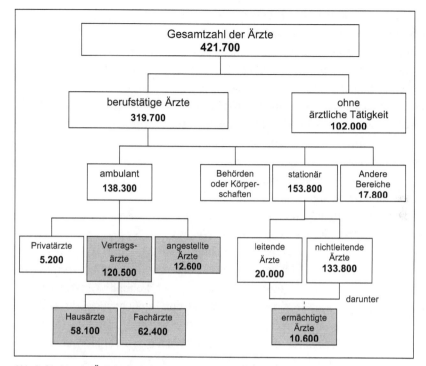

Abb. 3: Struktur der Ärztelandschaft zum 31.12.2008
Quelle: In Anlehnung an Kassenärztliche Bundesvereinigung (2009a), S. 9

2.2 Die Zulassung als Vertragsarzt

Um als Arzt an der vertragsärztlichen Versorgung der GKV teilnehmen zu können, ist eine Zulassung als Vertragsarzt der GKV notwendig. Dafür sind die folgenden Bestimmungen zu erfüllen. Zum einen ist die Eintragung in das zuständige Arztregister notwendig.[47] Die Eintragung setzt eine Approbation als Arzt und eine Weiterbildung als Facharzt für Allgemeinmedizin oder Facharzt einer anderen Fachrichtung voraus.[48] Zum anderen muss der Arzt persönlich geeignet sein.[49] Das Arztregister wird nach dem Wohnort des Arztes be-

---

[47] Vgl. § 95 Abs. 2 SGB V.
[48] Vgl. § 95a SGB V.
[49] Vgl. § 21 Ärzte-ZV.

stimmt[50] und von der ansässigen Kassenärztlichen Vereinigung geführt.[51] Darüber hinaus muss von dem zuständigen Zulassungsausschuss die Zulassung als Vertragsarzt beschlossen werden.[52] Dieses Gremium wird zu gleichen Teilen von Vertretern der Ärzte und der Krankenkassen gebildet.[53] Für jeden Zulassungsbezirk kann ein eigener Ausschuss gebildet werden.[54]

Die Zulassung als Vertragsarzt schließt eine Prüfung nach der Bedarfsplanungsrichtlinie des Gemeinsamen Bundesausschusses für den betreffenden Zulassungsbezirk ein.[55] Ergibt die Bedarfsplanung einen noch zu deckenden Bedarf, kann der Arzt zugelassen werden und sich in dem für ihn freigegebenen geografischen Raum niederlassen. Die Bedarfsplanung wird facharztgruppenspezifisch durchgeführt.[56]

Wenn die Versorgung durch die Vertragsärzte nicht ausreichend (bedarfsdeckend) ist, kann die Ermächtigung von Ärzten zur Schließung von Versorgungslücken dienen.[57] Diese Ermächtigung wird von den Zulassungsausschüssen erteilt und betrifft insbesondere die in den Krankenhäusern tätigen Ärzte. Dabei sollen vordergründig bestehende oder drohende Unterversorgungen abgewendet werden.[58] Weiterhin ist bei der Ermächtigung ein zeitlicher und räumlicher Rahmen zu bestimmen.[59] Wird ein Arzt oder eine (ärztliche) Einrichtung zur Teilnahme an der vertragsärztlichen Versorgung ermächtigt, gilt gleichzeitig eine Verpflichtung zur Teilnahme.[60]

Eine weitere Möglichkeit zur Teilnahme an der vertragsärztlichen Versorgung besteht, indem ein Arzt als Angestellter für einen (bereits zugelassenen) Vertragsarzt tätig ist. Der zuständige Zulassungsausschuss muss dem Angestelltenverhältnis zustimmen. Weiterhin darf für den angestellten Arzt keine Zulassungsbeschränkung bezüglich seiner (Fach)arztgruppe bestehen.[61]

---

[50] Vgl. § 4 Abs. 1 Ärzte-ZV.
[51] Vgl. § 1 Ärzte-ZV.
[52] Vgl. § 19 Abs. 1 Satz 1 Ärzte-ZV.
[53] Vgl. § 96 Abs. 2 SGB V.
[54] Vgl. § 96 Abs. 1 SGB V.
[55] Vgl. § 19 Abs. 1 Satz 2 Ärzte-ZV.
[56] Die Vorstellung der Bedarfsplanungsrichtlinie erfolgt im Abschnitt 2.3.
[57] Vgl. § 31 Abs. 1 Ärzte-ZV. Die Bedingungen für eine Ermächtigung werden im Abschnitt 2.3 im Rahmen der Handlungsmöglichkeiten bei Unterversorgung vorgestellt.
[58] Vgl. § 31 Abs. 1 Ärzte-ZV.
[59] Vgl. § 31 Abs. 7 Ärzte-ZV.
[60] Vgl. § 95 Abs. 4 SGB V.
[61] Vgl. § 95 Abs. 9 SGB V; vgl. Vgl. § 32b Ärzte-ZV.

2.3 Die Bedarfsplanungsrichtlinie

Das derzeitige Verfahren zur Bestimmung des Ärztebedarfs im System der GKV basiert auf der Bedarfsplanungsrichtlinie und liegt in der Verantwortung des Gemeinsamen Bundesausschusses.[62, 63] Die Bedarfsplanungsrichtlinie wurde 1992 eingeführt und hat als primäres Ziel, den (regionalen) Zuwachs an Ärzten im System der GKV zu begrenzen.[64] Dieses Ziel wird von der Bedarfsplanungsrichtlinie innerhalb der gesteckten Rahmenbedingungen durch einen Soll-Ist-Abgleich erreicht.[65] Dabei stellt die Richtlinie die konkrete Ausgestaltung der gesetzlichen (Rahmen)Forderungen in Bezug auf die vertragsärztliche Versorgung dar.[66] Die Durchführung der Bedarfsplanung erfolgt durch die Kassenärztlichen Vereinigungen im Einvernehmen mit den Landesverbänden der Krankenkassen (und Ersatzkassen) unter Berücksichtigung der jeweils aktuellen Entwicklungen, indem ein Bedarfsplan aufgestellt wird.[67] Diese ausgearbeitete Übersicht dient als Entscheidungshilfe bei den Zulassungsverfahren einzelner Ärzte zur vertragsärztlichen Versorgung.[68]

Grundsätzlich ist einem Arzt der Ort seiner Niederlassung und Praxiseröffnung freigestellt, da der Arztberuf zu den freien Berufen gehört („Freiberufler").[69] Für die Vertragsärzte gilt dies jedoch nur eingeschränkt. Ihnen wird durch die aktuell angewendete Bedarfsplanung eine definierte Fläche (zumeist ein Kreisgebiet) zugewiesen, in der sie sich niederlassen können. Den genauen Standort innerhalb dieser Fläche kann der Arzt im Anschluss selbst bestimmen.

Die weiteren Ausführungen setzen die Kenntnis der folgenden vier Begriffe voraus und daher werden diese zunächst erläutert:

---

[62] Vgl. § 92 Abs. 1 Satz 2 Nr. 9 SGB V.
[63] Der Gemeinsame Bundesausschuss wird von den Kassenärztlichen Bundesvereinigungen (Ärzte und Zahnärzte), der deutschen Krankenhausgesellschaft und dem Spitzenverband Bund der Krankenkassen gebildet. Vgl. § 91 Abs. 1 SGB V.
[64] Vgl. Kassenärztliche Bundesvereinigung (2011d).
[65] Ein unkontrollierter Anstieg der Anzahl an Ärzten konnte verhindert werden. Vgl. Kopetsch, T. (2005), S. 5.
[66] Vgl. beispielsweise § 1 Abs. 2 Bedarfsplanungsrichtlinie.
[67] Vgl. § 99 Abs. 1 SGB V.
[68] Vgl. § 98 Abs. 1 SGB V.
[69] Vgl. § 1 Abs. 2 Bundesärzteordnung. Für weitere Ausführungen zur Freiberuflichkeit der Ärzte und die darauf einwirkenden gesetzlichen Normen vgl. Ehlers, A. P. F. (2009), Rn 2 ff.

1. Planungsbereich
Als geografische Grundlage der Bedarfsplanung werden Planungsbereiche definiert. Maßgeblich für die Abgrenzung des Planungsbereiches, ist die „...kreisfreie Stadt, der Landkreis oder die Kreisregion in der Zuordnung des Bundesamtes für Bauwesen und Raumordnung, ehemals Bundesforschungsanstalt für Landeskunde und Raumordnung ...".[70] Somit entspricht der Planungsbereich einer genau abgegrenzten Fläche.

2. Planungskategorie (Planungsbereichstypen)
Die Planungsbereiche werden anhand ihrer Einwohnerdichte und der Einwohneranzahl der jeweiligen Oberzentren Planungskategorien zugeordnet.[71] Die Bedarfsplanungsrichtlinie unterscheidet neun Planungskategorien, die von Agglomerationsräumen bis zu dünnbesiedelten Regionen abgestuft sind. Zusätzlich wird eine Sonderregion (das Ruhrgebiet) berücksichtigt, so dass es insgesamt zehn Planungskategorien gibt.[72]

3. Die Arztgruppe
Anhand der verschiedenen fachlichen Spezialisierungen des Arztberufes lassen sich unterschiedliche Arztgruppen definieren. Eine Arztgruppe unterliegt dann der Bedarfsplanung oder Anpassung (Überarbeitung), wenn die Anzahl der Vertreter einer Arztgruppe über 1.000 steigt, sich die fachliche Ordnung innerhalb einer Arztgruppe ändert oder weil es die Sicherstellung der bedarfsgerechten Versorgung verlangt. Dabei soll die demografische Entwicklung eine besondere Berücksichtigung erfahren.[73] Derzeit werden 14 Arztgruppen unterschieden:

1. Anästhesisten,
2. Augenärzte,
3. Chirurgen,
4. Frauenärzte,
5. HNO-Ärzte,

---

[70] § 2 Abs. 3 Satz 1 Bedarfsplanungsrichtlinie.
[71] Vgl. § 7 Bedarfsplanungsrichtlinie.
[72] Vgl. § 6 Bedarfsplanungsrichtlinie.
[73] Vgl. § 101 Abs. 2 SGB V.

6. Hautärzte,
7. an der fachärztlichen Versorgung teilnehmende Internisten (gemäß § 101 Abs. 5 SGB V),
8. Kinderärzte,
9. Nervenärzte,
10. Orthopäden,
11. Psychotherapeuten,
12. Fachärzte für diagnostische Radiologie,
13. Urologen und
14. Hausärzte (gemäß § 101 Abs. 5 SGB V).[74]

Weiterhin soll in den einzelnen Planungsbereichen ein Verhältnis zwischen der hausärztlichen und fachärztlichen Versorgung von 60 zu 40 eingehalten werden.[75]

4. Die allgemeine Verhältniszahl

Die Allgemeine Verhältniszahl gibt einen Richtwert für eine bedarfsgerechte Einwohner-Arzt-Relation an.[76] Bei der Ermittlung werden grundlegend die Arzt- und Einwohnerzahlen auf dem Gebiet der ehemaligen Bundesrepublik Deutschland mit dem Stand vom 31.12.1990 berücksichtigt.[77]

Zur Ermittlung der allgemeinen Verhältniszahl (AVZ) pro Planungskategorie wird Formel 1 verwendet.[78]

Formel 1 $\qquad AVZ = \frac{E_{90}}{A_{90}}$

Dabei entspricht E_{90} der Summe der Einwohner einer Planungskategorie im Jahr 1990. A_{90} stellt die kumulierte Anzahl der bereits zugelassenen Vertragsärzte dieser Planungskategorie im Jahr 1990 dar, wobei diese zusätzlich in die vorgestellten Facharztgruppen unterschieden

---

[74] Vgl. § 4 Bedarfsplanungsrichtlinie.
[75] Vgl. § 35 Bedarfsplanungsrichtlinie.
[76] Vgl. § 2 Abs. 4 Bedarfsplanungsrichtlinie.
[77] Vgl. § 5 Abs. 2 Bedarfsplanungsrichtlinie.
[78] Vgl. Anlage 5 der Bedarfsplanungsrichtlinie.

werden. Anschließend wird der Quotient aus der Einwohnerzahl einer Planungskategorie und der Summe der Vertragsärzte je Arztgruppe derselben Planungskategorie gebildet. Für jede Arztgruppe ergibt sich eine allgemeine Verhältniszahl in jeder Planungskategorie, insgesamt entstehen so 140 allgemeine Verhältniszahlen.[79]
Für einige Arztgruppen gibt es ein abweichendes Basisdatum. Das Prinzip der Bildung der allgemeinen Verhältniszahl bleibt davon unberührt.[80] Als Ergebnis gibt die allgemeine Verhältniszahl an, wie viele Einwohner einer Planungskategorie von einem Arzt der jeweiligen Arztgruppe zum Stichtag versorgt wurden.

Die beschriebene einheitliche Ermittlung der allgemeinen Verhältniszahlen kann jedoch individuell für einzelne Planungsbereiche modifiziert werden, indem die allgemeinen Verhältniszahlen mit einem Demografiefaktor multipliziert werden.[81] Dazu müssen die durchschnittlichen Behandlungsfallzahlen[82] einer Arztgruppe in einem Planungsbereich in vier aufeinanderfolgenden Quartalen über den bundesdurchschnittlichen Behandlungsfallzahlen derselben Arztgruppe liegen. Dabei setzt sich der Demografiefaktor aus einem Alters- und einem Leistungsbedarfsfaktor zusammen.[83]
Der Altersfaktor teilt die Bevölkerung anhand ihres Alters in zwei Gruppen. Eine Gruppe bilden die unter 60-jährigen (B<60). Die zweite Gruppe stellen die über (und einschließlich) 60-jährigen (B≥60) dar. Für beide Gruppen wird ein allgemeiner Altersfaktor (AAF) von der Bedarfsplanungsrichtlinie fest vorgegeben, während der regionale Altersfaktor (RAF) für beide Gruppen mit dem jeweiligen aktuellen Alter der Einwohner des Planungsbereiches zu ermitteln ist.[84]

---

[79] Vgl. § 5 Bedarfsplanungsrichtlinie. Eine Übersicht über die allgemeinen Verhältniszahlen befindet sich im Anhang A1.
[80] Vgl. § 5 Abs. 3 bis 6 Bedarfsplanungsrichtlinie.
[81] Der Demografiefaktor tritt zum 31.12.2012 außer Kraft. Vgl. § 8a Bedarfsplanungsrichtlinie. In der aktuellen Situation sind die Überlegungen bezüglich der gesetzlich geforderten Berücksichtigung der demografischen Entwicklung noch nicht abgeschlossen. Der Demografiefaktor wird in einer überarbeiteten Form wieder in die Bedarfsplanung integriert werden. Vgl. Schöpe, P. (2012a).
[82] Ein Behandlungsfall umfasst die Summe aller erbrachten Behandlungen von einer Arztpraxis bei demselben Versicherten im selben Quartal zu Lasten derselben Krankenkasse. Vgl. § 21 Abs. 1 Bundesmantelvertrag - Ärzte.
[83] Vgl. § 8a Abs. 1 Bedarfsplanungsrichtlinie.
[84] Vgl. § 8a Abs. 2 Bedarfsplanungsrichtlinie.

Der Leistungsbedarfsfaktor (LBF) hat das Ziel, das Verhältnis der Inanspruchnahme von ärztlichen Leistungen in Abhängigkeit vom Alter auszudrücken. Auch hierbei erfolgt eine arztgruppenspezifische Ermittlung. Zur Ermittlung wird erneut das 60. Lebensjahr der Einwohner zur altersorientierten Teilung der Bevölkerung verwendet. Weiterhin wird der Leistungsbedarf in Punkten[85] je Altersgruppe benötigt. Im Anschluss erfolgt die Division der Summe der Punkte durch die Anzahl der Altersgruppenangehörigen. Die so ermittelten durchschnittlichen Punkte je Bürger je Altersgruppe bilden die Grundlage für die Ermittlung des Leistungsbedarfsfaktors. Es erfolgt abschließend die Division der durchschnittlichen Punkte der mindestens 60-jährigen durch die durchschnittlichen Punkte der unter 60-jährigen.[86] Diese Rechnung wird durch Formel 2 verdeutlicht.[87]

Formel 2 $\quad LBF = \dfrac{\frac{Punkte_{B \geq 60\,Jahre}}{Anzahl_{B \geq 60\,Jahre}}}{\frac{Punkte_{B < 60\,Jahre}}{Anzahl_{B < 60\,Jahre}}}$

Nach der Ermittlung des Alters- und des Leistungsbedarfsfaktors kann anschließend der Demografiefaktor ermittelt werden (Formel 3).[88]

Formel 3 $\quad Demografiefaktor = \dfrac{AAF_{B<60\,Jahre} + AAF_{B \geq 60\,Jahre} * LBF}{RAF_{B<60\,Jahre} + RAF_{B \geq 60\,Jahre} * LBF}$

Nach der Multiplikation des Demografiefaktors mit der allgemeinen Verhältniszahl erhält der Planende die modifizierte allgemeine Verhältniszahl.[89]
Bei der Bedarfsplanung dient die allgemeine Verhältniszahl als Voraussetzung, um den aktuellen Versorgungsgrad (VG%) berechnen zu können.[90] Dafür sind zunächst die aktuelle Anzahl der Ärzte einer Arztgruppe (A_{akt}) und die aktuelle Einwohnerzahl (E_{akt}) eines Planungsbereichs zu bestimmen und ge-

---

[85] Nach dem einheitlichen Bewertungsmaßstab werden Punkte für die verschiedenen ärztlichen Leistungen vergeben, welche nach der Abrechnung mit Geldeinheiten bewertet werden. Vgl. Kassenärztliche Bundesvereinigung (2010c).
[86] Vgl. § 8a Abs. 3 Bedarfsplanungsrichtlinie.
[87] Vgl. § 8a Abs. 3 Bedarfsplanungsrichtlinie.
[88] Vgl. § 8a Abs. 4 Bedarfsplanungsrichtlinie.
[89] Ein Rechenbeispiel für eine modifizierte allgemeine Verhältniszahl kann der Bedarfsplanungsrichtlinie (im Anschluss von § 8a) entnommen werden.
[90] Vgl. Bedarfsplanungsrichtlinie, Anlage 5.

mäß der Formel 4 zu verwenden.[91] Liegt der Versorgungsgrad bei 100%, ist von einer (idealen) bedarfsgerechten Versorgung auszugehen.

Formel 4 $\quad VG_{\%} = \frac{AVZ * A_{akt} * 100\%}{E_{akt}}$

Weiterhin kann mit Hilfe der allgemeinen Verhältniszahl eine Vorgabe für die Anzahl der benötigten Ärzte in einem Planungsbereich bestimmt werden. Diese Soll-Arztanzahl ($AZ_{100\%}$) wird durch Formel 5 quantifiziert.[92] Dabei wird die aktuelle Einwohnerzahl (E_{akt}) eines Planungsbereichs durch die allgemeine Verhältniszahl für diesen Planungsbereichs geteilt und ergibt die bedarfsgerechte Anzahl der Vertragsärzte einer Arztgruppe im betrachteten Planungsbereich.

Formel 5 $\quad AZ_{100\%} = \frac{E_{akt}}{AVZ}$

Bei der Durchführung der Bedarfsplanung sind zunächst für alle einzelnen Planungsbereiche die örtlichen Verhältniszahlen nach demselben Prinzip zur Bildung der allgemeinen Verhältniszahl zu ermitteln. Dabei sind für die örtlichen Verhältniszahlen aller Planungsbereiche die aktuellen Datenstände bezüglich der Einwohnerzahl und der Anzahl der Vertragsärzte zu verwenden. Anschließend erfolgt der Vergleich mit der allgemeinen Verhältniszahl.[93]
Die örtliche Verhältniszahl repräsentiert im Vergleich zur allgemeinen Verhältniszahl den aktuellen Stand der Versorgung im jeweiligen Planungsbereich. Ist die örtliche Verhältniszahl größer als die allgemeine Verhältniszahl, dann müssen mehr Bürger durch einen Vertreter einer Arztgruppe versorgt werden. Im Falle einer kleineren örtlichen Verhältniszahl werden einem Arzt weniger Bürger zugeordnet. Ausgehend vom Vergleich der örtlichen mit der allgemeinen Verhältniszahl werden die Über- und Unterversorgung der Bevölkerung definiert.
Von einer **Überversorgung** wird ausgegangen, wenn die allgemeine Verhältniszahl mindestens zehn Prozent über der örtlichen Verhältniszahl liegt.[94] Die

---

[91] Vgl. Bedarfsplanungsrichtlinie, Anlage 5.
[92] Vgl. Bedarfsplanungsrichtlinie, Anlage 5.
[93] Vgl. § 9 Bedarfsplanungsrichtlinie.
[94] Vgl. § 14 Bedarfsplanungsrichtlinie.

Anzahl der Ärzte, die diesen Schwellenwert (AZ_{Grenze}) markiert, ist mit Hilfe der Formel 6 zu ermitteln.[95]

Formel 6 $\quad AZ_{Grenze} = \frac{E_{akt} * 1,1}{AVZ}$

Die Überversorgung ist so jedoch noch nicht abschließend festgestellt. Für einige Arztgruppen werden bei der Prüfung auf Überversorgung korrigierende Faktoren berücksichtigt. Dieser Korrekturfaktoren bedarf es dann, wenn ein Arzt zumindest zwei Tätigkeitsfelder aus verschiedenen Arztgruppen abdeckt. In einem solchen Fall erfolgt eine anteilige Berücksichtigung des Arztes bei der Bedarfsplanung.[96] Weiterhin wird beachtet, dass ein Arzt in zwei Zulassungsbereichen oder in einem Teilzeitarbeitsverhältnis als angestellter Arzt tätig sein kann. Auch in diesen Fällen erfolgt eine anteilige Berücksichtigung bei der Bedarfsplanung.[97] Sind die beschriebenen Korrekturen bei der Ermittlung der örtlichen Verhältniszahl berücksichtigt und liegt die allgemeine Verhältniszahl zehn Prozentpunkte über der korrigierten örtlichen Verhältniszahl, liegt laut der Bedarfsplanungsrichtlinie Überversorgung vor.[98]

Die Überversorgung eines Planungsbereichs wird durch den zuständigen Landesausschuss festgestellt.[99] Der Ausschuss ordnet im Falle einer Überversorgung Zulassungsbeschränkungen für den überversorgten Planungsbereich an. Die Beschränkungen können sich auch auf mehrere Planungsbereiche einer Kassenärztlichen Vereinigung erstrecken und sind arztgruppenspezifisch durchzusetzen.[100] Dadurch soll eine weitere Niederlassung von Vertragsärzten unterbunden werden. Nach spätestens sechs Monaten sind die Zulassungsbeschränkungen vom zuständigen Landesausschuss der Ärzte und Krankenkassen auf die weitere Notwendigkeit zu prüfen und ggf. unverzüglich aufzuheben.[101]

Die **Unterversorgung** wird bezüglich des Tätigkeitsfeldes der Vertragsärzte unterschieden. Bei der hausärztlichen Versorgung wird eine Unterversorgung vermutet, wenn der Bedarf (allgemeine Verhältniszahl) um mehr als 25 Pro-

---

[95] Vgl. Bedarfsplanungsrichtlinie, Anlage 5.
[96] Vgl. beispielsweise § 15 Bedarfsplanungsrichtlinie.
[97] Vgl. § 17 Bedarfsplanungsrichtlinie.
[98] Vgl. § 18 Bedarfsplanungsrichtlinie.
[99] Vgl. § 103 Abs. 1 SGB V.
[100] Vgl. § 103 Abs. 2 SGB V.
[101] Vgl. §16b Abs. 3 Ärzte-ZV.

zent unterschritten wird. Bei der fachärztlichen Versorgung ist dafür ein Unterschreiten des Bedarfs von mehr als 50 Prozent nötig.[102] Wenn die aufgeführten Unterschreitungen des Ärztebedarfs aufgrund der aktuellen Altersstruktur der Vertragsärzte zu erwarten sind, ist von einer drohenden Unterversorgung auszugehen.[103] Für die Feststellung einer (tatsächlichen) Unterversorgung bedarf es einer dauerhaften unzumutbaren Erschwernis bei der Inanspruchnahme von vertragsärztlichen Leistungen. Weiterhin kann dieser Zustand nicht durch die Ermächtigung von Ärzten zur vertragsärztlichen Versorgung ausgeglichen werden.[104, 105] Somit lassen sich die drei Abstufungen festhalten: eine zu vermutende, eine drohende und eine bestehende Unterversorgung.

Existiert der Verdacht bezüglich eines drohenden oder bestehenden Mangels, so ist eine gemeinsame Prüfung des Versorgungszustandes durch die zuständigen Kassenärztlichen Vereinigungen, die Landesverbände der Krankenkassen und Verbände der Ersatzkassen durchzuführen. Die Kontrolle darf dabei nicht länger als drei Monate dauern.[106] Erhärtet die Begutachtung den Verdacht einer (drohenden) Minderversorgung, so ist der zuständige Landesausschuss[107] zu informieren.[108] Dieser prüft die Versorgungssituation ebenfalls innerhalb von drei Monaten[109] und kann im Ergebnis eine Unterversorgung feststellen.[110] In diesem Fall setzt der Landesausschuss der Kassenärztlichen Vereinigung eine angemessene (nicht näher benannte) Frist, um das Defizit zu beseitigen.[111] Verstreicht diese Frist ohne Erfolg, können durch den Landesausschuss andere Planungsbereiche für die neue Zulassung von Ärzten gesperrt werden.[112] Diese Zulassungssperre gilt dabei „ ... für bestimmte Arztgruppen ..."[113]. Durch diese Vorgehensweise wird ein Anreiz erzeugt, dass sich Vertragsärzte in einem unterversorgten Planungsbereich niederlassen.

---

[102] Vgl. § 29 Satz 1 Bedarfsplanungsrichtlinie.
[103] Vgl. § 29 Satz 2 Bedarfsplanungsrichtlinie.
[104] Vgl. § 28 Bedarfsplanungsrichtlinie.
[105] Die Möglichkeit, einer Unterversorgung durch die Ermächtigung von Ärzten zur Teilnahme an der vertragsärztlichen Versorgung zu entgegnen, ist im § 31 Ärzte-ZV beschrieben.
[106] Vgl. § 30 Bedarfsplanungsrichtlinie.
[107] Der Begriff Landesausschüsse steht zusammenfassend für Landesausschüsse der Ärzte und Krankenkassen und Ersatzkassen. Vgl. § 90 SGB V.
[108] Vgl. § 32 Bedarfsplanungsrichtlinie.
[109] Vgl. § 33 Abs. 1 Bedarfsplanungsrichtlinie.
[110] Vgl. § 100 Abs. 1 SGB V.
[111] Vgl. § 100 Abs. 1 SGB V.
[112] Vgl. § 100 Abs. 2 SGB V.
[113] § 16 Abs. 4 Ärzte-ZV.

Die Bedarfsplanungsrichtlinie lässt für einige Sonderfälle Abweichungen von den vorgestellten Regelungen zu. Bei einer festgestellten Überversorgung in einem Planungsbereich ist eine weitere Zulassung als Vertragsarzt möglich. Dazu bedarf es der Feststellung des Zulassungsausschusses, dass ein Sonderbedarf „... in Teilen eines großstädtischen Planungsbereichs oder eines großräumigen Landkreises."[114] besteht. Ein wesentliches Entscheidungskriterium ist die Qualifikation/Spezialisierung des Arztes, welche in einem ausreichenden Maße (zur Sicherung der vertragsärztlichen Versorgung) zur Verfügung gestellt werden muss.[115]

In einem Teilbereich eines nicht unterversorgten Planungsbereiches kann trotzdem ein lokaler Bedarf an vertragsärztlicher Versorgung bestehen. Auf Veranlassung der zuständigen Kassenärztlichen Vereinigung, der Landesverbände der Krankenkassen oder einer Ersatzkasse kann der Landesausschuss einen zusätzlichen Versorgungsbedarf feststellen.[116] Dazu bedarf es der Voraussetzungen der Unterversorgung in einem vom Landesausschuss zu bestimmenden Teilgebiet des Planungsbereiches.[117] Insbesondere sind bei der Prüfung die Ärztestruktur (z.B. Alter, Tätigkeitsgebiet), die ambulanten Leistungen von Krankenhäusern im bestimmten Gebiet, die Wohnbevölkerung (z.B. Anzahl, Alter, Inanspruchnahme ärztlicher Leistungen, tatsächlicher Ort der Inanspruchnahme) und die Qualität der Infrastruktur zu berücksichtigen.[118]

Zusammenfassend ermöglicht die Bedarfsplanungsrichtlinie eine Entscheidungsfindung bezüglich des Ärztebedarfs im System der GKV anhand eines Soll-Ist-Abgleichs. Durch die langjährige Anwendung der Bedarfsplanungsrichtlinie sind die Auswirkungen in der vertragsärztlichen Versorgung - insbesondere in der räumlichen Verteilung der Vertragsärzte - sichtbar geworden. Die aktuelle Versorgungssituation wird im folgenden Abschnitt vorgestellt.

---

[114] § 24 Abs. 1 Nr. a Bedarfsplanungsrichtlinie.
[115] Vgl. § 24 Abs. 1 Nr. b Bedarfsplanungsrichtlinie. Für weitere Ausführung zum Aspekt des Sonderbedarfs vgl. Ehlers, A. P. F. (2009), Rn 188 ff.
[116] Vgl. § 34a Abs. 1 Bedarfsplanungsrichtlinie.
[117] Vgl. § 34a Abs. 2 und 3 Bedarfsplanungsrichtlinie.
[118] Vgl. § 34a Abs. 6 Bedarfsplanungsrichtlinie.

2.4 Die aktuelle vertragsärztliche Versorgung

In einer zusammenfassenden systemweiten (und durchschnittlichen) Betrachtung ist die vertragsärztliche Versorgung überwiegend positiv zu beurteilen. Wenn allerdings der Fokus auf einzelnen Regionen liegt, ergibt sich ein vom Durchschnitt teilweise stark abweichendes Bild. Dieser Zustand ist auf zwei grundlegende Ursachen zurückzuführen. Zum einen ist ein Ärztemangel beschrieben und zum anderen besteht ein Verteilungsproblem der Vertragsärzte.[119]

Ärztemangel

Die Anzahl der Vertragsärzte und aller an der vertragsärztlichen Versorgung teilnehmenden Ärzte ist in den letzten Jahren deutlich gestiegen.[120] Demgegenüber ist die Anzahl der gesetzlich krankenversicherten Bürger im gleichen Zeitraum gefallen.[121] Wenn beide Entwicklungen in Relation zueinander gesetzt werden, kann durch die gestiegene Arztanzahl eine gestiegene durchschnittliche (quantitative) Versorgungsqualität vermutet werden und ein Ärztemangel erscheint weniger gegeben. Jedoch bedarf es eines detaillierten Blickes auf die Entwicklung(en). Die gestiegene Anzahl aller an der vertragsärztlichen Versorgung teilnehmenden Ärzte ist arztgruppenspezifisch zu betrachten, um eine realitätsnahe Aussage treffen zu können. Die einzelnen Arztgruppen lassen unterschiedliche zahlenmäßige Entwicklungen erkennen.[122] Besonders hervorzuheben ist die sinkende Anzahl an Hausärzten und die gleichzeitig steigende Anzahl an Fachärzten.[123] In diesem Zusammenhang wird häufig über einen (zunehmenden) Mangel an hausärztlicher Versorgung berichtet, welcher besonders stark in den neuen Bundesländern ausprägt ist.[124] Dieser Zustand wird sich in den folgenden Jahren noch zuspitzen, da die Vergütung in den alten Bundesländern für Hausärzte höher ist und auch die Anzahl der zu betreuenden Patienten geringer ausfällt.[125] Aber auch in der

---

[119] Vgl. Abschnitt 1.1.
[120] Vgl. Kassenärztliche Bundesvereinigung (2009b), S. 10; vgl. Anhang A2 und A3.
[121] Vgl. gbe-bund (2011); vgl. Anhang A4.
[122] Vgl. Kassenärztliche Bundesvereinigung (2009b), S. 14 f.
[123] Vgl. Kassenärztliche Bundesvereinigung (2009b), S. 25.
[124] Vgl. Kopetsch, T. (2010b), S. 52 ff.
[125] Vgl. Kopetsch, T. (2010b), S. 57.

ambulanten fachärztlichen Versorgung wird in Prognosen für einige Facharztgruppen eine leicht fallende Anzahl der zukünftig tätigen Ärzte ermittelt.[126] Für die zukünftige Anzahl der Vertragsärzte ist auch das Alter der aktuell an der Versorgung teilnehmenden Mediziner zu betrachten. So hat sich der Anteil der über 60-jährigen Vertragsärzte von 9,2% (1995) auf 19,6% (2009) mehr als verdoppelt. Weiterhin ist der Anteil der unter 35-jährigen im selben Zeitraum um 33,1% gefallen.[127] Als Grund für die gegebene Altersstruktur ist die Bedarfsplanungsrichtlinie des Gemeinsamen Bundesausschusses zu nennen. Denn durch das Sperren der (aktuell als überversorgt geltenden) Planungsbereiche kann kein weiterer (junger) Arzt in das System eintreten und dem drohenden zukünftigen Mangel entgegenwirken. Demzufolge droht der vertragsärztlichen Versorgung so ein zukünftiger nicht zu deckender Bedarf an Ärzten in einigen Arztgruppen.[128] Allerdings gilt ein solcher Zustand zumindest als drohende Unterversorgung und wird auch bei der Prüfung auf Unterversorgung beachtet.[129]

Ein Ärztemangel kann weiterhin durch den medizinischen Fortschritt „erzeugt"/ hervorgerufen werden. Durch die Entwicklung neuer Diagnose- und Behandlungsverfahren können aktuell mehr Krankheiten diagnostiziert und behandelt werden als zuvor. Damit steigt die Nachfrage der Versicherten nach (ambulanten) medizinischen Leistungen, welche von den Ärzten zu erbringen sind. Die gesteigerte Qualität der Behandlung erhöht ebenfalls den zu behandelnden Personenkreis (Nachfrage).[130] Folglich bedarf es auch weiterer bereitgestellter Kapazitäten, um die neue Nachfrage befriedigen zu können.

Eine weitere Begründung für einen möglichen (zukünftigen) Ärztemangel besteht darin, dass der Patient durch die Behandlung einer Krankheit (zusätzliche) Lebensjahre gewinnt, in denen er erneut erkranken kann. Somit schafft eine geheilte Krankheit die Möglichkeit einer neuen zukünftigen Nachfrage.[131]

Die aktuelle demografische Entwicklung, speziell die Zunahme des absoluten und relativen Anteils von älteren Menschen an der Gesamtbevölkerung, erhöht die Nachfrage nach medizinischen Leistungen. Ein Beleg für die Abhängigkeit

---

[126] Vgl. Kopetsch, T. (2010b), S. 72 ff.
[127] Vgl. Kopetsch, T. (2010b), S. 24 f.
[128] Vgl. Kopetsch, T. (2010b), S. 30.
[129] Vgl. § 29 Satz 2 und § 31 Abs. 1 Bedarfsplanungsrichtlinie.
[130] Vgl. Kopetsch, T. (2010b), S. 127. Weiterhin existieren ökonomische und ethische Blickwinkel auf den technischen Fortschritt. Vgl. van der Beek, K. et al. (2011), S. 184 f.
[131] Vgl. Kopetsch, T. (2010b), S. 130.

zwischen der Nachfrage nach medizinischen Leistungen und dem Lebensalter kann mit der Anzahl der Behandlungsfälle je Person (orientiert am Alter der Patienten) erbracht werden.[132] Zusätzlich wirkt die Zunahme der Multimorbidität mit steigendem Lebensalter der Patienten nachfragesteigernd.[133] Weiterhin besteht bei berufstätigen Medizinern die allgemeine Tendenz zur Arbeitszeitverkürzung (Reduzierung der Wochenarbeitsstunden) und somit muss die gleiche zu erbringende Leistung auf mehr Leistungsersteller verteilt werden.[134]

Zusätzliche Vertragsärzte (Kapazität) werden auch dann benötigt, wenn Behandlungen aus dem stationären Bereich in die ambulante Versorgung verlagert werden. Diese neuen Aufgaben benötigen weitere Kapazitäten.[135]

Verteilungsproblem

Die zuvor beschriebene Versorgungssituation ist nicht flächendeckend gleich, sondern regional heterogen geprägt. So existieren gut bis überversorgte Regionen und zunehmend unterversorgte (zumeist ländliche) Gebiete parallel nebeneinander.[136]

Ein Blick auf die Versorgungssituation in Abhängigkeit der Zuständigkeitsgebiete der Kassenärztlichen Vereinigungen vermittelt eine unterschiedliche Ausgangslage in Agglomerationsräumen und dünnbesiedelten ländlichen Bereichen. Tab. 1 zeigt exemplarisch für das Jahr 2010 die offenen Planungsbereiche (PB) und die offenen Vertragsarztsitze (VZ) innerhalb der Zuständigkeitsgebiete der Kassenärztlichen Vereinigungen. Sehr deutlich ist der zuvor genannte Aspekt im Vergleich der drei Stadtstaaten Berlin, Hamburg und Bremen im Vergleich zu den Flächenländern zu erkennen. In den drei Stadtstaaten ist nur eine sehr geringe Anzahl offener Planungsbereiche für alle Vertragsarztgruppen ablesbar.[137] Weiterhin ist dort die Vertragsarztdichte deutlich höher als in den Flächenländern.[138]

---

[132] Vgl. exemplarisch Barmer GEK (2011), S. 49 f.
[133] Vgl. Kopetsch, T. (2010b), S. 133 f.
[134] Vgl. Kopetsch, T. (2010b), S. 136 ff.
[135] Vgl. Köhler, A. (2011), S. A498. Die Verlagerung von Behandlungen aus dem stationären in den ambulanten Bereich betrifft vorrangig die fachärztliche ambulante Versorgung.
[136] Vgl. Greß, S. et al. (2011), S. 5.
[137] Vgl. Kassenärztliche Bundesvereinigung (2009b), S. 27.
[138] Vgl. Greß, S. et al. (2011), S. 10.

Bei der isolierten Betrachtung der hausärztlichen Versorgung entsteht ein paradoxes Bild. Zum einen sind im Vergleich zu den Fachärzten viele Planungsbereiche geöffnet und zum anderen liegt die bundesdurchschnittliche hausärztliche Versorgung bei einem Versorgungsgrad von 108% und somit befinden sich 8% mehr Hausärzte im System, als es der Soll-Wert verlangt.[139] Nach den gesetzten Soll-Werten der Bedarfsplanungsrichtlinie herrscht daher durchschnittlich kein genereller Ärztemangel. Die Gegenüberstellung des Versorgungsgrades und der vielen offenen Planungsbereiche zeigt jedoch deutlich eine Verteilungsproblematik auf, welche eine ungleichmäßige Versorgung hervorruft.[140]

Bei einer kleinteiligeren Auswertung ist auch innerhalb der Planungsbereiche eine Ungleichverteilung der vertragsärztlichen (besonders hausärztlichen) Versorgung kennzeichnend. So ist die Arztdichte in Städten oder stadtnahen Gebieten deutlich höher als im ländlichen Umland der Städte (Zentrum-Peripherie-Gefälle).[141] Wird die Betrachtung noch kleinräumiger vorgenommen, ist auch innerhalb von Städten eine heterogene Verteilung der Ärzte zu erkennen. So ergibt sich ein Zusammenhang zwischen der Arztdichte und der Attraktivität der Stadtteile und dieser Aspekt kann in vielen weiteren Ballungsräumen vermutet werden.[142] Untersuchungen, welche sich auf Ballungsräume konzentrieren, sind jedoch (noch) nicht flächendeckend durchgeführt.[143]

Die Verteilung innerhalb der Planungsbereiche wird auch durch die Vertragsärzte beeinflusst, welche bei der Wahl des Niederlassungsortes ihre individuellen Bedürfnisse berücksichtigen. So stehen für einen Vertragsarzt nicht nur der Versorgungsauftrag und monetäre Aspekte im Vordergrund, sondern auch (beispielsweise) das Wohnumfeld für die Familie.[144] Tendenziell kann eine bevorzugte Niederlassung in statushöheren und ökonomisch anspruchsvollen zentralen Lagen festgestellt werden.[145]

---

[139] Die Werte gelten für das Jahr 2009. Vgl. Klose, J. et al. (2011), S. 206 und 224 f.
[140] Vgl. Klose, J. et al. (2011), S. 207.
[141] Vgl. Greß, S. et al. (2011), S. 13 f (am Beispiel von Hessen.); vgl. Kistemann, T. et al. (2007), S. 593 (am Beispiel des Rhein-Erft-Kreis).
[142] Vgl. Greß, S. et al. (2011), S. 16 f. Am Beispiel der Kinderärzte in Berlin; vgl. Pieper, J. et al. (2009), S. 25 f.
[143] Vgl. Greß, S. et al. (2011), S. 17.
[144] Vgl. Kistemann, T. et al. (2007), S. 597 ff.
[145] Vgl. Kistemann, T. et al. (2007), S. 599.

Zusammenfassend ergibt sich nach den Regelungen und Schwellenwerten der Bedarfsplanungsrichtlinie kein genereller aktueller (durchschnittlicher) Ärztemangel. Allerdings sind diese Bestimmungen nicht zwingend geeignet, um einen realitätsnahen Bedarf abzubilden. Die Altersstruktur der Bevölkerung und der Vertragsärzte in Verbindung mit der aktuellen demografischen Entwicklung begründen einen höheren zukünftigen Bedarf an vertragsärztlicher Kapazität und belegen somit einen drohenden Ärztemangel. Folglich ist für diese zusätzliche Nachfrage auch mehr Kapazität bereitzustellen, wenn eine geeignete Allokation der vorhandenen Kapazitäten nicht ausreicht.

Gravierend wirkt sich die aktuelle Verteilungsproblematik aus. Das betrifft insbesondere die Positionierung der Vertragsärzte in den Planungsbereichen und die innerörtliche Anordnung der Mediziner. Diese ungeeigneten Arrangements werden durch die Gestaltungsspielräume bei der Anwendung der Bedarfsplanungsrichtlinie ermöglicht.[146] Auch die aktuelle demografische Entwicklung hat in Bezug auf die Ärzteverteilung einen negativen Einfluss und kann die Problematik zukünftig verschlimmern.[147]

Die aktuelle vertragsärztliche Versorgungssituation resultiert zum großen Teil aus der langjährigen Anwendung der Bedarfsplanungsrichtlinie.

---

[146] Vgl. Greß, S. et al. (2011), S. 13.
[147] Vgl. Segert, A. et al. (2005), S. 75 ff; vgl. Gerlach, F. M. et al. (2011), S. 32.

Kassenärztliche Vereinigung	Planungs- bereiche (PB)	offene Vertragsarzt- sitze (VS)	Anäs- thesisten		Augen- ärzte		Chirurgen		Fach- ärztlich tätige Internisten		Frauen- ärzte		HNO-Ärzte		Hautärzte		Kinder- ärzte		Nerven- ärzte		Ortho- päden		Psycho- thera- peuten[1]		Radiologen		Urologen		Hausärzte	
	gesamte Anzahl		PB	VS	PB	VS	PB	VS	PB	VS	PB	VS	PB	VS	PB	VS	PB	VS	PB	VS	PB	VS	PB	VS	PB	VS	PB	VS	PB	VS
Baden-Württemberg	43	238	0	0	3	8	0	0	0	0	2	2	5	9	2	5	1	3	1	1	0	0	3	69	0	0	1	1	21	140
Bayern	79	326	0	0	13	17	0	0	0	0	4	7	6	7	6	6	4	4	1	2	0	0	4	98	1	1	1	1	33	183
Berlin	1	84	1	3	0	0	0	0	0	0	0	0	0	0	0	0	0	0	0	0	0	0	0	81	0	1	0	0	0	0
Brandenburg	16	192	2	2	1	1	0	0	0	0	0	0	0	0	4	4	0	0	1	1	0	0	0	15	0	0	0	0	13	169
Bremen	2	26	0	0	1	1	0	0	0	0	0	0	0	0	0	0	0	0	0	0	0	0	0	12	0	0	0	0	1	13
Hamburg	1	82	0	0	0	5	0	0	0	0	1	2	0	0	0	0	0	0	0	0	0	0	0	70	0	0	0	0	1	10
Hessen	26	102	0	0	5	8	0	0	0	0	0	0	1	3	1	1	1	2	1	13	2	2	0	16	0	6	0	0	12	51
Mecklenburg-Vorpommern	13	123	0	0	1	3	0	0	0	0	0	0	1	1	0	0	1	1	0	0	0	0	0	19	0	0	0	0	9	99
Niedersachsen	44	576	0	0	11	23	0	0	0	0	4	6	2	3	3	5	5	7	6	13	2	2	1	60	0	0	0	0	32	457
Nordrhein	27	227	0	0	0	0	0	0	0	0	1	1	0	0	1	1	0	0	0	0	1	1	0	176	0	0	0	0	5	48
Rheinland-Pfalz	28	143	0	0	8	14	1	1	0	0	3	3	5	7	3	3	3	6	1	2	0	0	0	36	1	1	1	1	9	70
Saarland	6	23	0	0	2	2	0	0	0	0	0	0	0	0	0	0	0	0	0	0	0	0	0	17	0	0	0	0	2	3
Sachsen	26	275	3	5	3	5	0	0	0	0	0	0	3	3	3	3	0	0	2	2	0	0	5	173	2	2	0	0	15	87
Sachsen-Anhalt	23	378	0	0	4	5	0	0	0	0	2	2	2	3	4	4	2	3	6	7	0	0	1	78	0	0	1	1	20	270
Schleswig-Holstein	13	38	3	6	1	1	0	0	0	0	0	0	0	0	1	1	0	0	0	0	0	0	0	13	0	0	0	0	3	23
Thüringen	20	190	0	0	3	5	0	0	0	0	0	0	3	3	2	3	0	0	4	5	0	0	1	61	0	0	1	1	15	106
Westfalen-Lippe	27	251	0	0	2	2	0	0	0	0	0	0	1	1	0	0	1	1	0	0	0	0	0	41	0	0	0	0	13	206
Deutschland insgesamt	395	3274	9	16	58	95	1	1	0	0	17	23	29	40	30	36	18	27	23	46	5	5	15	1035	4	10	5	5	204	1935

Tab. 1: Offene Planungsbereiche und Vertragsarztsitze Anfang 2010
Quelle: In Anlehnung an: Offene Planungsbereiche, vgl. Kassenärztliche Bundesvereinigung (2009b), S. 27; Offene Vertragsarztsitze, vgl. Kopetsch, T. (2010b), S. 31.
[1] einschließlich Psychologischer Psychotherapeuten

2.5 Kritische Würdigung der Bedarfsplanungsrichtlinie

Die Bedarfsplanungsrichtlinie konkretisiert den gesetzlichen Rahmen, ist jedoch für einige Aspekte zu ungenau formuliert. Die betreffenden Formulierungen können eine geeignete Versorgungsplanung verhindern und werden in diesem Abschnitt erläutert. Weiterhin werden geeignete Anforderungen aufgeführt und für eine zukünftige Anwendung empfohlen.

Überversorgung

Durch die Definition eines Sollzustandes mit Hilfe der allgemeinen Verhältniszahl, der Festlegung eines zulässigen Toleranzbereiches bis zur Grenze der Überversorgung und den folgenden Zulassungsstopps kann für einzelne abgegrenzte Planungsbereiche ein unkontrollierter Zuwachs an Ärzten unterbunden werden. Die Festlegung der arztgruppengleichen Grenze zur Überversorgung bei einer Überschreitung von 10% des Soll-Wertes bleibt allerdings unbegründet. Weiterhin besteht die Möglichkeit, während einer (weiträumigen) Zulassungssperre für einen Planungsbereich einen lokalen Sonderbedarf zu ermitteln. Dadurch kann eine kleinräumige Versorgunglücke erkannt und geschlossen werden.[148] Jedoch lässt sich eine bestehende Überversorgung nur erschwert abbauen, da bestehende Arztsitze in überversorgten Gebieten wieder besetzt werden können.[149] Eine Möglichkeit besteht durch die finanzielle Förderung eines freiwilligen Verzichts auf die vertragsärztliche Zulassung und eine andere Möglichkeit ist der Ankauf der Arztpraxis in einem überversorgten Planungsbereich, wenn auf die Wiederbesetzung verzichtet wird.[150] Da ein (stets) zuverlässiges Mittel zum Abbau von Überversorgung fehlt, sollte eine Überversorgung bereits während der Planungsphase zukünftig verhindert werden.

Unterversorgung

Weiterhin kann im gegebenen Rahmen der Bedarfsplanungsrichtlinie eine zu geringe Versorgung der Bevölkerung erkannt werden. Ebenfalls durch die Definition eines Toleranzbereiches bis zur Grenze der Unterversorgung kann ein ungünstiger Versorgungszustand erkannt und Maßnahmen eingeleitet werden.

---

[148] Vgl. Abschnitt 2.3.
[149] Vgl. § 103 Abs. 4 SGB V; vgl. Greß, S. et al. (2011), S. 23.
[150] Vgl. § 105 Abs. 3 SGB V.

Mit der folgenden Zulassungsbeschränkung in anderen Planungsbereichen wird zumindest ein Anreiz geschaffen, dass sich Vertragsärzte in dem unterversorgten Planungsbereich niederlassen.[151] Jedoch besteht trotz der Zulassungssperren die Möglichkeit der Niederlassung in anderen nicht gesperrten Bereichen, denn ein ausdrückliches bundesweites Sperren aller Zulassungsbereiche ist im Gesetz nicht vorgesehen.[152]
Es ist jedoch fraglich, warum eine Unterschreitung von mindestens 50% der Soll-Vorgabe in der fachärztlichen Versorgung als Unterversorgung gewertet wird und bei der hausärztlichen Versorgung die Unterversorgung bereits bei einer Unterschreitung von mindesten 25% eintritt. Es ist somit festzuhalten, dass der derzeitige zulässige Toleranzbereich unterschiedlich weit von der Soll-Vorgabe (Allgemeine Verhältniszahl) abweicht und sich für die haus- und fachärztliche Versorgung unterscheidet. Eine Begründung für die Wahl der Toleranzbereiche erfolgt in der Bedarfsplanungsrichtlinie selbst nicht und es gilt, die gewählten Grenzen hinsichtlich ihrer Realitätsnähe zu überprüfen.[153] Aus der Historie der Entwicklung der Regelungen zur Bedarfsplanung kann entnommen werden, dass zum Zeitpunkt der Konzeption der aktuell gültigen Unterversorgungsreglungen kein Planender von einer drohenden Unterversorgung ausging. Die damalige aktuelle Situation war durch eine drohende (unkontrollierte) Überversorgung gekennzeichnet und somit widmeten sich die Verantwortlichen lediglich diesbezüglichen Regelungen. Die Regelungen zur Unterversorgung wurden ungeprüft aus der vorhergehenden Bedarfsplanung übernommen, welche aber für andere Rahmenbedingungen galt.[154] Somit bedürfen die Schwellenwerte zur Über- und Unterversorgung einer Überarbeitung und Anpassung an die aktuellen Gegebenheiten.

Allgemeine Verhältniszahl (Soll Zustand)
Die allgemeinen Verhältniszahlen sollen die idealen Arzt-Einwohner-Verhältnisse repräsentieren und stellen die entscheidenden Richtmaße bei der Bedarfsplanung dar. Die Datengrundlage basiert auf Vergangenheitswerten, welche aus heutiger Sicht von dem aktuellen Bedarf abweichen. Der Bedarfsplanungsrichtlinie ist nicht zu entnehmen, dass zum damaligen Zeitpunkt ein

---
[151] Vgl. Abschnitt 2.3.
[152] Vgl. § 100 SGB V.
[153] Vgl. Kopetsch, T. (2005), S. 5.
[154] Vgl. Kopetsch, T. (2010b), S. 81 f.

ideales Einwohner-Arzt-Verhältnis bestanden hat. Somit ist es in der heutigen Zeit fraglich, ob dieser Soll-Wert für die vertragsärztliche Versorgung geeignet ist.[155] Der Großteil der allgemeinen Verhältniszahlen wird anhand des Ist-Standes im Jahr 1990 ermittelt.[156] Weiterhin unterscheiden sich die allgemeinen Verhältniszahlen für eine Arztgruppe in Bezug auf die Planungskategorien. Somit gilt in städtischen Räumen ein anderes Einwohner-Arzt-Verhältnis als Richtwert als in ländlichen Räumen. Der aktuelle gesetzliche Rahmen ermöglicht eine Neufestsetzung der allgemeinen Verhältniszahl,[157] aber diese Überarbeitung ist bis dato nicht erfolgt.[158]

Die allgemeine Verhältniszahl berücksichtigt keine Unterschiede bezüglich der bereitgestellten Arbeitsvolumina der Vertragsarztsitze.[159] Die statistischen Auswertungen zeigen jedoch auf, dass die wöchentliche Arbeitszeit einzelner Ärzte deutliche Unterschiede aufzeigt. Durch den steigenden Frauenanteil innerhalb der vertragsärztlichen Versorgung gewinnt dieser Aspekt zunehmend an Bedeutung. So wirkt sich die durchschnittlich geringe Arbeitszeit der Frauen im medizinischen Bereich (bspw. wegen der mangelnden Vereinbarkeit von Familie und Beruf) direkt auf die bereitgestellte Kapazität aus.[160]

Die Einhaltung einer Vorgabe bezüglich eines Einwohner-Arzt-Verhältnisses und die daraus resultierende Arztdichte ist nicht per se ein Garant für eine angemessene Versorgungsqualität.[161] Die Aussagekraft der Arztdichte steigt hingegen bei einem kleiner werdenden räumlichen Bezugsgebiet.

<u>Planungsbereiche / Planungskategorien</u>
Der Bedarfsplanung liegt, wie in Abschnitt 2.3 beschrieben, eine Einteilung der gesamten Fläche in Planungsbereiche und weiterhin in Planungskategorien zugrunde. Die Unterscheidung der Planungskategorien orientiert sich an der Einwohnerdichte und den Einwohnerzahlen der Kernstädte.[162] Die Planungsbereiche entsprechen zumeist den Kreisgebietsgrenzen.[163] Durch das Recht auf freie Arztwahl müssen sich die Versicherten jedoch nicht an die bestehen-

---

[155] Vgl. Greß, S. et al. (2011), S. 23; vgl. Kistemann, T. et al. (2007), S. 599.
[156] Vgl. Greß, S. et al. (2011), S. 22.
[157] Vgl. § 101 Abs. 2 SGB V.
[158] Vgl. Greß, S. et al. (2011), S. 23.
[159] Vgl. GKV Spitzenverband (2011b), S. 9.
[160] Vgl. Kopetsch, T. (2010b), S. 134 ff.
[161] Vgl. GKV Spitzenverband (2011b), S. 3; vgl. Pieper, J. et al. (2009), S. 22.
[162] Vgl. § 6 Bedarfsplanungsrichtlinie.
[163] Vgl. § 2 Abs. 3 Satz 1 Bedarfsplanungsrichtlinie.

den Grenzen der Kreisgebiete halten und können auch Ärzte in anderen Planungsbereichen aufsuchen. Dieser Aspekt wird bei der Einteilung in die beschriebenen Planungsbereiche nicht berücksichtigt. Aus diesem Zusammenhang ergibt sich die Fragestellung, ob die starren räumlichen Grenzen als Grundlage für die Bedarfsplanung weiterhin Bestand haben sollten.[164] Weiterhin können regionale Besonderheiten durch die großräumigen Planungsbereiche nicht abgebildet werden.[165]

Durch die Unterscheidung der verschiedenen Planungskategorien ergeben sich für ein und dieselbe Arztgruppe unterschiedliche allgemeine Verhältniszahlen. Die so entstehenden unterschiedlichen Soll-Werte repräsentieren unterschiedliche Bedarfe an vertragsärztlicher Versorgung in Abhängigkeit von der Einwohnerdichte. Durch die Planungskategorien sollen ähnlich strukturierte Räume gruppiert werden, um gruppenspezifische Eigenschaften bei Planungen berücksichtigen zu können.[166] Allerdings fehlt der Beleg dafür, dass sich der Bedarf nach medizinischen Leistungen generell in Abhängigkeit zur Einwohnerdichte entwickelt.

Weiterhin sind die Einwohner nicht homogen in den Planungsbereichen verteilt und agglomerieren sich stattdessen in den Wohngebieten. Die Zulassung der Vertragsärzte erfolgt jedoch für einen gesamten Planungsbereich und wird nicht weiter konkretisiert. Aus diesem Zusammenhang ergibt sich die Möglichkeit, dass einige Einwohner des betroffenen Planungsbereiches (unverhältnismäßig) weite Wege bis zum Vertragsarzt zurücklegen müssen.

Arztgruppenunterscheidung

Die Betrachtung der unterschiedlichen Arztgruppen anhand ihrer spezifischen Ausbildung ist realitätsnah. Unter Zuhilfenahme der Behandlungsfallzahlen aller relevanten Artgruppen ist eine unterschiedliche Inanspruchnahme der einzelnen (Fach)Arztgruppen zu erkennen.[167] Dadurch empfiehlt sich auch zukünftig die differenzierte Betrachtung der Ärzte anhand ihrer Spezialisierung bei der Planung der vertragsärztlichen Versorgung.

---

[164] Vgl. Fülöp, G. (1999), S. 49 f; vgl. Fülöp, G. et al. (2010), S. 100.
[165] Vgl. Greß, S. et al. (2011), S. 23.
[166] Vgl. Fülöp, G. et al. (2010), S. 99.
[167] Vgl. exemplarisch Barmer GEK (2011), S. 56 f.

Verhältnis haus- und fachärztlicher Versorgung

Die Bedarfsplanungsrichtlinie gibt ein 60:40-Verhältnis von Hausärzten zu Fachärzten vor, um damit eine gleichmäßige und bedarfsgerechte vertragsärztliche Versorgung zu gewährleisten.[168] Dieses Verhältnis beruht ebenfalls auf dem existierenden Stand von 1990 und wird bezüglich des tatsächlichen Bedarfs nicht geprüft. Eine solche Prüfung ist für eine realitätsnahe Planung jedoch erforderlich. Es stellt sich weiterhin die Frage, ob sich der Anteil der Hausärzte nicht aus dem Bedarf nach hausärztlichen Leistungen ergibt und somit nicht fest vorgegeben werden muss.

Bedarf (Nachfrager)

Des Weiteren geht die Bedarfsplanungsrichtlinie von der gesamten Wohnbevölkerung aus, obwohl das SGB V lediglich auf die „Versicherten" im Rahmen der GKV eingeht.[169] Somit stellt sich die Frage, ob der Anteil der nicht gesetzlich krankenversicherten Bevölkerung (Wohnbevölkerung) in den zukünftigen Planungen berücksichtigt werden soll. Die Versorgung von Patienten mit einer privaten Krankenversicherung wird jedoch nicht ausgeschlossen.[170]

Demografie

Die Beachtung demografischer Faktoren wird vom SGB V gefordert, indem bei der Sicherstellung der vertragsärztlichen Versorgung die (aktuellen) Bevölkerungsentwicklungen zu berücksichtigen sind.[171] Die Bedarfsplanungsrichtlinie berücksichtigt einen Demografiefaktor, welcher auf einer altersbezogenen Zweiteilung der Bevölkerung aufbaut.[172] Aus den Auswertungen/Betrachtungen der ärztlichen Behandlungen ergibt sich eine steigende Inanspruchnahme und Multimorbidität mit dem steigenden Lebensalter der Patienten. Jedoch ist kein deutlicher Sprung der Inanspruchnahme ab dem 60. Lebensjahr zu erkennen, welcher diese Zweiteilung ab dem 60. Lebensjahr

---

[168] Vgl. § 35 Bedarfsplanungsrichtlinie.
[169] Vgl. § 1 SGB V.
[170] Die Trennung der Bevölkerung nach der Art der Krankenversicherung erfolgt aus praktischen Gründen nicht. Vgl. Schöpe, P. (2012b).
[171] Vgl. § 99 Abs. 1 SGB V.
[172] Vgl. Abschnitt 2.3.

rechtfertigt.[173, 174] Die altersabhängige Inanspruchnahme vertragsärztlicher Leistungen könnte auch in mehreren Abstufungen abgebildet werden.

Zusammenfassend unterstützt die Bedarfsplanungsrichtline ein Erkennen von Über- und Unterversorgung anhand eines Abgleichs der aktuellen Versorgungssituation mit einem festgesetzten Referenzmaß innerhalb einer abgegrenzten Fläche. Die Bestimmung des Referenzmaßes und die starr festgelegten Rahmenbedingungen sind zum Teil ungeeignet, eine vertragsärztliche Versorgung zu sichern. Die Tauglichkeit der aktuellen Bedarfsplanungsrichtlinie wird häufig als realitätsfern eingestuft[175] oder gar als ungeeignet.[176] Der beschriebene Ist-Zustand (vgl. Abschnitt 2.4) zeigt auf, dass eine Agglomeration von Arztpraxen in einem Ort innerhalb eines Planungsbereiches zulässig ist und somit ist eine ungleichmäßige Verteilung der ärztlichen Angebote möglich. Auf diese Weise kann kein „dichtes Versorgungsnetz" entstehen - nur eine zufällige Versorgungsstruktur. Weiterhin wird eine Nachfrage bzw. ein Bedarf bei der Planung nach ambulanten medizinischen Leistungen nicht direkt berücksichtigt. Die allgemeine Verhältniszahl gibt lediglich ein anzustrebendes Verhältnis von Einwohnern und Ärzten vor.

Es besteht somit Handlungsbedarf, eine räumlich konkretisierte Versorgungsplanung durchzuführen. Basierend auf den Forderungen des SGB V, der Schilderung der Ist-Situation und den aufgeführten Kritikpunkten an der Bedarfsplanungsrichtline, werden im folgenden Abschnitt wesentliche Anforderungen für eine „bedarfsgerechte" Versorgung herausgearbeitet.

2.6 Anforderungen an die vertragsärztliche Versorgung

Bei der Sicherstellung der vertragsärztlichen Versorgung geht es um eine prinzipielle Abstimmung zwischen dem Angebot (Vertragsärzte und die durch sie angebotenen ärztlichen Leistungen) und der vorhandenen Nachfrage (Ver-

---

[173] Es ist jedoch eine steigende Multimorbidität in Abhängigkeit vom Lebensalter zu erkennen. Vgl. Kopetsch, T. (2010b), S. 133.
[174] Vgl. Barmer GEK (2011), S. 48 ff.
[175] Vgl. Greß, S. et al. (2011), S. 5.
[176] Vgl. Pieper, J. et al. (2009), S. 29.

sicherte bspw. im Krankheitsfall). Dabei umfasst die Abstimmung unter anderem die mengenmäßige und räumliche Koordination der Vertragsärzte zu den Versicherten. Der Sicherstellungsauftrag fordert von den kassenärztlichen Vereinigungen bzw. der Kassenärztlichen Bundesvereinigung eine „…ausreichende, zweckmäßige und wirtschaftliche Versorgung…"[177] der Versicherten. Diese Forderungen schließen eine flächendeckende[178] und wohnortnahe Versorgung ein.[179]

Im weiteren Verlauf dieser Arbeit wird vordergründig der Aspekt der Lokalisation der ärztlichen Leistung betrachtet, um die aufgeführten Defizite bei der räumlichen Verteilung der Vertragsärzte zu beseitigen. Aus diesem Blickwinkel werden auch die folgenden Anforderungen formuliert.

Bedarf
Eine Grundlage der Versorgungsplanung ist ein berechenbarer realitätsnaher Bedarf nach vertragsärztlichen Leistungen. Eine eindeutige objektive Ermittlung des Bedarfs nach medizinischen Leistungen ist nicht möglich. Mit Hilfe von (teilweise subjektiven) Indikatoren kann versucht werden, eine näherungsweise Ermittlung des tatsächlichen Bedarfs durchzuführen.[180] Der ermittelte Bedarf sollte einen hohen Regional- und Versichertenbezug haben, welcher zusätzlich an der Morbidität der Versicherten orientiert ist.[181] Weiterhin sollte der unterschiedliche Versorgungsbedarf in Abhängigkeit von soziokulturellen Aspekten Berücksichtigung finden.[182] Die Zulassungsverordnung für Vertragsärzte fordert unter anderem die Beachtung der Bevölkerungsstruktur, die Art und den Umfang der Nachfrage nach medizinischen Leistungen sowie die Deckung dieser Nachfrage und eine räumliche Zuordnung der genannten Kriterien.[183] Die Bestimmung des „richtigen" Angebots ist durch eine Rückwirkung der Nachfrage auf ein offeriertes Angebot zusätzlich erschwert (angebotsinduzierte Nachfrage).[184] Durch eine geeignete Bedarfsbestimmung kann

---

[177] § 72 Abs. 2 SGB V.
[178] Vgl. Klose, J. et al.(2006), S. 13.
[179] Vgl. Köhler, A. (2011), S. A497; vgl. GKV Spitzenverband (2011b), S. 7 (in Bezug auf die Primärversorgung).
[180] Fülöp, G. et al. (2010), S. 98; vgl. Potthoff, P. et al.(2002), S. 6 ff.
[181] Vgl. Greß, S. et al. (2011), S. 24 f.
[182] Vgl. Greß, S. et al. (2011), S. 7.
[183] Vgl. §12 Abs. 3 Ärzte-ZV.
[184] Vgl. Klose, J. et al.(2006), S. 16; vgl. van der Beek, K. et al. (2011), S. 56 ff.

hingegen einer angebotsinduzierten Nachfrage entgegengewirkt werden. Dafür sind keine Angebote zu offerieren, welche nicht benötigt werden.[185]

Kapazität für die vertragsärztliche Versorgung
Die vertragsärztliche Kapazität soll im wohnortnahen Umfeld des ortsgebundenen Bedarfs zur Verfügung gestellt werden. Bei der räumlichen Zuordnung der Kapazitäten ist der Spezialisierungsgrad der Ärzte zu berücksichtigen. So ist im Rahmen der Wirtschaftlichkeit und der Finanzierbarkeit des Systems der GKV eine geringe Dichte von (stark) spezialisierten Ärzten (Fachärzten) vertretbar. Hingegen ist die flächendeckende und wohnortnahe Primärversorgung (hausärztliche Versorgung) unabdingbar.[186]

Der Vertragsarzt ist grundlegend verpflichtet, seine Tätigkeit in Vollzeit auszuüben.[187] Auf Antrag kann durch den Zulassungsausschuss die Zulassung auf den halben Versorgungsumfang reduziert werden.[188] Weiterhin kann ein Arzt als Angestellter an der vertragsärztlichen Versorgung teilnehmen. Der Beschäftigungsumfang kann dabei zwischen dem niedergelassenen Vertragsarzt und dem Angestellten vereinbart werden. Solche anteiligen Beschäftigungen werden in der aktuellen Bedarfsplanung bereits berücksichtigt.[189] Werden Kapazitäten benötigt, welche keine volle oder halbe Zulassung (bei Vertragsärzten) ermöglichen, kann die Differenzkapazität durch eine zeitliche befristete Zulassung, Ermächtigung oder durch einen angestellten Arzt bereitgestellt werden.[190] Zusätzlich sollen vorhandene stationäre Einrichtungen beachtet werden, wenn diese Leistungen für den ambulanten Bereich erbringen oder erbringen könnten.[191]

Zusammenfassend existieren mehrere Möglichkeiten Vollzeitäquivalente in der Planung zu berücksichtigen und dieser Umstand sollte bei der Kapazitätsbetrachtung beachtet werden.

---

[185] Vgl. GKV Spitzenverband (2011b), S. 8. Die „richtige" Menge an Angeboten verhindert jedoch nicht zwangsläufig das opportunistische Verhalten einzelner Ärzte. Vgl. van der Beek, K. et al. (2011), S. 59 f.
[186] Vgl. GKV Spitzenverband (2011b), S. 7 f; vgl. Gerlach, F. M. et al. (2011), S. 36 f.
[187] Vgl. § 19a Abs. 1 Ärzte-ZV.
[188] Vgl. § 19a Abs. 2 Ärzte-ZV.
[189] Vgl. § 23i Abs. 2 Bedarfsplanungsrichtlinie.
[190] Vgl. GKV Spitzenverband (2011b), S. 9. Die Möglichkeit zur zeitlich befristeten Zulassung findet sich bereits in § 19 Abs. 4 Ärzte-ZV. Weitere Möglichkeiten bilden die „Kooperationspraxen". Vgl. Gerlach, F. M. et al. (2011), S. 39.
[191] Vgl. § 12 Abs. 3 Ärzte-ZV.

Planungsbereiche - kleinräumiger Bezug

Die bestehende Verteilungsproblematik der Vertragsärzte resultiert aus der großräumigen Planungsgrundlage - den Planungsbereichen. Nach der Zulassung kann sich der Vertragsarzt innerhalb des Planungsbereiches ohne weitere (rechtliche) räumliche Konkretisierung niederlassen und so wird eine ungleichmäßige Verteilung der Vertragsärzte ermöglicht. Daher besteht die Forderung nach einem kleinräumigeren Ansatz zur Bedarfsplanung, um Unterschiede im Bedarf innerhalb von Landkreisen und Großstädten abbilden zu können.[192] Im Gegensatz dazu kann mit einem steigenden Spezialisierungsgrad der vertragsärztlichen Leistung die zulässige Bezugsfläche erweitert werden.[193]

Eine bedarfsgerechte Bezugsfläche an den Stadt-, Kreis- oder Landesgrenzen zu orientieren, beachtet den konkreten Aufenthaltsort der Einwohner nicht. Weiterhin sind die enthaltenen Frei-, Wald-, und Wasserflächen in diesem Kontext nicht von Bedeutung. Eine Möglichkeit besteht in einem speziellen Zuschnitt von Wohnsiedlungsflächen. Diese Zuschnitte berücksichtigen auch eine innerörtliche Verteilung von Einwohnern. Die Kassenärztliche Bundesvereinigung hat solche speziellen Zuschnitte der zu Wohnzwecken bebauten Flächen vorgenommen. Das Resultat beziffert deutschlandweit ca. 70.000 Flächen, welche als räumlicher Bezug für die Bedarfsplanung genutzt werden können.[194]

Grenzen zur Über- und Unterversorgung

Die derzeit tolerierte Abweichung vom Richtwert zur Unterversorgung ist deutlich zu groß und außerdem zu starr festgelegt. Eine Orientierung an der Morbidität oder der Bevölkerungsdichte soll die Realitätsnähe erhöhen.[195] Allerdings ist grundlegend jede reale Abweichung von einem vorgegebenen Soll-Wert zu prüfen, zu analysieren und ggf. zu korrigieren. Das Festlegen eines Toleranzbereiches kann jedoch voreiliges und eventuell ineffizientes Eingreifen verhindern.

---

[192] Vgl. Greß, S. et al. (2011), S. 23; vgl. Kistemann, T. et al. (2007), S. 599.
[193] Vgl. GKV Spitzenverband (2011b), S. 9 f.
[194] Vgl. Fülöp, G. et al. (2010), S. 101.
[195] Vgl. Kopetsch, T. (2010b), S. 90.

Arztgruppenunterscheidung

Durch eine Differenzierung der vertragsärztlichen Leistung nach Leistungserbringern ergeben sich automatisch arztgruppenspezifische Bedarfe. Somit ist die vorhandene Unterscheidung der verschiedenen ärztlichen Tätigkeitsgebiete weiterhin erforderlich, um die Vertragsärzte entsprechend ihrer Spezialisierung räumlich verteilen zu können. Nur auf diese Weise lassen sich arztgruppenspezifische Bedarfe gezielt berücksichtigen.

Weiterhin behindert ein vorgegebenes Pflichtverhältnis zwischen der haus- und fachärztlichen Versorgung[196] eine bedarfsgerechte Versorgung, da sich durch die Festlegung des Bedarfs je Arztgruppe automatisch ein Verhältnis zwischen den Arztgruppen ergibt.

Zusammenfassend gilt, dass mit steigender Spezialisierung und anschließender Gruppierung der Leistungserbringer eine detailliertere Abstimmung mit dem Bedarf erfolgen kann.[197]

Zugangsindikator und Wohnortnähe

Neben den genannten Aspekten sollte der logistische und zeitliche Aufwand (Wegstrecken und Reisezeiten) der Versicherten berücksichtigt werden, um ein vertragsärztliches Angebot aufsuchen zu können.[198] Diese Gesichtspunkte können in einem Zugangsindikator zusammengefasst werden. Die Zulassungsverordnung für Vertragsärzte fordert die Berücksichtigung der bedeutsamen Verkehrswege für die vertragsärztliche Versorgung.[199] Im Detail sollte eine soziale Differenzierung der Versicherten Beachtung finden. Die jeweiligen logistischen Möglichkeiten für den Zugang zur ambulanten Versorgung der Versicherten sind ebenfalls zu berücksichtigen.[200] Beispielsweise gewinnen in Ballungsräumen wie Berlin Fußwege zunehmend an Bedeutung und der Individualverkehr wird weniger genutzt.[201] Bei einem Zugangsindikator sind weiterhin die regionalen Gegebenheiten zu beachten und auch abgelegenen

---

[196] Vgl. § 35 Bedarfsplanungsrichtlinie.
[197] Der Detaillierungsgrad der Bedarfsbestimmung muss dazu dem Detaillierungsgrad der Arztgruppen entsprechen.
[198] Vgl. Greß, S. et al. (2011), S. 25 f; vgl. Pieper, J. et al. (2009), S. 22.
[199] Vgl. § 12 Abs. 3 Ärzte-ZV.
[200] Vgl. Greß, S. et al. (2011), S. 25 f in Anlehnung an die Empfehlungen für einen Zugangsindikatoren für den stationären Bereich. Vgl. Sachverständigenrat zur Begutachtung der Entwicklung im Gesundheitswesen (2007), S. 220.
[201] Vgl. Pieper, J. et al. (2009), S. 23.

Wohngebieten ist ein angemessener Zugang zur medizinischen Versorgung zu ermöglichen.[202]

Die wesentlichen genannten Aspekte der Abschnitte 2.5 und 2.6 bezüglich einer angemessenen vertragsärztlichen Versorgung werden in der Tab. 2 zusammengefasst. Weiterhin sind die Kritikpunkte und die aktuellen Forderungen in den Spalten zwei und drei skizziert.

Die vorgestellten Kritikpunkte im Abschnitt 2.5 verdeutlichen, dass die aktuelle Bedarfsplanungsrichtlinie keine geeignete räumliche Verteilung der Ärzte in den Planungsgebieten erwirkt. Mit den aufgeführten Kriterien dieses Abschnitts werden Anforderungen und Vorschläge zusammengetragen, um eine bedarfsgerechte Versorgung zu ermöglichen. Zusätzlich ist eine Flexibilität des zu erstellenden Versorgungskonzeptes vonnöten, um auf demografische Entwicklungen reagieren zu können.[203]

Ein wesentlicher Ansatz zur Versorgungssicherstellung besteht in einer konkreten Zuteilung der Vertragsärzte zum ortsgebundenen Bedarf. Somit ist die Problemstellung als Standortplanungsaufgabe identifiziert. Bei einer Standortplanung wird als Ergebnis ein (optimaler) Standort (ein Punkt oder Ort) bestimmt.[204] Die derzeit verwendete Bedarfsplanungsrichtlinie erfüllt die Anforderung einer Stadtortplanung nicht. Bei der Anwendung der Bedarfsplanungsrichtlinie wird lediglich für einen Planungsbereich (eine Fläche) geprüft, ob eine bestehende Einwohner-Arzt-Relation von einer vorgegebenen Einwohner-Arzt-Relation abweicht. Wenn darauf aufbauend ein niederlassungswilliger Arzt für diesen großräumigen Bereich zugelassen wird, bestimmt der Vertragsarzt seinen Standort letztendlich selbst. Eine gezielte und räumlich konkretisierte Verteilung (geplante Versorgungsstruktur) bedarf eines geeigneten Standortplanungsverfahrens. Zu diesem Zweck werden im folgenden Kapitel mehrere grundlegende Modelle vorgestellt.

---

[202] Vgl. GKV Spitzenverband (2011b), S. 4.
[203] Vgl. GKV Spitzenverband (2011b), S. 5.
[204] Mit dem Begriff eines Standortes beschäftigt sich beispielsweise Bienert, M. L. (1996), S.12.

Kriterien zur vertragsärztlichen Versorgung	Kritik	Vorschläge
Allgemeine Verhältniszahl (Soll-Wert)	Ungeprüfte Soll-Vorgabe auf Basis von Vergangenheitswerten.	Grundlegend geeignet - jedoch sollte eine angemessene Realitätsnähe nachgewiesen sein.
Bedarfsbestimmung (der Einwohner)	Erfolgt nicht direkt. Es werden pauschal alle Einwohner betrachtet.	Genauere Bestimmung anhand des Alters, des Geschlechts und der Morbidität aller Einwohner mit einem hohen regionalen Bezug.
Kapazitätsbestimmung (der Leistungsersteller)	Leistungsersteller werden als homogen angesehen.	Zulässige Vollzeitäquivalente berücksichtigen - keine einfache pro-Kopf-Zählung.
Planungsbereich	Zu großräumig. Die Einwohner verteilen sich nicht homogen in der Fläche. Die Einwohner sind nicht an die Planungsgrenzen gebunden (freie Arztwahl).	Kleinräumigere Bezugsgröße (Ortschaften) wählen. Die Zuordnung der Ärzte wird dadurch konkreter.
Planungskategorie	Unterschiedliche Bedarfe in den Kategorien sind nicht nachgewiesen.	Durch die regionale Bedarfsbestimmung ist die Kategorisierung nicht mehr notwendig.
Arztgruppenunterscheidung	Grundlegend geeignet.	Beibehalten, eventuell weiter differenzieren.
Arztgruppenverhältnis (Verhältnis Haus- und Fachärzte)	Kein Nachweis bezüglich des Beitrages zur Sicherstellung der vertragsärztlichen Versorgung.	Die Anzahl der benötigten Ärzte bestimmt sich aus dem Bedarf für diese Arztgruppe.
Demografische Entwicklung	Die Unterscheidung von lediglich zwei Altersgruppen und deren Leistungsanspruch ist sehr grob.	Ein feineres Abstufen orientiert am Lebensalter ermöglicht eine realitätsnähere Planung des Bedarfs.
Überversorgung	Es wird unbegründet mehr Unter- als Überversorgung zugelassen. Ein Toleranzbereich ist grundlegend sinnvoll.	Neuen Toleranzbereich bestimmen. Eine Orientierung an der Morbidität oder der Bevölkerungsdichte ist dabei wünschenswert.
Unterversorgung		
Zugangsindikator	Nicht vorhanden.	Distanz zwischen den Einwohnern und dem vertragsärztlichen Angebot berücksichtigen.

Tab. 2: Kriterien für eine vertragsärztliche Versorgung

3 Standortplanungsmodelle in der Literatur

3.1 Bedeutung und Aufgaben der Standortplanung

„Undoubtedly, humans have been analyzing the effectiveness of location decisions since they inhabited their first cave."[205] Das Zitat zeigt, dass der Standort seit vielen Jahren eine hohe Bedeutung für den Menschen hat. Die getroffenen Standortentscheidungen basieren nicht auf mathematischen Lösungsverfahren. Jedoch verfolgen die Entscheider die grundlegende Zielstellung, einen für den jeweiligen Verwendungszweck geeigneten Standort zu ermitteln.

Übertragen in die moderne Zeit gilt, dass die Wahl des Standortes für ein Unternehmen eine hohe Bedeutung hat und sich auf dessen Überlebensfähigkeit und Erfolg auswirkt. Es handelt sich dabei um eine strategische Entscheidung, welche nur mit schwerwiegenden Konsequenzen revidierbar ist. Ein aufgebauter Standort besteht zumeist über mehrere Jahre bzw. Jahrzehnte und lässt sich nur mit erheblichem organisatorischen und finanziellen Aufwand verlegen. Daher empfiehlt sich, eine Standortentscheidung nicht ausschließlich unter Berücksichtigung von aktuellen, sondern wenn möglich auch von zukünftigen Ausprägungen von Standortfaktoren zu treffen. Bei einem erwerbswirtschaftlichen Unternehmen werden häufig die Beschaffungs-, Produktions- und Absatzbedingungen berücksichtigt. Deren aktuelle und zukünftige Ausprägung (zumeist die räumliche Nähe) können einen deutlichen Wettbewerbsvorteil gegenüber konkurrierenden Unternehmen schaffen. Das Fehlen einer kurzen Anbindung an die Beschaffungs- und Absatzmärkte muss durch eine höhere Transportleistung kompensiert werden und bedeutet so einen Wettbewerbsnachteil.[206]

Eine Standortentscheidung ist nicht ausschließlich bei einer Unternehmensneugründung zu treffen. Auch für einen bestehenden Standort kann eine Standortplanung erforderlich werden, wenn beispielsweise die Kapazität ausgeschöpft und eine Kapazitätserweiterung am selben Ort nicht möglich ist.[207]

---

[205] Current, J. et al. (2002), S. 81.
[206] Vgl. Domschke, W. et al. (1996), S. 3 ff.
[207] Vgl. Lüder, K. et al. (1983), S. 5.

Gegebenenfalls gilt es auch, die Wirkung von bereits bestehenden Standorten zu berücksichtigen. Allgemein formuliert helfen Standortplanungsmodelle bei der Entscheidungsfindung, wenn sich unternehmensrelevante Umweltzustände geändert haben. Unabhängig von dem Grund für eine Standortentscheidung ist die Aufgabe der Standortplanung für ein erwerbswirtschaftliches Unternehmen: „... aus einer Menge potentieller Standorte einen bzw. mehrere auszuwählen, dass eine weitestgehende Übereinstimmung zwischen Standortanforderungen und Standortbedingungen mit dem Ziel der Maximierung des wirtschaftlichen Erfolges gewährleistet wird."[208] Dabei sind die Standortanforderungen diejenigen Ansprüche, die ein Unternehmen an einen Standort stellt und die Standortbedingungen die vom Standort dargebotenen Eigenschaften.[209] Ein Planender trifft somit seine Standortentscheidung nach der Ausprägung bzw. dem Vorhandensein von verschiedenen Faktoren (Standortfaktoren). Welche konkreten Bedingungen an einen Standort gestellt werden, ist je nach Wirtschaftszweig und Unternehmen unterschiedlich. Exemplarisch kann für die Stahlindustrie die Nähe zu den Rohstoffquellen und für Konsumgüterhersteller die Verkehrsanbindung zu deren Abnehmern bzw. Absatzmärkten genannt werden. Zusammenfassend lässt sich festhalten, dass je nach Verwendungszweck des Standortes unterschiedliche Kriterien in wiederum unterschiedlichen Gewichtungen Einfluss auf die Entscheidung nehmen.[210]

Oftmals stellt eine Standortplanung keinen isolierten Vorgang dar. Eine Standortplanung beantwortet zwar grundlegend die Frage nach dem Wo, kann aber auch weiterführend die Anzahl der Standorte, deren Umfang (bzw. Kapazität) und die Allokation von Nachfrage und Angebot ermitteln. Bei der Allokation muss unterschieden werden, ob ein Standortbetreiber die Zuordnung vornimmt (z.B. welche Filiale einen Kunden beliefern soll) oder ob der Nachfrager die freie Wahl bezüglich des Standortes hat.[211]

Die zuvor genannten Aspekte der Standortplanung lassen sich in Teilen für den öffentlichen Sektor anwenden und gleichzeitig von der Gütererzeugung in

---

[208] Domschke, W. et al. (1996), S. 6.
[209] Vgl. Domschke, W. et al. (1996), S. 6.
[210] Vgl. Günther, H.-O. et al. (2012), S. 70.
[211] Vgl. Eiselt, H. A. et al. (2011), S. 5.

die Dienstleistungserstellung überführen. Obwohl die Zielstellungen von erwerbswirtschaftlichen Unternehmen und der öffentlichen Hand unterschiedlich sind, können Standortplanungsmodelle aus dem privatwirtschaftlichen Bereich adaptiert werden.[212] Zumeist ändert sich bei der Betrachtung von Standorten im öffentlichen Bereich die Zielstellung. So wird bei öffentlichen Angeboten nicht die Gewinnmaximierung oder der größtmögliche Marktanteil, sondern eine Kostenminimierung oder eine möglichst große Erreichbarkeit des Angebotes für die Nachfrager angestrebt.[213] Häufig steht die räumliche Nähe zum Angebot im engen Zusammenhang mit der Erreichbarkeit. Das gilt besonders für kommunale Einrichtungen, wie z.b. Schulen und Kindergärten sowie Notfalleinrichtungen, beispielsweise Feuerwehren und Polizeistationen.[214] Weiterhin gilt dies auch für die vertragsärztliche Versorgung, welche für gesetzlich krankenversicherte Bürger sichergestellt werden muss.[215] Einen wesentlichen Anteil hat dabei die räumliche Verteilung einer ausreichenden Menge an Vertragsärzten.

Im Detail trifft der Aspekt der Langfristigkeit der Standortentscheidung auch auf eine Arztpraxis zu. Die Niederlassung eines Arztes mit der einhergehenden Praxiseröffnung (oder Praxisübernahme) ist mit hohen Investitionen für die Räumlichkeiten und medizintechnische Geräte verbunden.[216] Diese Investitionen binden den Arzt für längere Zeit an einen festen Ort. Somit ist die Wahl des Standortes eine strategische Entscheidung. Zusätzlich besitzt das aufgebaute Vertrauensverhältnis zwischen Arzt und Patient einen sehr hohen Stellenwert und begründet zusätzlich die räumliche Bindung des Arztes.[217]

Im Gegensatz zum produzierenden Gewerbe fertigt ein Arzt keine Erzeugnisse, welche dann zu einem Absatzmarkt transportiert werden müssen. Die vom Arzt erstellte Leistung ist eine Dienstleistung.[218] Diese wird am Ort ihrer Ent-

---

[212] Vgl. Marianov, V. et al. (2002), S. 119.
[213] Vgl. Marianov, V. et al. (2002), S. 119.
[214] Vgl. Vahrenkamp, R. (2005), S. 470.
[215] Vgl. § 72 Abs. 2 SGB V.
[216] Der gesamte Wert der Arztpraxis setzt sich aus Sachwerten und immateriellen Werten zusammen. Vgl. Schmid-Domin, H. G. (2009), S. 73 sowie S. 102 ff. Für eine Auswertung des Gesamtfinanzierungsvolumens bei Praxisneugründungen oder -übernahmen vgl. Deutsche Apotheker- und Ärztebank/ Zentralinstitut für die kassenärztliche Versorgung in der Bundesrepublik Deutschland (2007), S. 3 ff.
[217] Vgl. Schmid-Domin, H. G. (2009), S. 99.
[218] Vgl. Schmid-Domin, H. G. (2009), S. 99.

stehung „konsumiert".[219] Die ärztliche Leistungserstellung erfolgt somit direkt am Patienten, welcher im Regelfall einen Weg zum Arzt zurücklegen muss. Ein niedergelassener Arzt hat demnach nur ein einziges wirtschaftliches Standbein - die zu behandelnden Patienten.[220] Trotz dieses Unterschieds zum produzierenden Gewerbe muss ein Arzt eine gewisse Konkurrenzsituation beachten. Diese tritt in Form von Arztpraxen auf, welche dieselbe(n) oder sehr ähnliche Leistung(en) anbieten. Folglich lässt sich für eine Arztpraxis zusammenfassend festhalten, dass begründet durch die Anreise des Patienten zum Arzt und die Konkurrenzsituation zwischen den Ärzten mit gleichem Leistungsangebot eine Standortplanung unerlässlich ist. Nur so finden die geschilderten Einflüsse eine systematische Berücksichtigung bei der Bestimmung des Ortes zur Praxiseröffnung.

3.2 Charakteristika von Standortplanungsmodellen

Es gibt eine Vielzahl möglicher Einteilungen bzw. Gruppierungen von Standortplanungsmodellen.[221] Dieser Abschnitt gibt eine Übersicht, welche Eigenschaften für die Gruppierung von Standortplanungsmodellen geeignet sind. Diese Merkmale beziehen sich auf die Aufgabenstellung sowie auf die Rahmenbedingungen der Aufgabe, die Eingangsgrößen und die konkrete/primäre Zielstellung der Planung. So kann der Planende beispielsweise erfragen, ob Kapazitäten oder Konkurrenten in der Planung zu beachten sind. Die Ausführungen dieses Abschnitts fasst Abb. 4 zusammen. Die Abbildung dient gleichzeitig als Leitfaden für einen Planenden, welcher sein Standortplanungsproblem systematisch analysieren und konkretisieren möchte.

Anhand eines Merkmals ist eine Zweiteilung aller Standortplanungsmodelle möglich und so können die Modelle in qualitative und quantitative Vertreter differenziert werden. Dabei sind qualitative Typen durch einen subjektiven Ein-

---

[219] Vgl. Corsten, H. et al. (2007), S. 21 ff.
[220] Diese Einnahmen können aus Regelleistungen generiert werden, welche die Krankenkassen in voller Höhe erstatten oder aus zusätzlichen Leistungen, welche ein Patient privat bezahlt.
[221] Vgl. Daskin, M.S. (1995), S. 10 ff. Vgl. weiterhin ReVelle, C. S. et al. (2005), S. 1 ff; vgl. Klose, A. et al. (2005), S. 4 ff.

fluss des Planenden charakterisiert. Die quantitativen Modelle liefern hingegen aufgrund mathematischer Beziehungen der (ein)wirkenden Parameter rationale Ergebnisse.[222] Zu den qualitativen Verfahren gehören das Scoringmodell und die Nutzwertanalyse. Diese weisen beide einen deutlichen persönlichen Einfluss der Durchführenden auf.[223] In der vorliegenden Arbeit werden die Aussagen vorrangig quantitativer Modelle betrachtet und zunächst die Charakteristika erläutert, welche sich aus der Aufgabenstellung ableiten lassen.

Charakteristika aus der Aufgabenstellung
Beginnend bei der Aufgabenstellung erfragt ein Planender, ob es einen einzelnen Standort oder mehrere Standorte zu lokalisieren gilt. Die Ermittlung eines einzelnen Standortes fällt dabei zumeist deutlich leichter als die simultane Planung von mehreren Standorten. Weiterhin bedarf es der Beachtung, dass nicht bei allen Standortplanungsmodellen die Anzahl der Standorte im Vorfeld feststeht. Beispielsweise besteht bei einigen Problemstellungen die Aufgabe darin, eine noch unbekannte Menge an Standorten zu ermitteln. Somit muss die eingangs gestellte Frage für solche Fälle unbeantwortet bleiben, da die Antwort der Lösung des Modells entspricht.[224]

Ebenfalls gibt die Aufgabenstellung vor, ob ein Standort nur eine einzelne Leistung oder mehrere Leistungen anbietet. In der theoretischen Betrachtung und bei dem Aufzeigen von grundlegenden Vorgehensweisen erfolgt häufig die Begrenzung der Modelle auf ein homogenes Angebot. Die Nachfrage ist dabei nur auf dieses Angebot ausgerichtet. Bei einem praxisnahen Modell bedarf es zumeist der Erweiterung auf ein heterogenes Angebot.[225]

---

[222] Die den Modellen zugrundeliegende Abstraktion der Realität basiert allerdings auf den (eventuell subjektiven) Prämissen des Durchführenden.
[223] Vgl. Wöhe, G. et al. (2010), S. 274 f.
[224] Vgl. Daskin, M. S. (1995), S. 13.
[225] Vgl. Daskin, M. S. (1995), S. 14 f.

Aufgabenstellung			
Ein Standort		Mehrere Standorte	
Homogenes Angebot		Heterogenes Angebot	
Rahmenbedingungen			
Flächenplanung	Semidiskretes Netzwerk		Diskretes Netzwerk
Mit Konkurrenz	Ohne Konkurrenz		
Kapazitätsbegrenzung	Ohne Kapazitätsbegrenzung		
Öffentlicher Bereich	Privatwirtschaftlicher Bereich		
Gewünschte Standorte	Ungewünschte Standorte		Gefährliche Standorte
Eingangsgrößen			
Statisch		Dynamisch	
Deterministisch		Stochastisch	
Zielstellung			
Einkriterielle Optimierung		Mehrkriterielle Optimierung	

Abb. 4: Übersicht über Charakteristika von Standortplanungsmodellen

Charakteristika aus den Rahmenbedingungen

Neben der Aufgabenstellung geben die Rahmenbedingungen der Standortplanung Auskunft über die Charakteristika der Standortplanungsmodelle. So erfolgt grundlegend die Entscheidung, ob die Standortplanung auf einer Fläche oder auf einem Netzwerk basiert. Bei einer zugrunde liegenden Fläche verteilt sich die Nachfrage in der Regel überall in der Fläche.[226] Dieselbe Fläche steht

---

[226] Ein Sonderfall besteht dann, wenn die Nachfrage homogen in der Fläche verteilt ist und sie sich nicht in einzelnen Punkten zusammenfassen lässt. Vgl. Daskin, M. S. (2010), S. 189 f.

dabei für die einzurichtenden Standorte zur Verfügung.[227] Zur genauen Angabe der Lage von Nachfrage und Standorten in der Fläche nutzt der Planende die (zweidimensionalen) Koordinaten zur Lokalisation.[228] In der Literatur erfolgt die synonyme Verwendung der Begriffe „kontinuierliches Standortproblem"[229] oder „planares Standortproblem".[230] Allerdings bedarf es der Beachtung der realen Gegebenheiten einer Aufgabenstellung, bevor die zulässige „Lösungsfläche" definiert wird. Ohne Einschränkungen bezüglich des Gebietes besteht die Gefahr, dass das Planungsmodell einen Standort in einem See oder auf einem Flughafen ermittelt.[231]

Dementgegen steht die Planung in Netzwerken, welche aus Knoten und deren Verbindungen (Kanten) bestehen. Im Falle der semidiskreten Netzwerke basieren die Entfernungen auf euklidischen Daten[232] (bspw. Luftlinienentfernungen zwischen zwei Wohnorten) und die Einrichtung der Standorte ist in den Knoten sowie auf allen Punkten der Kanten erlaubt.[233] Somit ist der Lösungsraum im Vergleich zur Flächenplanung zwar eingeschränkt, es gibt jedoch trotzdem eine unendliche Anzahl von potenziellen Standorten.

Bei einem zugrundeliegenden Netzwerk, dessen Anzahl der potenziellen Standorte zählbar und begrenzt ist (Knoten), handelt es sich um (rein) diskrete Modelle.[234] Die abzählbare Menge resultiert dabei daraus, dass neue Standorte nur in den Knoten des Netzwerkes eingerichtet werden dürfen. Im diskreten Netzwerk basieren die Entfernungen zwischen den Knoten auf realen Entfernungsdaten (bspw. der Länge eines realen Straßenabschnitts zwischen zwei Wohnorten).[235] Bei der Wahl eines diskreten Netzwerkes als Grundlage für die Planung stellt sich die Frage, ob die räumliche Einschränkung der potenziellen Standorte auf die Knoten eines Netzwerkes ein optimales Ergebnis zulässt.[236] Die Beantwortung dieser Frage bedarf der gründlichen Auswertung der realen Gegebenheiten und der Zielstellung(en) der Standortplanungsaufgabe.

---

[227] Vgl. Daskin, M. S. (1995), S. 10 f.
[228] Vgl. Hamacher, H. W. (1995), S. 9.
[229] Vgl. Vahrenkamp, R. et al. (2007), S. 142.
[230] Vgl. Hamacher, H. W. (1995), S. 9.
[231] Vgl. Goodchild, M. F. (1984), S. 91.
[232] Vgl. Vahrenkamp, R. et al. (2007), S. 142.
[233] Vgl. Daskin, M.S. (1995), S. 10 f.
[234] Vgl. Hamacher, H. W. (1995), S. 9; vgl. Vahrenkamp, R. et al. (2007), S. 142.
[235] Vgl. Vahrenkamp, R. et al. (2007), S. 142.
[236] Vgl. Daskin, M. S. (1995), S. 10 f.

In einigen Anwendungsfällen besteht eine Konkurrenzsituation zwischen den Standorten. Dabei müssen zwei Fälle unterschieden werden. Zum einen konkurrieren die Standorte der eigenen Unternehmung untereinander. Zum anderen liegen (zusätzlich) die Standorte der eigenen mit den Standorten einer fremden Unternehmung im Wettstreit.[237]

Ein weiteres Unterscheidungsmerkmal der Standortplanungsmodelle besteht in der Kapazitätsbetrachtung der Standorte. In manchen Planungsaufgaben wird die angebotene Leistung eines Standortes als unbegrenzt betrachtet und in anderen Fällen ist eine Kapazitätsrestriktion zu berücksichtigen. In wiederum anderen Betrachtungen ist diese Größe (die Kapazität) des Standortes das Ergebnis der Optimierung.[238] Eine unbegrenzte Kapazität ist bei der verfügbaren Atemluft für einen Radsportler unter freiem Himmel zu vermuten, während die verfügbare Atemluft für einen Taucher unter Wasser begrenzt ist.

Aus den Rahmenbedingungen ergibt sich eine zusätzliche Differenzierung im Kontext zum „Auftraggeber" der Standortplanung. So stellen für ein erwerbswirtschaftliches Unternehmen die Steigerung des Gewinns oder/und die Senkung der Kosten eine wesentliche Zielstellung dar. Im öffentlichen Bereich erweitert sich das Spektrum der Betrachtungen um Größen, welche nur schwer monetär zu bewerten sind. So führt beispielsweise in der Notfallrettung das Verkürzen der Wegezeiten zu einer höheren Überlebensrate bei Unfällen. Diese erhöhte Überlebenswahrscheinlichkeit lässt sich nur schwer/vage in Geldeinheiten bemessen. Weiterhin sind bei öffentlichen Aufgaben die Kosten und die Ergebnisse nicht immer leicht in ein Verhältnis zu setzen, da die Kosten von der gesamten Öffentlichkeit getragen werden und die Leistungen nur von einem Teil der Bevölkerung genutzt werden. Exemplarisch können die Ausgaben für ein Schulsystem genannt werden, welche den schulpflichtigen Kindern und auch deren Eltern primär nützen, aber nur indirekte (positive) Effekte für die verbleibende Bevölkerung erzeugen.[239]

Zusätzlich gibt es eine Unterscheidung in wünschenswerte, ungewünschte und gefährliche Standorte. Bei den wünschenswerten Standorten präferiert der

---

[237] Vgl. Vahrenkamp, R. et al. (2007), S. 185 ff.
[238] Vgl. Daskin, M. S. (1995), S. 16.
[239] Vgl. Daskin, M. S. (1995), S. 15.

Nachfrager eine kurze Entfernung zum offerierten Angebot. So ist eine nahe am eigenen Wohngebäude stationierte Feuerwehr für den Fall eines Brandes wünschenswert und auch die Nähe zu einem Einkaufszentrum wird überwiegend positiv bewertet. Zu derartigen Angeboten empfindet der Nachfrager zwar eine gewisse Nähe als wünschenswert, jedoch muss der Planende bei jeder Anwendung prüfen, ob eine „Distanz von Null" ebenfalls noch gewollt ist. Denn den Lärm durch ausrückende Rettungsfahrzeuge aus dem Nachbargebäude (Feuerwache) empfindet der Hausbewohner als störend. Weiterhin existieren Angebote, die Leistungen anbieten, welche zwar nötig sind, aber zu denen ein möglichst großer Abstand bevorzugt wird. Eine Müllverbrennungsanlage oder -deponie stellt ein solches Angebot dar. Allerdings gibt es hierbei parallel zwei Sichtweisen. Zum einen existiert die Sicht der Anwohner, welche einen möglichst großen Abstand zur Anlage bevorzugen. Zum anderen gibt es das Interesse des Betreibers einer Müllverbrennungsanlage, welcher die Transportkosten für Beförderungen zwischen dem Müllaufkommen (der einzelnen Haushalte) und der Verbrennungsanlage minimieren möchte.[240] Eine weitere Möglichkeit sind gefährliche Standorte, wobei die Gefahr zumeist aus einer zu geringen Entfernung der Standorte zueinander resultiert. Zusätzliche kann die Gefahr auch für weitere sekundär Beteiligte bestehen. So gilt es beispielsweise, eine Kettenreaktion bei Atomunfällen durch zu dicht aneinander gebaute Atomkraftwerke zu vermeiden.[241]

<u>Charakteristika aus den Eingangsgrößen</u>
Weitere Möglichkeiten für die Charakterisierung der Standortplanungsmodelle erfolgen aus den Eigenschaften der einfließenden Parameter. So können die Parameter im Zeitverlauf konstant sein (statisch) oder sich im Zeitverlauf ändern (dynamisch). Statische Parameter sind angebracht, wenn sich beispielsweise eine Nachfragemenge im Zeitverlauf nicht ändert. In diesem Fall bedarf es keiner differenzierten Betrachtung von mehreren Zeitabschnitten, da die Nachfragemenge repräsentativ für alle Perioden ist. Im Gegensatz dazu gibt es Anwendungsfälle, in denen sich die Nachfragemengen im Zeitverlauf ändern. Damit bedarf es einer periodenorientierten Betrachtung. Die räumliche Standortfrage wird daher durch eine zeitliche Komponente ergänzt. Dabei erfolgt je nach Anwendungsfall beispielsweise eine stündliche, tägliche oder

---

[240] Vgl. Daskin, M. S. (1995), S. 17 f.
[241] Vgl. Kuby, M. J. (1987), S. 316.

jährliche Periodenzuweisung der Nachfragemenge. Die Standorte können dann nach einmaliger Eröffnung fortwährend bestehen oder orientiert am dynamischen Parameter (Nachfragemenge) im Zeitverlauf öffnen und schließen (angepasste Öffnungszeiten).[242]

Der Wert eines deterministischen Parameters ist mit Sicherheit gegeben und es bedarf keiner weiteren Unterscheidung bezüglich des Parameterwertes. Das Gegenstück stellt ein stochastischer Parameter dar, für den sich nur mit einer zu bestimmenden Wahrscheinlichkeit ein Wert angeben lässt. Viele reale Problemstellungen unterliegen stochastischen Bedingungen, so muss z.B. die Anzahl der Anrufe(r) in einer Notrufzentrale prognostiziert werden, da sie nicht mit Sicherheit vorhergesagt werden kann.[243]

<u>Charakteristika anhand der Zielstellung</u>
Die Anzahl der Zielkriterien einer zu lösenden Problemstellung stellt ein weiteres Unterscheidungsmerkmal dar. So erfolgt eine Differenzierung in ein- und mehrkriterielle Optimierungsansätze.[244] Bei einkriteriellen Standortplanungsmodellen gibt es nur einen einzelnen Zielfunktionswert, während es mehrere Zielkriterien bei den mehrkriteriellen Aufgaben zu optimieren gilt. Die meisten Modelle orientieren sich an der einkriteriellen Optimierung, obwohl viele reale Aufgaben mehrkriterielle Problemstellungen darstellen.[245] Eine häufige Aufgabenstellung besteht in der Abstimmung der Kosten, der Qualität und der benötigten Zeit für ein Vorhaben. Durch die Interdependenzen dieser drei Kriterien lässt sich deren jeweiliges Optimum nicht gleichzeitig erreichen.[246] So kommt es bei mehrkriteriellen Ansätzen verstärkt zu solchen Zielkonflikten zwischen den gleichzeitig geltenden Zielstellungen.[247]
Es existieren zwei grundlegende Ansätze, um solche mehrkriteriellen Aufgabenstellungen zu lösen. Der generierende Lösungsansatz ist auf die Ermittlung von paretooptimalen Lösungen ausgerichtet. Im Falle des Auffindens von

---

[242] Vgl. Daskin, M. S. (1995), S. 13 f.
[243] Vgl. Daskin, M. S. (1995), S. 14. Mit der Prognose von Anruferaufkommen in Rettungsleitstellen beschäftigt sich beispielsweise Krüger, U. (2012), S. 145 ff.
[244] In der Literatur werden die mehrkriteriellen Ansätze auch als multikriterielle Ansätze bezeichnet.
[245] Vgl. Daskin, M. S. (1995), S. 16.
[246] Diese drei Größen werden auch häufig als das „magische Dreieck" bezeichnet. Vgl. Schmitt, R. et al. (2010), S. 322 f; vgl. Keßler, H. et al. (2004), S. 55 f.
[247] Vgl. Current, J. et al. (2002), S. 96 f.

mehreren (paretooptimalen) Lösungen muss sich der Durchführende für eine der Lösungen entscheiden.[248] Bei einem präferenzbasierten Ansatz wird im einfachsten Fall durch eine eingeführte Gewichtung der Zielkriterien eine Rangfolge gebildet. Anschließend erfolgt die Suche nach der optimalen Lösung unter Beachtung der gewählten Gewichtung.[249] Eine andere Art, die Präferenzen auszudrücken, erfolgt durch die Einführung von Hierarchien der Zielkriterien. Dabei wird zunächst das primäre Zielkriterium optimiert und aus dem/den so ermittelten Ergebnis/sen erfolgt im Anschluss die Suche des Optimums des sekundären Zielkriteriums.[250] So kann es in Gesundheitssystemen zunächst eine grundlegende Anlaufstation geben, welche den Patienten bei Bedarf an eine spezifische Station weiterleitet. Letztere kann dabei aus beispielsweise organisatorischen Gründen nicht direkt vom Patienten aufgesucht werden.[251]

Die aufgeführten Charakteristika können einzeln oder in Gruppen zur Klassifizierung zu Standortplanungsaufgaben herangezogen werden. Dabei müssen nicht immer alle der aufgeführten Kriterien vertreten sein.

3.3 Eingrenzung der Grundmodelle

Zunächst werden die vorhandenen grundlegenden Herangehensweisen zur Standortplanung einer Vorauswahl unterzogen, um anschließend die erfolgsversprechenden Ansätze näher zu betrachten. Für die aktuelle Untersuchung können dadurch einige Grundmodelle der Standortplanung bereits ausgeschlossen werden, da deren wesentliche Ausrichtung nicht der Zielstellung der Arbeit entspricht.

Zunächst wird das p-Center-Problem ausgeschlossen, welches auf *Hakimi (1964)* zurückgeht.[252] Dieses Grundmodell lokalisiert die Standorte, sodass die maximale Entfernung zwischen Angebot und Nachfrage minimal ist. Anwen-

---

[248] Vgl. Current, J. et al. (2002), S. 96 f.
[249] Vgl. Current, J. et al. (2002), S. 96 f.
[250] Vgl. Current, J. et al. (2002), S. 96 f.
[251] Vgl. Daskin, M. S. (1995), S. 17. Eine detailliertere Darstellung hierarchischer Ausprägungen von Standortplanungsmodellen beschreibt Daskin, M. S. (1995), S. 317 ff.
[252] Vgl. exemplarisch Current, J. et al. (2002), S. 88; vgl. Dzator, M. (2008), S. 18.

dung findet das Center-Problem häufig bei der Standortplanung von kommunalen Notfalleinrichtungen.[253] Das Grundmodell berücksichtigt jedoch keine vorgegebenen (zumutbaren) Maximaldistanzen für die Nachfrager. Weiterhin wird ausschließlich die maximale Distanz zwischen Angebot und Nachfrage betrachtet - alle anderen Distanzen bleiben unberücksichtigt. Die ausgearbeiteten Anforderungen (Abschnitt 2.6) verlangen jedoch eine wohnortnahe Versorgung aller Einwohner.[254]

Weiterhin gibt es Ansätze für ungewünschte Standorte, welche eine möglichst große Distanz zwischen Angebot und Nachfrage erzeugen (bspw. Müllverbrennungsanlagen). Die Aufgabenstellung verlangt jedoch offensichtlich eine Planung von gewünschten Angeboten und somit werden diese Ansätze nicht weiter betrachtet.[255]

Eine andere grundlegende Herangehensweise bilden die Dispersionsansätze, welche auf einen möglichst großen Abstand der Angebote zueinander abzielen. Diese Verfahren berücksichtigen jedoch nur die Standorte und deren Distanzen zueinander. Bei diesen Betrachtungen wird die räumliche Lage der Nachfrager ausgeschlossen.[256] Somit eignen sich die Dispersionsansätze nicht für eine Anwendung im ambulanten medizinischen Bereich.

Die grundlegend als geeignet erscheinenden Standortplanungsmodelle werden in den folgenden Abschnitten 3.5 bis 3.8 vorgestellt. Diese sind nicht auf einen speziellen Anwendungsfall zugeschnitten, geben aber einen ersten Ansatz für die Lösung von typischen Problemstellungen. Jedes von ihnen bedarf im Planungsprozess einer problemspezifischen Anpassung an die jeweilige Aufgabenstellung. Weiterhin finden sich in den Grundmodellen mehrere der zuvor genannten Charakteristika wieder. Eine große Anzahl von Autoren konkretisiert die Grundmodelle in Bezug auf eine einfache Darstellung, Lösbarkeit und Vermittelbarkeit auf diskrete Netzwerkprobleme mit statischen und deterministischen Einflussfaktoren.[257] Diese Kriterien gelten ebenfalls für die in den folgenden Abschnitten vorgestellten grundlegenden Verfahren. Dabei sind die

---

[253] Vgl. Vahrenkamp, R. et al. (2007), S. 144.
[254] Eine einführende Literatur bieten: Current, J. et al. (2002), S. 88 f; Vahrenkamp, R. et al. (2007), S. 144 ff; Biazaran, M. et al. (2009), S. 193 ff; Tansel, B. C. (2011), S. 79 ff.
[255] Eine einführende Literatur bieten: Daskin, M. S. (1995), S. 366 ff; Hosseini, S. et al. (2009), S. 315 ff; Melachrinoudis, E. (2011), S. 207 ff.
[256] Eine einführende Literatur bieten: Current, J. et al. (2002), S. 89 f; Erkut, E. (1990), S. 48 ff; Kuby, M. J. (1987), S. 315 ff
[257] Vgl. exemplarisch Current, J. et al. (2002), S. 82; vgl. Vahrenkamp, R. et al. (2007), S. 143.

vorgestellten Grundmodelle nur auf die der Vorstellung zugrunde liegenden Eigenschaften beschränkt. Es sei ausdrücklich erwähnt, dass sich bei der Anpassung der Grundmodelle an konkrete reale Aufgabenstellungen auch alle anderen Charakteristika abbilden lassen. So kann beispielsweise ein unkapazitiertes Grundmodell durch eine entsprechende Anpassung der Formulierung auch mit einer (realen) Kapazitätsbegrenzung aufgestellt werden. Weiterhin beschränken sich die Ausführungen der folgenden Abschnitte auf die Vorstellung von Lösungsansätzen für Standortplanungsprobleme. Informationen bezüglich der verschiedenen Lösungsverfahren bzw. Heuristiken können der einschlägigen Standortplanungsliteratur und den darin enthaltenden weiterführenden Literaturhinweisen entnommen werden.[258] Die Einschränkung auf die Lösungsansätze ermöglicht einen grundlegenden Überblick über die Herangehensweise bei unterschiedlichen Problemstellungen. Dabei wird im Einzelnen für jedes Grundmodell zunächst die (primäre) Zielstellung erläutert und die Funktionsweise verdeutlicht. Anschließend erfolgt die Vorstellung des gesamten Grundmodells in mathematischer Form. Zur Demonstration der vielseitigen Anwendbarkeit der Grundmodelle werden problemspezifische Variationen vorgestellt. Abschließend wird jedes Grundmodell zusammengefasst und einer kritischen Würdigung unterzogen.

3.4 Notation

Die vorgestellten Grundmodelle werden aus unterschiedlichen Quellen zusammengetragen und weisen zumeist eine uneinheitliche Notation der Indizes, Parameter und Entscheidungsvariablen auf. Um das Verständnis nicht durch einen häufigen Wechsel der jeweiligen Bezeichnungen zu erschweren, erfolgt in diesem Abschnitt die Vorstellung einer einheitlichen Notation. Bei einmaligen modellspezifischen Notationen wird diese direkt vor den jeweiligen Modellen ergänzt.

---

[258] Vgl. exemplarisch in den Kapiteln zu den einzelnen Modellen, Daskin, M. S. (1995).

Indizes und Indexmengen

Disjunkte Betrachtung von Angebots- und Nachfragemengen:

$i \in I$ i ist Element der Menge der Nachfrageknoten/-orte I
$k \in K$ k ist Element der Menge der potenziellen eigenen Angebotsknoten/-orte K

Wenn die Angebots- und Nachfrageorte aus einer gemeinsamen Menge stammen:

$i, k \in I$ i und k sind Elemente der Menge der Nachfrage- bzw. Angebotsknoten/-orte I

U_i potenzielle Angebotsknoten/-orte k, welche S_i erfüllen
       $U_i = \{k| D_{ik} \leq S_i\}$ $\forall\ i \in I, k \in K$ bzw. $\forall\ i, k \in I$

Parameter

D_{ik} kürzeste Distanz von Knoten i zu Knoten k
NF_i Nachfrage(menge) in i (bspw. die Anzahl der Bevölkerung)
P Anzahl der einzurichtenden Standorte
S_i zulässige Versorgungsentfernung, in der i versorgt werden muss

Entscheidungsvariablen

$x_{ik} \in \{0,1\}$ 1, wenn Kunde aus i an Standort k angeschlossen ist (versorgt wird), 0 sonst

oder

$x_i \in \{0,1\}$ 1, wenn Kunde i versorgt ist, 0 sonst

$y_k \in \{0,1\}$ 1, wenn in k ein Standort eingerichtet wird, 0 sonst

3.5 Set-Covering-Location-Probleme

3.5.1 Grundlegender Ansatz

Bei einem Set-Covering-Location-Problem (Überdeckungs- bzw. Versorgungsansatz) soll grundlegend ein vorgegebener Servicegrad mit einer minimalen Anzahl von Standorten eingehalten werden. Das Ziel besteht darin, jeden Nachfrager unter Einhaltung einer maximal zulässigen Entfernung oder Reisezeit (Servicegrad) zu erreichen bzw. vom Nachfrager erreicht zu werden.[259]

Zurückzuführen ist das Set-Covering-Location-Problem (SCLP) als Standortplanungsmodell in diskreten Netzwerken (als ganzzahliges Programm) auf *Toregas et al. (1971)*.[260]

Es existieren vielerlei Anwendungsbereiche für diesen Standortplanungsansatz. Grundlegend liegt die Anwendbarkeit nahe, wenn die Versorgung einer bekannten Nachfragemenge mit einem (oder mehreren) Angeboten gefordert ist und dabei eine vorgegebene Versorgungsentfernung nicht überschritten werden darf. So eignet sich das SCLP im Einzelnen für die Planung von Feuerwehrstationen, Rettungsdiensten, aber auch Schulen und Bibliotheken.[261]

3.5.2 Das Set-Covering-Location-Grundproblem

Zur Beschreibung des Modells bedarf es der Indexmenge U_i.[262] Weiterhin gehören die Indizes i und k derselben Menge I an.[263] Die Zielfunktion des SCLP lautet dann:[264]

ZF $\qquad \min \sum_{k \in I} y_k$

und ist unter Beachtung der Nebenbedingungen:[265]

---

[259] Vgl. Vahrenkamp, R. et al. (2007), S. 149.
[260] Vgl. Fallah, H. et al. (2009), S. 145; vgl. Snyder, L. V. (2011), S. 109 f.
[261] Vgl. Toregas, C. et al. (1971), S. 1363 f.
[262] Weitere Erläuterungen finden sich bei Current, J. et al. (2002), S. 84 f.
[263] Für die verwendete Notation wird auf Abschnitt 3.4 verwiesen.
[264] Vgl. Current, J. et al. (2002), S. 85.
[265] Vgl. Current, J. et al. (2002), S. 85.

NB1 $\quad \sum_{k \in U_i} y_k \geq 1 \qquad \forall\, i \in I$
NB2 $\quad y_k \in \{0,1\} \qquad \forall\, k \in I$

zu lösen.

Die Zielfunktion fordert hierbei eine minimale Anzahl von zu eröffnenden Standorten. Die erste Nebenbedingung stellt sicher, dass jeder Knoten i durch mindestens einen Standort k versorgt werden muss. Die zweite Nebenbedingung drückt den binären Charakter der Entscheidungsvariablen y_k aus.[266]

Sollte für einen Nachfrageknoten i kein weiterer potenzieller Angebotsknoten k im zulässigen Bereich S_i liegen außer dem Nachfrageknoten selbst, wird i selber zum Standort. Die Festlegung von S_i beeinflusst damit die Anzahl der nötigen Standorte. Bei hinreichend kleiner Wahl von S_i werden somit so viele Standorte benötigt, wie Nachfrageorte existieren.
Sollten i und k aus disjunkten Mengen stammen, ist ein Lösung des Modells nur möglich, wenn für jedes i innerhalb von S_i mindestens ein k erreichbar ist. Ein Nachfrageort kann bei disjunkten Mengen nicht selber zum Standort werden.

3.5.3 Variationen und Erweiterungen

<u>Set-Covering-Location-Problem mit Fixkosten</u>
Die vorgestellte Zielfunktion des SCLP (vgl. Abschnitt 3.5.2) minimiert ausschließlich die Anzahl der einzurichtenden Standorte. Dies stellt eine angebrachte Vorgehensweise dar, wenn alle potenziellen Standorte fixe Betriebskosten in derselben Höhe besitzen. Unterscheiden sich hingegen die fixen Kosten für den Betrieb der Standorte, kann ein modifiziertes SCLP-Modell diesen Aspekt berücksichtigen.[267] Dazu erfolgt die Definition eines weiteren Parameters:

---

[266] Vgl. Current, J. et al. (2002), S. 85.
[267] Vgl. Current, J. et al. (2002), S. 85.

Parameter BK_k Betriebskosten für k

Die vorgestellte Kostenposition muss dabei in ihrem periodischen Auftreten konstant sein, da sonst die optimale Lösung mit dieser Erweiterung nur im Moment der Planung Bestand hat.[268]

Die fixen Betriebskosten werden in der Zielfunktion ergänzt:

ZF   min $\sum_{k \in I} y_k * BK_k$

Die Zielfunktion minimiert auf diese Weise nicht die Anzahl der Standorte, sondern die konstanten Betriebskosten in Abhängigkeit von der Anzahl der zu eröffnenden Standorte. Die Nebenbedingungen des SCLP bleiben unverändert.[269]

SCLP mit Standorten auf den Kanten des Netzwerkes
Eine weitere Modifikation entsteht, wenn auch die Kanten des Netzwerkes als potenzielle Standorte dienen. In einem einfachen Beispiel gibt es zwei Nachfrageorte (A und B), die beide ebenfalls potenzielle Standorte sind. Die Distanz zwischen beiden ist mit zehn Längeneinheiten gegeben. Die Abb. 5 verdeutlicht dieses Beispiel. Der zulässige Servicegrad beträgt fünf Längeneinheiten und die Errichtung von Standorten ist zunächst nur in den Knoten zulässig. Wenn alle Knoten versorgt werden sollen, muss jeweils in A und B ein Standort eröffnet werden, um den Servicegrad einzuhalten.

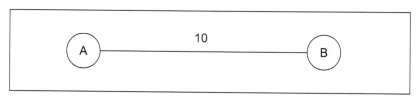

Abb. 5: Beispiel SCLP a
Quelle: In Anlehnung an Daskin, M. S. (1995), S. 94.

Wenn es hingegen auch zulässig ist, einen Standort auf der Kante zwischen A und B zu eröffnen, dann können A und B durch einen Standort in der Mitte der

---
[268] Vgl. Vahrenkamp, R. et al. (2007), S. 151.
[269] Vgl. Vahrenkamp, R. et al. (2007), S. 151.

Kante (Markierung auf der Kante in Abb. 6) versorgt werden.[270] Es kann so ein Standort eingespart werden.

Allerdings bedarf es der Beachtung, ob die realen Gegebenheiten eine solche Lösung zulassen. Wenn es sich bei den Knoten A und B um Städte handelt und die Verbindung zwischen beiden durch eine Landstraße repräsentiert wird, ist zu prüfen, ob die Errichtung beispielsweise eines Klinikums an dieser Stelle wünschenswert ist.

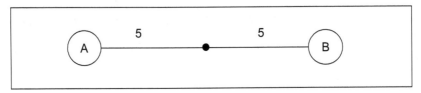

Abb. 6: Beispiel SCLP b

<u>SCLP mit mehrfacher Abdeckung</u>
In anderen Anwendungen kann eine Abdeckung der Nachfrager durch mehr als nur einen Standort gefordert sein. So ist es möglich, die Lösung ausfindig zu machen, welche die meisten Mehrfachabdeckungen von Nachfrageorten ermöglicht und dabei trotzdem eine minimale Anzahl von Standorten ermittelt.

Dazu werden der Index i und der Index k beibehalten und eine neue Entscheidungsvariable eingeführt:[271]

$e_i \in \{0,1\}$ 1, wenn i von mindestens zwei Angeboten abgedeckt wird,
0 sonst

Die Zielfunktion lautet dann:[272]

ZF   min $(|I| + 1) \sum_{k \in I} y_k - \sum_{i \in I} e_i$

---

[270] Vgl. Daskin, M. S. (1995), S. 94.
[271] Vgl. Daskin, M. S. (1995), S. 108.
[272] Vgl. Daskin, M. S. (1995), S. 108.

und ist unter Beachtung der Nebenbedingungen:[273]

NB1 $\quad \sum_{k \in U_i} y_k - e_i \geq 1 \quad \forall\, i \in I$
NB2 $\quad y_k \in \{0,1\} \quad \forall\, k \in I$
NB3 $\quad e_i \in \{0,1\} \quad \forall\, i \in I$

zu lösen.

Hierbei minimiert die Zielfunktion die Anzahl der einzurichtenden Standorte ($\sum_{k \in I} y_k$) und berücksichtigt zusätzlich eine hohe Anzahl von mehrfachversorgten Nachfrageorten ($\sum_{i \in I} e_i$). Dabei ist zu beachten, dass die Minimierung eines negativen Terms, einer Maximierung desselben Terms ohne negatives Vorzeichen entspricht. Die Gewichtung des ersten Terms mit ($|I| + 1$) stellt sicher, dass auch nur die minimale Anzahl von Standorten als Lösung angegeben wird, unabhängig von dem Bestreben eine möglichst hohe Mehrfachversorgung zu erreichen.[274, 275]

Bei diesem Ansatz wird weiterhin unterstellt, dass alle Mehrfachversorgungen gleichwertig sind. Dennoch kann es der Fall sein, dass ein zweites Angebot vom Nachfrager stärker gewünscht wird als ein drittes oder viertes Angebot.[276] Dieser Zusammenhang entspricht dem Prinzip des abnehmenden Grenznutzens.[277]

Für das SCLP bestehen noch weitere Variationen, welche der Literatur entnommen werden können.[278]

---

[273] Vgl. Daskin, M. S. (1995), S. 108.
[274] Vgl. Daskin, M. S. (1995), S. 108.
[275] Die Beweisführung für die Wirksamkeit des Faktors (I+1) kann Daskin, M. S. et al. (1981) entnommen werden.
[276] Vgl. Daskin, M. S. et al. (1981), S. 142.
[277] Grundlegende Informationen zur Entwicklung des Grenznutzens können Pindyck, R. S. et al. (2005), S. 138 ff entnommen werden.
[278] Vgl. exemplarisch Fallah, H. et al. (2009).

3.5.4 Kritische Würdigung und Zusammenfassung

Diese Formulierung des SCLP unterstellt die Versorgung eines Nachfrageortes, wenn der Standort innerhalb einer (räumlichen/zeitlichen) Toleranzgrenze eingerichtet ist. Allerdings wird dabei vernachlässigt, dass ein Standort bereits einen Auftrag bearbeitet und in dieser Zeit ein weiterer Auftrag eingeht, welcher (noch) nicht bearbeitet werden kann.[279] Beispielsweise kann ein Löschfahrzeug nicht an zwei Orten gleichzeitig tätig werden. Der (Bereitschafts-) Standort des Löschfahrzeuges kann zwar für zwei räumlich getrennte Nachfrager den Servicegrad erfüllen, aber im Falle einer gleichzeitig auftretenden Nachfrage kann das Löschfahrzeug nur zu einem Nachfrageort zur Brandbekämpfung ausrücken. Es stellt sich somit die Frage, ob eine Kapazität berücksichtigt werden muss. Eine passende Absicherung kann durch die Variation der ersten Nebenbedingung im Abschnitt 3.5.2 erfolgen, indem die rechte Seite von Eins auf Zwei erhöht wird. Somit muss jeder Nachfrageort durch mindestens zwei Angebote abgedeckt werden.[280] Dieses Vorgehen wirkt sich jedoch unmittelbar auf die Anzahl der einzurichtenden Angebote und somit auf das benötigte Budget für die Realisierung der Planung aus. Aber auch im Falle einer Abdeckung der Nachfrageorte mit nur einem Standort kann eine real existierende Budgetrestriktion das Einrichten der ermittelten minimalen Anzahl von Standorten behindern. Zwar kann mit der Erweiterung um die (fixen) Betriebskosten ein Kostenaspekt berücksichtigt werden, doch kann trotz der minimierten gesamten Betriebskosten noch keine Aussage über die Möglichkeit der Errichtung aller Standorte ergehen. Es bedarf der Einführung einer Budgetrestriktion im Modell, welche die Obergrenze der Anzahl von einzurichtenden Standorten darstellt. Wenn die Absicherung der Nachfrage die höchste Priorität hat und das Budget eine untergeordnete Rolle spielt, ist das SCLP ein geeignetes Modell zum Auffinden der Standorte.

Eine Herausforderung ist die Ermittlung eines geeigneten Servicegrades. Durch die Variation des Servicegrades kann als Extremfall eine Selbstversorgung aller Nachfrageorte erzwungen werden ($S_i=0$). Anderseits bedarf es bei einem hinreichend groß gewählten Servicegrad ($S_i \to \infty$) nur eines einzigen Standortes, welcher alle Nachfrageknoten versorgt. Somit kommt der Wahl

---

[279] Vgl. Marianov, V. et al. (2002), S. 122.
[280] Vgl. Snyder, L. V. (2011), S. 128.

eines der realen Aufgabenstellung angemessenen Servicegrades eine hohe Bedeutung zu. Eine grafische Betrachtung der zahlenmäßigen Entwicklung der minimalen Anzahl an benötigten Standorten wird anhand eines fiktiven Beispiels in Abb. 7 gezeigt.[281]

Diese Kurve kann auch als Kostenwirksamkeitskurve bezeichnet werden, wenn die Anzahl der Standorte als einziger Indikator für die Kostenentwicklung steht. Bei steigender Versorgungsentfernung verringert sich die Anzahl der benötigten Standorte und folglich fallen die Kosten.[282]

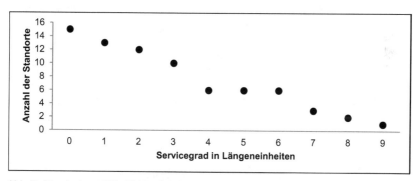

Abb. 7: Standortanzahl in Abhängigkeit des Servicegrades
Quelle: In Anlehnung an Daskin, M. S. (1995), S. 104 und Toregas, C. et al. (1971), S. 1369.

Mit Hilfe der gezeigten Abbildung lassen sich noch weitere Erkenntnisse gewinnen. So ist es wünschenswert bei einer vorgegebenen Anzahl von Standorten den geringsten maximalen Servicegrad zu kennen, da dieser die dichteste Versorgung der Nachfrage mit derselben Anzahl von Standorten ermöglicht.[283] Im dem gezeigten Beispiel in Abb. 7 können mit sechs Standorten alle Nachfrager in vier, fünf oder sechs Längeneinheiten versorgt werden.[284] Die dichteste Versorgung ermöglicht somit der Servicegrad mit vier Längeneinheiten.

---

[281] Vgl. Daskin, M. S. (1995), S. 104.
[282] Vgl. Church, R. et al. (1974), S. 102.
[283] Vgl. Church, R. et al. (1974), S. 102. Zum Ermitteln der Standorte kann anschließend ein m-center-Problem gelöst werden. Vgl. bspw. Minieka, E. (1970).
[284] Für den Fall, dass nur ganzzahlige Längeneinheiten zugelassen sind.

3.6 Maximal-Covering-Location-Problem

3.6.1 Grundlegender Ansatz

Das Maximal-Covering-Location-Problem (MCLP) zielt grundlegend auf die Maximierung der abgedeckten Nachfrage ab. Während es im SCLP unerheblich ist, ob ein Standort wenige oder viele Nachfrager absichert, orientiert sich das MCLP grundlegend an der vorhandenen, messbaren und erreichbaren Nachfrage.[285] Exemplarisch kann aus Sicht einer Einzelhandelskette die Nachfrage als Kaufkraft interpretiert werden. Weiterhin ist aus erwerbswirtschaftlicher Sicht das Bedienen von Orten mit hoher Kaufkraft erfolgsversprechender als die Errichtung einer Filiale in oder in der Nähe von Orten mit geringer Kaufkraft.[286] Durch eine feste Anzahl von zu planenden Standorten findet eine Budgetrestriktion bei der Anwendung des MCLP Berücksichtigung.[287] Genau wie beim SCLP muss auch für das MCLP ein Servicegrad bestimmt werden, welcher die zulässige zeitliche oder räumliche Distanz zwischen Angebot und Nachfrage fixiert.[288]

Zurückzuführen ist das MCLP auf *Church, R. et al. (1974)*.[289] Die Autoren betrachten eine Situation, in der mit einer begrenzten Anzahl von Standorten in Kombination mit einem gewünschten (unveränderbaren) Servicegrad keine vollständige Abdeckung der Nachfrage möglich ist. Sie empfehlen daher den Fokus auf die Standorte zu legen, welche die größte Nachfragemenge abdecken können und damit die Nachfrage außerhalb des Servicegrades so gering wie möglich zu halten.[290] Weiterhin beschreiben die Autoren eine grundlegende Abhängigkeit zwischen der Anzahl der zu eröffnenden Standorte und der damit versorgten Nachfrage. Der Entscheidungsträger kann diesen Zusammenhang grafisch aufbereiten, indem er in einem Diagramm die versorgte Nachfrage (Lösungen des MCLP bei einem fixierten Servicegrad) in Abhängigkeit zur Anzahl der geplanten Standorte darstellt (vgl. Abb. 8 - prozentuale Darstellung). Somit kann die Wertigkeit eines weiteren zur Verfügung gestellten Standortes ermittelt und dargestellt werden. Diese Wertigkeit entspricht

---

[285] Vgl. Daskin, M. S. (1995), S. 110.
[286] Vgl. Vahrenkamp, R. et al. (2007), S. 157.
[287] Vgl. Current, J. et al. (2002), S. 86.
[288] Vgl. Vahrenkamp, R. et al. (2007), S. 157 f.
[289] Vgl. Snyder, L. V. (2011), S. 109.
[290] Vgl. Church, R. et al. (1974), S. 102.

dann der zusätzlichen Anzahl bzw. dem zusätzlichen prozentualen Anteil abgedeckter Nachfrageeinheiten.[291] Damit wird deutlich, dass das MCLP nicht auf die Versorgung vieler Orte ausgerichtet ist, sondern auf die erreichte Nachfragemenge abzielt.

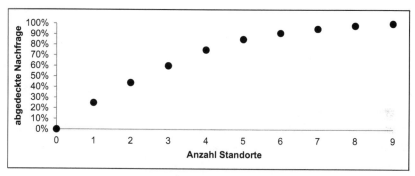

Abb. 8: Abgedeckte Nachfrage in Abhängigkeit der Standortanzahl
Quelle: In Anlehnung an Church, R. et al. (1974), S. 112.

3.6.2 Das P-Maximal-Covering-Location-Problem

In diesem Abschnitt erfolgt die Vorstellung des P-MCLP auf Basis eines zugrundeliegenden diskreten Netzwerkes, wobei P einzurichtende Standorte gefunden werden sollen. Dabei werden die Mengen I (Nachfrageknoten) und K (potenzielle Standorte) als disjunkte Mengen bestimmt (vgl. Abschnitt 3.4).[292]

Die Zielfunktion ist auf die größtmögliche Ausschöpfung bzw. Abdeckung der Nachfrage ausgerichtet - somit zu maximieren - und lautet:[293]

ZF $\quad max \sum_{i \in I} x_i * NF_i$

---

[291] Vgl. Church, R. et al. (1974), S. 103.
[292] Vgl. Church, R. et al. (1974), S. 103 f.
[293] Vgl. Church, R. et al. (1974), S. 103.

Die Lösung ist unter Beachtung der Nebenbedingungen:[294]

NB1 $\quad \sum_{k \in K} y_k = P$

NB2 $\quad x_i \leq \sum_{k \in U_i} y_k \qquad \forall\, i \in I$

NB3 $\quad y_k \in \{0,1\} \qquad \forall\, k \in K$

NB4 $\quad x_i \in \{0,1\} \qquad \forall\, i \in I$

zu ermitteln.

Die Zielfunktion maximiert die Summe der versorgten Nachfrage der Orte i. Die erste Nebenbedingung gewährleistet, dass die Planung genau die vorgegebene Anzahl P von Standorten berücksichtigt. Die zweite Nebenbedingung schließt aus, dass ein Nachfrageort als versorgt gilt, wenn nicht mindestens ein Standort aus der zulässigen Menge U_i eingerichtet wird.[295] Die Restriktionen drei und vier legen den binären Charakter der Entscheidungsvariablen y_k und x_i fest. Zwei wesentliche Erkenntnisse können aus der Lösung gewonnen werden. Neben dem höchsten Betrag der versorgbaren Nachfrage können auch die Standorte identifiziert werden, welche diese Versorgung ermöglichen.[296]

Die Beschreibung der Wirkungsweise des MCLP zeigt auf, dass nicht alle Standorte versorgt werden müssen. So ist es auf zweierlei Weisen möglich, dass ein Nachfrageort i keine Versorgung erfährt. Zum einen erfolgt keine Versorgung, wenn innerhalb des Serviceniveaus S_i kein potenzieller Standort k liegt. In diesem Fall würde die Nachfrage von i in der Zielfunktion mit 0 multipliziert (x_i=0). Zum anderen kann ein Nachfrageort nicht versorgt werden, wenn die maximal zugelassene Anzahl von Standorten bereits anderen Knoten zugewiesen ist, welche in Summe mehr Nachfrageeinheiten versorgen. Weiterhin wird die Nachfrage eines Knoten entweder vollständig oder gar nicht abgedeckt. Es gibt somit keine anteilige Abdeckung.

---

[294] Vgl. Church, R. et al. (1974), S. 103.
[295] Vgl. Church, R. et al. (1974), S. 104.
[296] Vgl. Church, R. et al. (1974), S. 104.

3.6.3 Variationen und Erweiterungen

Es finden sich zahlreiche Variationen des MCLP Grundmodells. Die folgenden Ausführungen widmen sich dem

- MCLP mit verpflichtender Nähe (MCLP mit zwei Servicegraden),
- dem Maximum-expected-Covering-Location-Problem,
- einem konkurrenzberücksichtigendem Ansatz,
- einer hierarchischen Planung und
- einem MCLP mit einer Sicherheitsversorgung.

<u>MCLP mit verpflichtender Nähe</u>

Die erste Abwandlung des MCLP findet sich bei *Church, R. et al. (1974)*. Neben dem wünschenswerten Servicegrad (S) gibt es eine zweite Distanz (S*), außerhalb derer kein Nachfrageort liegen darf, wobei gilt: S*>S.[297] S* stellt also die absolute Obergrenze der Versorgungsentfernung dar. Somit ergibt sich eine neue Zielstellung. Es gilt eine maximale Nachfrageabdeckung zu generieren, wobei kein Nachfrager außerhalb von S* liegen darf. Dabei kann S* als die Sicherung einer gewissen (Entfernungs-)Gerechtigkeit interpretiert werden für Nachfrager, die nicht innerhalb von S versorgt werden können.[298] Damit verbindet sich ein Grundgedanke vom SCLP (Abdeckung aller Nachfrager innerhalb von S*) mit dem Grundgedanken des MCLP (maximal abgedeckte Nachfrage innerhalb von S). Dieser Ansatz kann als eine Sicherheit für solche Nachfrager verstanden werden, die sonst sehr weit außerhalb von S liegen würden. Für die mathematische Umsetzung ist zum Grundmodell des MCLP lediglich eine Nebenbedingung zu ergänzen:[299]

NB $\quad 1 \leq \sum_{k \in M_i} y_k \qquad \forall\, i \in I$

Die Menge M_i wird in Analogie zur Menge U_i entwickelt und ist als die Menge von k∈K definiert, für welche $D_{ik} \leq S^*$ erfüllt ist ($M_i = \{k|\ D_{ik} \leq S^*\}$). Diese Nebenbedingung stellt sicher, dass kein Nachfrageort weiter als S* von einem

---

[297] Für eine vereinfachte Darstellung wird bei dem Parameter S auf den Index i verzichtet und somit gilt für alle Nachfrageorte i dieselbe Versorgungsdistanz.
[298] Vgl. Church, R. et al. (1974), S. 103.
[299] Vgl. Church, R. et al. (1974), S. 113.

Standort entfernt sein darf. Weiterhin gewährleistet diese Nebenbedingung, dass jeder Nachfrageort innerhalb von S* von mindestens einem Standort versorgt wird.[300] Allerdings ergibt sich nur eine zulässige Lösung, wenn auch alle Nachfrageorte unter Beachtung von S* und P versorgt werden können. Bei einem zu klein gewählten S* kann unter Beachtung einer begrenzten Anzahl von Standorten der Planende keine zulässige Lösung erhalten. Die minimale Anzahl von benötigten Standorten (P) ist die Lösung des SCLP (y_k) unter Beachtung von S* (statt S) für dieselbe Situation.[301] Dabei ist es möglich, dass das SCLP mehrere minimale Lösungen ermittelt. Aus dieser Menge von gleichwertigen Lösungen erfolgt anschließend mit Hilfe des „MCLP mit verpflichtender Nähe" die Auswahl der Lösung, welche die größte Nachfrageabdeckung innerhalb von S ermöglicht.

Weiterhin ist in einem Vergleich des MCLP mit dem „MCLP mit verpflichtender Nähe" festzustellen, dass die versorgte Nachfrage mit dem MCLP größer sein kann (zumeist ist) als mit dem „MCLP mit verpflichtender Nähe". Allerdings können bei der Anwendung des MCLP-Grundmodells einige Nachfrageorte sehr weit außerhalb des Servicegrades liegen.[302]

Maximum expected Covering Location Problem (MEXCLP)

Bei der Anwendung des MCLP ermittelt der Planende die Standorte, welche die höchste kumulierte Nachfragemenge abdecken. Das Modell unterstellt dabei die permanente Verfügbarkeit der Angebote. Falls die Standorte mit der Ausführung ihres Angebotes beschäftigt sind (einen Kunden bedienen), können sie nicht zeitgleich von anderen Nachfragern genutzt werden. Es kann so zu Warteschlangen von Nachfragern kommen. Für Anwendungen, bei denen eine systemweite Wahrscheinlichkeit für die Verfügbarkeit eines Angebotes ermittelt werden kann, ist das MEXCLP geeignet.[303]

Das Modell ermittelt dabei die maximale Abdeckung der Nachfrager und beachtet dabei die Verfügbarkeit der Angebote. Dadurch ist allerdings auch eine größere Menge an Angeboten notwendig, um eine determinierte Menge an Nachfrage zu befriedigen.[304, 305]

---

[300] Vgl. Church, R. et al. (1974), S. 113.
[301] Vgl. Church, R. et al. (1974), S. 113.
[302] Vgl. Church, R. et al. (1974), S. 114 ff.
[303] Vgl. Daskin, M. S. (1995), S. 130.
[304] Vgl. Daskin, M. S. (1982), S. 437.

MCLP mit Konkurrenz

Das MCLP bedarf der formellen Anpassung, um eine Konkurrenzsituation zu berücksichtigen. Bei der Variante des Marktanteilsmodells (MSM - market-share-model) erfolgt die Planung der eigenen zu errichtenden Standorte unter Berücksichtigung von bereits bestehenden eigenen und organisationsfremden (beides konkurrierenden) Standorten. Die Anwendungsgebiete sind zumeist Angebote, bei denen der Nachfrager ausschließlich nach der schnellsten/kürzesten Erreichbarkeit entscheidet und die Angebote unabhängig vom Anbieter annähernd gleich sind. Beispielsweise können das Tankstellen oder Standard-Lebensmittelgeschäfte sein.[306] Die grundlegende Strategie besteht im Auffinden der Löcher in der Versorgungsstruktur, ohne dabei die Versorgungsleistung der eigenen Standorte zu vernachlässigen.[307] Dabei ist die Zielfunktion auf die Maximierung der erreichten Nachfrage oder die Maximierung des Marktanteils ausgerichtet.[308] Weiterhin ist dabei zu beachten, dass die Nachfrage als ortsgebunden betrachtet wird - Nachfrageaktivitäten (Einkäufe) von Akteuren während eines Zwischenstopps auf einer Reise können so nicht berücksichtigt werden.[309]

Für das Modell werden folgende disjunkte Mengen neu definiert:

B   Menge der bestehenden eigenen Angebotsknoten/-orte
T   Menge aller (eigenen und fremden) Angebotsknoten/-orte

Die Zielfunktion wird entsprechend der gewünschten Maximierung der erreichbaren Nachfrage aufgestellt und lautet:[310]

ZF $\quad max \sum_{i \in I} \sum_{k \in K \cup B} NF_i * x_{ik}$

Dabei ist die Allokationsvariable x_{ik} wie folgt definiert:

---

[305] Die mathematische Formulierung des Modells kann Daskin, M. S. (1982) und Daskin, M. S. (1983) entnommen werden. Weitere Modelle mit dieser Ausrichtung, zeigen beispielsweise ReVelle, C. et al. (1989).
[306] Vgl. Goodchild, M. F. (1984), S. 89.
[307] Vgl. Goodchild, M. F. (1984), S. 90.
[308] Vgl. Goodchild, M. F. (1984), S. 89.
[309] Vgl. Goodchild, M. F. (1984), S. 89.
[310] Vgl. Goodchild, M. F. (1984), S. 94.

$$x_{ik} = \begin{cases} 1, & wenn\ D_{ik} < D_{ir}\ für\ alle\ r \in T, \quad k \neq r \\ 0, & sonst \end{cases}$$

Sie besagt, dass kein Standort eingerichtet wird, wenn ein anderer (eigener oder fremder) Standort (r) dichter an dem zu versorgenden Ort i liegt.[311] Durch die Definition von r∈T werden nicht nur die eigenen, sondern auch die organisationsfremden Standorte berücksichtigt.

<u>Hierarchische Planung mit Hilfe des MCLP</u>
Daskin, M. S. (1995) zeigt eine Möglichkeit, mit Hilfe des MCLP eine hierarchische Standortplanung durchzuführen. Dabei werden zwei mögliche Ansätze unterschieden. Bei beiden wird vorausgesetzt, dass es mehrere Arten von Angeboten gibt und ebenso Nachfragetypen nach den verschiedenen Angeboten. Es können verschiedene Nachfragetypen in einem Nachfrageort parallel existieren und auch mehrere passende Angebotstypen in einem Standort eingerichtet werden. Bei dem ersten Ansatz wird die versorgte Nachfrage maximiert und dabei keine Unterscheidung zwischen den versorgten Nachfragetypen gemacht. So können in einem Nachfrageort einige Nachfragetypen unversorgt bleiben. Bei dem zweiten Ansatz wird ein Nachfrageort nur als versorgt bezeichnet, wenn alle Nachfragetypen versorgt werden können.[312] Bei *Daskin, M. S. (1995)* wird für jeden Ansatz ein passendes Modell aufgestellt. Je nach realem Anwendungsfall ist der passende Ansatz zu wählen und gegebenenfalls weiter zu spezifizieren.

<u>Sicherungsversorgung/ Back-up-Covering</u>
Eine weitere Variation des MCLP besteht im Falle einer wünschenswerten Absicherung der Versorgung durch mehr als nur einen einzigen Standort. Dafür lässt sich das MCLP entsprechend erweitern. Konkret wird die

Nebenbedingung 2: $\quad x_i \leq \sum_{k \in U_i} y_k \quad\quad \forall\ i \in I$

aus dem Abschnitt 3.6.2 zu

Nebenbedingung 2*: $\quad H * x_i \leq \sum_{k \in U_i} y_k \quad\quad \forall\ i \in I$

---

[311] Vgl. Goodchild, M. F. (1984), S. 94.
[312] Vgl. Daskin, M. S. (1995), S. 324 ff.

umformuliert und bei der Lösung des Modells berücksichtigt. Dabei steht H für die Anzahl der Standorte, die ein ausgewähltes i versorgen müssen. Somit ist $x_i=0$, wenn es nicht mindestens H versorgende Standorte aus der Menge der zulässigen potenziellen Standorte U_i gibt.[313, 314]

3.6.4 Kritische Würdigung und Zusammenfassung

Das MCLP arbeitet mit einem Servicegrad, dessen Höhe je nach realer Aufgabenstellung variiert. Es besteht somit die Herausforderung für den Planenden, diesen Servicegrad zu ermitteln. Weiterhin besteht die Möglichkeit, dass dieser durch eine Managemententscheidung festgelegt wird.

Das Modell unterstellt, dass nur die Nachfrage berücksichtigt wird, welche innerhalb des Servicegrades liegt. Trotz dieser Einschränkung kann die nicht berücksichtigte Nachfrage dennoch versorgt werden. Jedoch ist dabei die zu überbrückende Distanz größer als der gewünschte Servicegrad. Außerdem wird angenommen, dass alle Standorte immer erreichbar sind und ihr Angebot (Kapazität) auch zur Verfügung steht. Das muss nicht in allen realen Gegebenheiten der Fall sein.[315] Das vorgestellte MEXCLP berücksichtigt hingegen die Möglichkeit, dass eine Kapazität nicht zur Verfügung steht. Grundlegend lässt das MCLP zu, dass Nachfrageorte nicht versorgt werden. Allerdings ist dieser Punkt durch die Voraussetzung einer gegebenen determinierten Anzahl von einzurichtenden Standorten (Budgetrestriktion) begründet. Eine weitere grundlegende Herausforderung besteht in der Bestimmung der Nachfragemenge für den jeweiligen Anwendungsfall. Das Basismodell MCLP unterstellt eine konstante Nachfrage, die sich im Zeitverlauf nicht ändert. Jedoch ist diese Annahme für jeden Anwendungsfall zu prüfen und gegebenenfalls ist die Nachfragemenge anzupassen.

Das Zerlegen des Netzwerkes im Basismodell MCLP in zwei disjunkte Teilmengen kann je nach realer Gegebenheit kritisch betrachtet werden. Bei ge-

---

[313] Vgl. Snyder, L. V. (2011), S. 128.
[314] Weitere Modelle mit hierarchischem Charakter können der Literatur entnommen werden. Beispielsweise vgl. Snyder, L. V. (2011), S. 129 f.
[315] Vgl. Snyder, L. V. (2011), S. 127.

wünschten Angeboten, welche auch in den Nachfrageorten eingerichtet werden können, ist die Trennung in zwei disjunkte Teilmengen (I und K) unangebracht. Durch die Trennung in zwei disjunkte Mengen würde sich auch der Weg verlängern, den die Nachfrager zu den Standorten (bzw. die Anbieter aus den Standorten) zurücklegen müssen. Erlauben technische oder rechtlichen Einschränkungen die Einrichtung von Standorten in den Nachfrageorten nicht, bleibt die Trennung jedoch erhalten.

Im MCLP-Grundmodell ist es nicht bedeutsam, welcher Standort welches Angebot versorgt. Die Entscheidungsvariable x_i sichert lediglich, dass ein i versorgt wird. Für einen Planenden kann diese Zuordnung von Angebot und Nachfrage jedoch von Interesse sein, um den lokalisierten Standorten ihre zugeordneten Nachfrageorte zu kommunizieren.

Weiterhin orientiert sich die Verteilung der Standorte zwar an der zulässigen Versorgungsentfernung (Servicegrad), jedoch wird die gesamte zurückzulegende Entfernung aller Nachfrager nicht weiter betrachtet. Dieser Aspekt kann aber für manche Standortfragen so bedeutsam sein, dass darauf die Zielfunktion aufbaut. Der im nächsten Abschnitt vorgestellte Median-Ansatz orientiert die Verteilung der Standorte an diesem Aspekt.

3.7 Median-Probleme

3.7.1 Grundlegender Ansatz

Die Bezeichnung des (p-)Medianansatzes in der Standortplanung geht auf *Hakimi (1964 und 1965)* zurück.[316] Der Autor beschäftigt sich mit dem Aufsuchen von optimalen Standorten für Vermittlungseinrichtungen/Schaltzentralen in einem Kommunikationsnetzwerk. Hierfür legt er ein Netzwerk zugrunde und führt Gewichtungen für die Knoten (Anzahl der Leitungen) und für die Kanten (Länge der Leitung bzw. Kosten für eine Kapazitätseinheit) ein. Die Zielstellung ist, die Länge der (Kabel)Leitungen zwischen den Knoten und der Vermittlungseinrichtung zu minimieren.[317]

---

[316] Die Historie der grundlegenden Idee des Median-Ansatzes geht jedoch weiter in der Zeit zurück. Vgl. Marianov, V. et al. (2011), S. 40.
[317] Vgl. Hakimi, S. L. (1964), S. 450 f.

Allgemein formuliert, minimiert der Median-Ansatz die Summe der gewichteten Entfernungen von allen Nachfrageorten, die von einem (mehreren) Standort(en) bedient werden. Dabei wird als gewichtete Entfernung zumeist das Produkt aus der Nachfrage (NF_i) und der Distanz (D_{ik}) von einem Ort i zu einem versorgenden Standort k verstanden. Die gewichtete Entfernung wird auch Transportleistung genannt und ihr wird ein proportionaler Zusammenhang zu den Transportkosten unterstellt. Somit soll durch eine Minimierung der gewichteten Entfernungen auch eine Senkung der Transportkosten erzielt werden.[318]

Weiterhin handelt es sich bei dem Median-Ansatz um ein Lokalisations- und Allokationsmodell, welches die Standorte positioniert und die Nachfrage den gefundenen Standorten zuordnet. Bei der Allokation gilt es, zwei Fälle zu unterscheiden. Zum einen kann der Planende die Allokation festlegen (bspw. ein Unternehmen bestimmt die Belieferung der Verkaufsfilialen) und zum anderen liegt die Allokation in der Hand der Nachfrager (bspw. entscheiden die Konsumenten, welche Filiale sie aufsuchen und welchen Weg sie dazu wählen). Diese Unterscheidung muss bei der Modellierung berücksichtigt werden.[319]

3.7.2 Das p-Median-Problem

Bei der Planung mehrerer Standorte mit dem Fokus auf der Transportleistung bedarf es der Erweiterung des Grundprinzips zum p-Median-Problem. Die grundlegende Zielstellung bleibt dabei bestehen. Im Folgenden werden die potenziellen Standorte und Nachfrageorte als disjunkte Teilmengen des Netzwerkes definiert (vgl. Abschnitt 3.4).

Die zu minimierende Zielfunktion für das p-Median-Problem lautet dann:[320]

ZF $\quad \min \ \sum_{i \in I} \sum_{k \in K} D_{ik} * NF_i * x_{ik}$

---

[318] Vgl. Vahrenkamp, R. et al. (2007), S. 163 f.
[319] Vgl. Marianov, V. et al. (2011), S. 39 f.
[320] Vgl. Current, J. et al. (2002), S. 91.

und ist unter Beachtung folgender Nebenbedingungen:[321]

NB1 $\quad \sum_{k \in K} y_k = P$

NB2 $\quad \sum_{k \in K} x_{ik} = 1 \quad\quad \forall\, i \in I$

NB3 $\quad y_k \geq x_{ik} \quad\quad\quad\ \forall\, i \in I; k \in K$

NB4 $\quad y_k \in \{0,1\} \quad\quad\quad \forall\, k \in K$

NB5 $\quad x_{ik} \in \{0,1\} \quad\quad\quad \forall\, i \in I; k \in K$

zu lösen.

Dabei sichert die Zielfunktion diejenigen Orte zu finden, für welche die gesamte Transportleistung minimal ist. Die erste Nebenbedingung lässt die Planung von genau P Standorten zu. In der zweiten Nebenbedingung wird jedem Nachfrageort genau ein Anbieterstandort zugewiesen. Durch die dritte Nebenbedingung können nur Standorte zur Versorgung beitragen (x_{ik}=1), die auch eröffnet sind (y_k=1). Die vierte und fünfte Nebenbedingung legt den binären Charakter von x_{ik} und y_k fest.[322]

Das Minimum der Transportleistung für ein p-Median-Problem wird immer erreicht, wenn die Standorte in den Knoten liegen, auch wenn die Standorte auf den Kanten des Netzwerkes zulässig wären.[323] Zur Veranschaulichung dient Abb. 9 und als Beispiel erfolgt die Betrachtung von zwei möglichen Standorten:

Nachfragemenge in A $\quad NF_A = 4$
Nachfragemenge in B $\quad NF_B = 6$

Standort in A $\quad$ Transportleistung = $NF_A * 0 + NF_B * D_{AB} = NF_B * D_{AB}$
Standort in C $\quad$ Transportleistung = $NF_A * α + NF_B * (D_{AB} - α)$

---

[321] Vgl. Current, J. et al. (2002), S. 91.
[322] Vgl. Current, J. et al. (2002), S. 91.
[323] Vgl. Current, J. et al. (2002), S. 91. Die Beweisführung erbringt Hakimi, S. L. (1964), S. 456 ff.

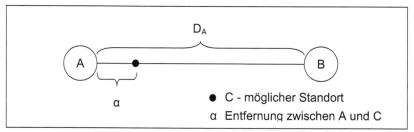

Abb. 9: Beispiel p-Median-Problem
Quelle: In Anlehnung an Daskin, M. S. (1995), S. 202

Die Veränderung der Transportleistung wird durch die Differenz der Transportleistungen der beiden Varianten ausgedrückt.

Die Differenz der Transportleistung beträgt
$(NF_B * D_{AB}) - (NF_A * \alpha + NF_B * (D_{AB} - \alpha))$ und kann zu $\alpha(NF_B - NF_A)$ vereinfacht werden.

In diesem Beispiel ist $NF_A < NF_B$ und somit ist die Änderung der Transportleistung positiv. In der Interpretation bringt der Standort auf der Kante eine Senkung der Transportleistung. Konkret am Beispiel bedeutet das, dass sechs Nachfrager aus B jetzt einen um α kürzeren Weg haben und vier Nachfrager aus A einen um α verlängerten Weg. In Summe wird so die Transportleistung um zwei Einheiten gesenkt. Der vermeintlich bessere Standort auf der Kante zwischen A und B ist aber noch nicht das Minimum, denn mit steigendem α bis $\alpha = D_{AB}$ wird die Transportleistung weiter sinken, bis der Standort im Ort B liegt. Somit ermöglicht die Einrichtung eines Standortes auf einer Kante keine Verringerung des Zielfunktionswertes.[324]

Gemäß dem Fall einer umgekehrten Verteilung der Nachfragemengen in A und B wäre der resultierende Betrag $\alpha(NF_B - NF_A)$ negativ und würde mit wachsendem α betragsmäßig wachsen und somit auch zu einem größeren (also einem schlechteren) Zielfunktionswert führen. Die minimale Transportleistung wäre dann erreicht, wenn der Ort A zum Standort wird. Somit ist ge-

---

[324] In Anlehnung an Daskin, M. S. (1995), S. 202.

zeigt, dass bei einem Median-Problem die beste Lösung gefunden wird, wenn die Standorte nur in den Knoten eines Netzwerkes zugelassen werden.[325]

3.7.3 Variationen und Erweiterungen

Im vorgestellten p-Median-Basismodell gibt es Annahmen, welche in realen Gegebenheiten nicht gegeben sein müssen. So sind nicht in jedem Anwendungsfall die Fixkosten[326] aller Standorte gleich groß und u. a. darauf aufbauend ist die genaue Anzahl der zu planenden Standorte (P) nicht immer bekannt. Weiterhin kann es Kapazitäten geben, die das Leistungsvermögen eines Standortes beschränken und somit beachtet werden müssen. So sind zusätzlich kapazitierte und unkapazitierte Anwendungsfälle zu unterscheiden.[327]

p-Median mit Kapazitätsrestriktion
Die folgenden Ausführungen stellen ein Modell mit Kapazitätsrestriktionen vor, wobei die potenziellen Standorte und Nachfrageorte disjunkte Mengen sind. Dieses Modell wird als Fixed Charge Location Problem bezeichnet.[328]
Dabei werden einem Standort fixe Betriebskosten zugeschrieben, wenn dieser eröffnet wird. Weiterhin fallen Transportkosten je transportierter Nachfrageeinheit und je Distanzeinheit an. Anschließend werden die Standorte so positioniert, dass die Gesamtkosten minimal sind. Bei der Relation zwischen Transport- und fixen Betriebskosten muss beachtet werden, dass sich die Summe der periodisch fixen Betriebskosten aller eingerichteten Standorte entgegengesetzt zur Summe der Transportkosten entwickelt. Bei einer steigenden Anzahl von Standorten werden die Transportkosten durch die kürzeren Entfernungen in einem dichter werdenden Standortnetz sinken.[329]
Zusätzlich muss die Kapazität in den potenziellen Standorten bekannt sein. Bei der Anordnung der Standorte wird die zugewiesene Nachfragemenge mit der vorhandenen Kapazität abgeglichen. Ein Angebot kann demnach nur eröffnet werden, wenn es genügend Kapazität bereithält, um die zugewiesene

---

[325] Bei anderen Grundmodellen (SCLP und MCLP) gilt dieser Aspekt jedoch nicht generell. Vgl. Daskin, M. S. (1995), S. 202.
[326] Als Fixkosten können die konstanten Betriebskosten einer Periode angesehen werden.
[327] Vgl. Current, J. et al. (2002), S. 91.
[328] Vgl. Die mathematische Formulierung des Modells enthält Current, J. et al. (2002), S. 91 f.
[329] Vgl. Vahrenkamp, R. et al. (2007), S. 164.

Nachfrage zu befriedigen. Dabei muss im kapazitierten Fall bedacht werden, dass nicht alle Nachfrageorte zwangsläufig den jeweils nächstgelegensten Standorten zugordnet werden.[330] Falls die Standortkapazität nicht (mehr) für die Nachfragemenge eines (weiteren) Ortes i ausreicht, wird der Nachfrageort einem weiter entfernten Standort zugewiesen.

Bei der Zuweisung der Nachfrageeinheiten zu den einzelnen Standorten wird nicht von einer teilbaren Nachfragemenge ausgegangen und daher entweder die gesamte oder gar keine Nachfragemenge zugewiesen. Daraus lässt sich ableiten, dass bei einem Teil der Standorte eine ungenutzte Restkapazität verbleibt. Diesem Effizienzverlust kann nur entgegen gewirkt werden, wenn die Nachfragemengen anteilig einem Standort zugewiesen werden können. So können Nachfrageteilmengen verschiedenen Standorten zugewiesen werden.[331]

p-Median mit Konkurrenz

Eine Möglichkeit, Konkurrenzbeziehungen mit Hilfe des p-Median-Ansatzes zu berücksichtigen, stellt *Goodchild, M. F (1984)* vor. Dabei werden zwei Varianten am Beispiel von Einzelhandelsketten unterschieden: Das wettbewerbsignorierende Modell (CIM - competition-ignoring model) und das Wettbewerbsmodell/Marktanteilmodell (MSM - market-share model).[332] *Goodchild, M. F (1984)* stellt diese Ansätze als eine Planung in der Ebene vor. Die Entfernungen der Orte werden demzufolge geometrisch ermittelt. Weiterhin ist die Menge aller Orte in disjunkte Teilmengen zu unterteilen (vgl. Abschnitt 3.4).[333]

Beim CIM wird zunächst nur von eigenen Standorten ausgegangen. Standorte eines Konkurrenten können dabei zwar existieren, werden aber bei der Planung nicht berücksichtigt. Bei diesem Ansatz wird grundlegend erneut unterstellt, dass die Wahrscheinlichkeit der Nutzung eines Angebotes eine fallende Funktion in Abhängigkeit von der Entfernung ist. Weiterhin wird angenommen, dass es keinen Nachfrager gibt, für den die Wahrscheinlichkeit der Nutzung seines nächstgelegenen Angebotes auf den Wert Null fällt (Das Angebot muss

---

[330] Vgl. Current, J. et al. (2002), S. 91.
[331] Vgl. Current, J. et al. (2002), S. 92.
[332] Das MSM nach Goodchild, M. F. (1984) enthält den MCLP-Grundgedanken und die Vorstellung erfolgt deshalb im Abschnitt 3.6.3.
[333] Vgl. Goodchild, M. F. (1984), S. 94. Die Planung kann auch in einem Netzwerk durchgeführt werden.

existenziell sein). Wenn die zuvor aufgeführten Annahmen erfüllt sind, entspricht die Maximierung der erreichten Nachfrage der Minimierung der Transportleistung (p-Median-Ansatz).[334] Grundlegend handelt es sich dabei um einen offensiven Planungsansatz, der dem Prinzip der Marktdurchdringung folgt, indem gut zugängliche Standorte für die Nachfrager bei der Planung bevorzugt werden.[335]

Für die weiteren Ausführungen ist B die disjunkte Menge der bereits bestehenden eigenen Standorte. Im Einzelnen wird den Nachfrageorten eine Gewichtung NF_i zugeordnet. Die Binärvariable x_{ik} ist so definiert, dass nur die nächstgelegenen Orte aus den Mengen K und B als Standort in Betracht kommen.[336] Die Definition von x_{ik} schließt also die konkurrierenden Standorte völlig aus.

$$x_{ik} = \begin{cases} 1, & wenn\ D_{ik} < D_{ir}\ für\ alle\ r \in K \cup B, \quad k \neq r \\ 0, & sonst \end{cases}$$

Somit lautet die Zielfunktion für das wettbewerbsignorierende Modell:[337]

ZF $\quad min \sum_{i \in I} \sum_{k \in K \cup B} D_{ik} * NF_i * x_{ik}$

Die Zielfunktion entspricht dem p-Median-Ansatz und maximiert (durch die Minimierung der Transportleistung) die erreichte Nachfrage. Allerdings gilt das nur bei einer elastischen Nachfrage, wobei die einzelnen Nachfrager sehr stark auf eine Entfernungsänderung reagieren und demnach geneigt sind, das nächstgelegene Angebot aufzusuchen. *Vahrenkamp, R. et al. (2007)* erweitern diese Annahme. Sie begründen das Ausblenden der Konkurrenz dadurch, dass Kunden stark an die Filialen (das Angebot der Standorte) der eigenen Organisation gebunden sein können. Die Kunden tendieren eher dazu, diese Filialen aufzusuchen, auch wenn ein Wettbewerber dichter am Kundenort gelegen ist.[338] Somit erfolgt die Lokalisierung der Standorte bevorzugt in Orten mit hoher Nachfrage, wobei die Transportleistung für diese Orte gleich Null ist.

---

[334] Vgl. Goodchild, M. F. (1984), S. 90.
[335] Vgl. Goodchild, M. F. (1984), S. 90.
[336] Vgl. Goodchild, M. F. (1984), S. 95.
[337] Vgl. Goodchild, M. F. (1984), S. 94.
[338] Vgl. Vahrenkamp, R. et al. (2007), S. 186.

Anderenfalls steigt die Transportleistung für dieselben Nachfrageorte, wenn ein Weg größer als Null zu überbrücken ist. Dadurch, dass im CIM konkurrierende Standorte keine Beachtung finden, können die so geplanten Standorte auch nahe an den real existierenden Konkurrenten liegen. Dieses entspricht dem Charakter der Marktdurchdringung/ -penetration.[339] Diese Methodik wird von *Goodchild, M. F (1984)* als eventuell rationalste Art bezeichnet, um mit der Unsicherheit bezüglich der Konkurrenzsituation umzugehen.[340]

Ein offensichtlicher Kritikpunkt ergibt sich durch die Ausblendung der Konkurrenzsituation, denn eine mögliche Wechselwirkung aller Standorte wird so nicht betrachtet. Besonders gilt dies für sehr gleichartige Angebote (beispielsweise Benzin), bei denen es für den Nachfrager unerheblich ist, wer die Angebote zur Verfügung stellt.[341] Ein passender Lösungsansatz wird ebenfalls von *Goodchild, M. F (1984)* vorgestellt, dieser entspricht aber dem MCLP-Grundgedanken und die Vorstellung erfolgt im Abschnitt 3.6.3. Allerdings lässt sich für die Berücksichtigung von organisationsfremden Standorten auch der p-Median-Ansatz verwenden, wenn der Gültigkeitsbereich der Allokationsvariablen x_{ik} erweitert wird. *Vahrenkamp, R. et al. (2007)* berücksichtigen bei der Definition der Allokationsvariablen die unternehmensfremden Standorte.[342] Dabei steht T für die Menge aller bestehenden (eigenen und fremden) Standorte.

$$x_{ik} = \begin{cases} 1, & \text{wenn } D_{ik} < D_{ir} \text{ für alle } r \in T \text{ mit } y_r = 1 \\ 0, & \text{sonst} \end{cases}$$

Somit wird beachtet, dass ein einzurichtender Standort nicht nur in Bezug zu den eigenen bestehenden und potenziellen Standorten, sondern auch zu den organisationsfremden Standorten eine kleinere Transportleistung aufweisen muss, um als Standort in Betracht gezogen zu werden. Die Zielfunktion bleibt dabei unverändert. Somit orientiert sich dieser Lösungsansatz am p-Median-Ansatz, da auf die Minimierung der Transportleistung abgestellt wird. Aller-

---

[339] Vgl. Goodchild, M. F. (1984), S. 95.
[340] Dabei bezieht sich der Autor auf die vollständige Unkenntnis bezüglich der Aktionen und Reaktionen der Konkurrenten. Vgl. Goodchild, M. F. (1984), S. 90.
[341] Vgl. Vahrenkamp, R. et al. (2007), S. 186.
[342] Vgl. Vahrenkamp, R. et al. (2007), S. 187.

dings hat auch diese Lösung nur Bestand, wenn die Nachfrager immer den dichtesten Standort aufsuchen.

Zusammenfassend sind die vorgestellten Variationen zur Konkurrenzberücksichtigung eine Momentbetrachtung und können so nicht die Reaktion der Konkurrenz auf die geplanten Standorte berücksichtigen. Die Ergebnisse haben nur dann Bestand, wenn die Konkurrenzstandorte und Rahmenbedingungen auch über den Planungszeitpunkt hinaus bestehen bleiben.[343]

Bei dem CIM und dem MSM werden die bestehenden eigenen Standorte als gegeben hingenommen und sie werden auf die Qualität ihrer Lage nicht überprüft. So ist es möglich, dass die bestehenden Standorte keine optimale Lage im Netzwerk haben. Da ein solcher Zustand nicht wünschenswert ist, sollten die bestehenden Standorte auf die Qualität Ihrer Lage überprüft und gegebenenfalls verlagert werden.

<u>Hierarische Planungen</u>
Es existieren mehrere Möglichkeiten, den p-Median-Ansatz für eine hierarische Standortplanung zu verwenden. Dabei gilt, dass Standorte unter Beachtung ihrer unterschiedlichen Angebote (v) zu planen sind. Zum einen kann jedes Angebot v eine Teilmenge des Angebotes v+1 sein und jedes Angebot v kann auch Nachfrager nach v-1 bedienen (inklusiver Ansatz). Zum anderen kann jeder Angebotstyp v unabhängig von anderen Angebotstypen sein und der Angebotstyp v versorgt ausschließlich die Nachfrage nach v (exklusiver Ansatz). Es existieren jedoch Anwendungsfälle, die sich nicht eindeutig zu den beiden Gruppen zuordnen lassen.[344] Weiterhin wird der beschriebene inklusive Ansatz auf den räumlichen Aktionsraum des Angebotes bezogen und unterschieden. Dadurch ergeben sich zum einen der inklusive lokale Ansatz, welcher im eigenen Ort alle Angebotsstufen von 1 bis v erfüllt und nur die Angebotsstufe v für andere Nachfrageorte zugänglich macht und zum anderen der inklusive globale Ansatz, welcher alle Angebotsstufen auch außerhalb des eigenen Ortes zur Verfügung stellt. Bei dem exklusiven Ansatz kommt der hierarische Charakter erst zum Tragen, wenn jeweils nur ein Angebotstyp in einem potenziellen Standort angesiedelt werden darf. Ohne diese Einschrän-

---

[343] Vgl. Goodchild, M. F. (1984), S. 90.
[344] Beispiele dafür finden sich bei Daskin, M. S. (1995), S. 321 ff.

kung gäbe es lediglich v p-Median-Modelle, die unabhängig voneinander gelöst werden könnten.[345]

3.7.4 Kritische Würdigung und Zusammenfassung

Der p-Median-Ansatz besitzt neben der Lokationsfunktion auch eine Allokationsfunktion und geht somit über eine isolierte Standortplanung hinaus. Das dabei häufig zur Anwendung kommende Prinzip der Nächstgelegenheit bspw. zur Berücksichtigung der Konkurrenzsituation der Standorte untereinander muss dabei bei jedem Anwendungsfall auf seine Praxistauglichkeit geprüft werden. Wenn die Belieferung der Nachfrageorte zentral festgelegt wird, erscheint das p-Median-Modell anwendbar. Gibt es bei der Belieferung ein Wahlrecht der Nachfrageorte, kann das Modellergebnis realitätsfern sein, wenn nicht der nächstgelegene Standort für die Belieferung gewählt werden muss. Weiterhin ist die Zuweisung von Nachfrageorten zu Standorten kritisch, wenn die Versorgung nicht vom Standort aus durchgeführt wird, sondern der Nachfrager den Standort aufsucht. Auch in diesem Fall bedarf es der Prüfung, ob das Prinzip der Nächstgelegenheit zur Anwendung kommen kann. Nur nach bewiesener Gültigkeit dieses Prinzips ist eine realitätsnahe Lösung zu ermitteln.

Der unterstellte Zusammenhang zwischen der gesamten zurückgelegten Entfernung und den gesamten Transportkosten kann generell bestätigt werden, jedoch gilt es zu beachten, dass die Transportgrenzkosten mit steigender Entfernung abnehmen.[346]
Weiterhin wird der Median-Ansatz häufig als Modell der Zugänglichkeit verwendet, wobei es mehr um die summierte Zugänglichkeit als um die Suche nach einem individuellen Standard der Zugänglichkeit der Einzelnen geht.[347] Für einzelne Nachfrager (Nachfrageorte) kann die zu überbrückende Distanz somit als „zu groß" erscheinen. Diese Sichtweise wird vorrangig für die „kleinen" Nachfrageorte zutreffen, da ihr Beitrag zur Transportleistung verhältnismäßig gering ist.

---

[345] Vgl. Daskin, M. S. (1995), S. 321 ff.
[346] Vgl. Goodchild, M. F. (1984), S. 85.
[347] Vgl. Goodchild, M. F. (1984), S. 85.

Außerdem ist zu prüfen, ob die Zuordnung eines Nachfrageortes zu einem einzigen Angebotsort realitätsnah ist - für den Fall des Ausfalls eines Standortes ist für einige Anwendungsfälle eine (geplante) Sicherungsversorgung denkbar.

Zusammenfassend positioniert der Median-Ansatz ein gewünschtes Angebot möglichst dicht bei einem Nachfrager, allerdings unter ständiger Berücksichtigung der gesamten Transportleistung. So wird im Ergebnis einem Nachfrageort mit einer hohen Nachfragemenge ein dichtergelegener Standort zugewiesen als einem Nachfrageort mit einer geringeren Nachfragemenge. Folglich ist das Ansammeln von mehreren Standorten in der Nähe einer hohen Nachfragemenge nachvollziehbar.

3.8 Gravitationsansätze

3.8.1 Grundlagen

Die Physik gilt als Grundlage der betriebswirtschaftlichen Formulierung der Gravitationsmodelle. Die (physikalische) Anziehungskraft zwischen zwei Körpern verhält sich proportional zu ihrer Masse und antiproportional zum Quadrat ihrer Entfernung.[348] Dieser Ansatz wurde in einen betriebswirtschaftlichen Kontext überführt und beschreibt die fallende Anziehungskraft eines Standortes (Angebot) mit der steigenden Distanz zum Nachfrager.[349] Die folgenden Betrachtungen orientieren sich an dieser grundlegenden Wirkungsweise und fokussieren zumeist beispielhaft den Einzelhandel.

Die Interaktion (IA_{jk}) zwischen zwei Orten (j und k) sinkt mit steigender Distanz (D_{jk}) und steigt beispielsweise mit einer wachsenden Bevölkerungsanzahl (B_j und B_k) (vgl. Formel 7). Dabei ist con eine für den jeweiligen Sachverhalt zu bestimmende Konstante[350], welche als Gewichtungsfaktor verstanden werden kann.

---

[348] Vgl. Woratschek, H. (2001), S. 430.
[349] Vgl. Müller-Hagedorn, L. et al. (2011), S. 196.
[350] Vgl. Müller-Hagedorn, L. et al. (2011), S. 196 f.

Formel 7 $\quad IA_{jk} = con * \frac{B_j * B_k}{D_{jk}}$

Die Interaktion kann dabei jede Form der Kontaktaufnahme zwischen den Einwohnern der beiden Orte sein.[351]

3.8.2 Das deterministische Gravitationsmodell

Die deterministische Variante des Gravitationsmodells geht auf Reilly (1929) zurück. Reilly formulierte das „Gesetz der Einzelhandelsgravitation" und berücksichtigt dabei zwei Standorte (j und k) und einen Nachfrageort i. Das Verhältnis der Interaktion von i nach j zur Interaktion von i nach k, ergibt sich aus Formel 8.[352] Der Parameter β ist dabei ein empirisch zu ermittelnder Ausdruck für die Gewichtung der Entfernungen und repräsentiert die Distanzempfindlichkeit der Akteure.[353]

Formel 8 $\quad \frac{IA_{ij}}{IA_{ik}} = \frac{B_j}{B_k} * \left(\frac{D_{ik}}{D_{ij}}\right)^\beta$

In Abhängigkeit des jeweiligen betrachteten Anwendungsfalls kann statt der Bevölkerungsanzahl (B_j und B_k) auch die Attraktivität (A_j und A_k) der Standorte (beispielsweise die Größe der Verkaufsfläche einer Einzelhandelsfiliale) verwendet werden. Weiterhin kann die Distanz in Zeit- statt in Längeneinheiten erfolgen und eine Gewichtung der Attraktivität (α) kann zusätzlich Berücksichtigung finden (vgl. Formel 9).[354]

Formel 9 $\quad \frac{IA_{ij}}{IA_{ik}} = \left(\frac{A_j}{A_k}\right)^\alpha * \left(\frac{D_{ik}}{D_{ij}}\right)^\beta$

---

[351] Vgl. Müller-Hagedorn, L. et al. (2011), S. 197.
[352] Vgl. Müller-Hagedorn, L. et al. (2011), S. 196 f; vgl. Reilly, W. J. (1929), S. 48.
[353] Vgl. Woratschek, H. (2001), S. 431.
[354] Vgl. Müller-Hagedorn, L. et al. (2011), S. 197 f.

Die aufgeführten Gewichtungsfaktoren (für die Attraktivität und die Distanz) sind für den jeweiligen Anwendungsfall spezifisch zu ermitteln und können je nach untersuchtem Anwendungsfall stark schwanken.[355]

Durch eine Weiterentwicklung dieses Ansatzes kann das Einzugsgebiet der Standorte bestimmt werden. Zur Ermittlung des Einzugsgebietes EG_{ki} von Standort k in Richtung des Nachfrageortes i dient die Formel 10.[356]

Formel 10 $$EG_{ki} = \frac{D_{jk}}{1+\sqrt{\frac{B_j}{B_k}}}$$

Dabei ist zu beachten, dass die Distanz zwischen den beiden Standorten (D_{jk}) im Zähler steht und nicht der Abstand zwischen einem Standort und der Position der Nachfrager. Weiterhin wird die anziehende Wirkung des Standortes j beachtet. Die Marktgrenze des Standortes j kann ebenfalls ermittelt werden, wenn das Reziproke des Quotienten in der Wurzel im Nenner der Formel 10 gebildet wird.[357] Durch die Kenntnis des Einzugsgebietes eines Standortes können beispielsweise Verbraucherinformationen räumlich gezielt verteilt werden, um auf die Angebote des Standortes hinzuweisen.[358] Allerdings handelt es sich bei dieser Abgrenzung der Einzugsgebiete um „scharfe" Grenzen und die Einwohner eines Ortes werden vollständig einem Standort zugeschrieben, wenn sie sich innerhalb seines Einzugsgebietes befinden. Diese vollständige Zuweisung der Nachfrager ist jedoch für reale Aufgabenstellungen häufig nicht anwendbar, da sich die Bevölkerung durchaus auf die Angebote mehrerer Standorte verteilt.[359]

Trotz dieser Einschränkung ist mit der beschriebenen deterministischen Vorgehensweise ein Vergleich zwischen zwei bestehenden Standorten möglich oder die Entscheidung für einen Standort aus zwei Alternativen kann begründet werden. Allerdings ist die Einschränkung der Betrachtung auf zwei Stan-

---

[355] Vgl. Müller-Hagedorn, L. et al. (2011), S. 198 f; vgl. Woratschek, H. (2001), S. 434.
[356] Vgl. Converse, P. D. (1949), S. 379.
[357] Vgl. Woratschek, H. (2001), S. 431.
[358] Vgl. Converse, P. D. (1949), S. 380.
[359] Vgl. Woratschek, H. (2001), S. 432.

dorten in vielen realen Anwendungen nicht ausreichend.[360] Um mehr als zwei potenzielle Standorte betrachten zu können, kann der probabilistische Gravitationsansatz genutzt werden.

3.8.3 Das probabilistische Gravitationsmodell nach Huff

Der probabilistische Ansatz erweitert die deterministische Sichtweise und wird erstmals von *Huff, D. L. (1962, 1964)* aufgestellt. Dieses Verfahren kann beliebig viele (potenzielle) Standorte berücksichtigen und die Einzugsgebiete der einzelnen Standorte können sich überlappen.[361] Durch die Anwendung des „Huff-Modells" können Aussagen zum räumlichen Verbraucherverhalten ermittelt werden, wie beispielsweise der Interaktionswahrscheinlichkeit IW_{ik}, mit welcher ein Standort k von einem Nachfragenden aus i aufgesucht wird und weiterhin ist die Anzahl der erwarteten Nachfrager aus i in k ermittelbar.[362] Die Berechnungsvorschrift für IW_{ik} zeigt die Formel 11.[363]

Formel 11 $$IW_{ik} = \frac{U_{ik}}{\sum_{k=1}^{n} U_{ik}} = \frac{\frac{A_k^\alpha}{D_{ik}^\beta}}{\sum_{k=1}^{n} \frac{A_k^\alpha}{D_{ik}^\beta}}$$

Eine grundlegende Annahme ist der proportionale Zusammenhang zwischen der Interaktionswahrscheinlichkeit IW_{ik} und dem relativen Nutzen, den ein Akteur aus i bei einem Besuch in k zieht.[364] Zur Ermittlung des relativen Nutzens wird der Nutzen U_{ik}, für das Aufsuchen eines Standortes k, ins Verhältnis zur Summe aller Nutzen ($\sum_{k=1}^{n} U_{ik}$) für das Aufsuchen aller erreichbaren Standorte gesetzt.[365] Der Nutzen für i kann dabei durch den Quotienten aus der Attraktivität (A_k) eines Standortes und dessen Entfernung (D_{ik}) zum Nachfrager ausgedrückt werden.[366] Die Wahrscheinlichkeit für das Aufsuchen eines Standor-

---

[360] Vgl. Müller-Hagedorn, L. et al. (2011), S. 199.
[361] Vgl. Müller-Hagedorn, L. et al. (2011), S. 199 f.
[362] Vgl. Huff, D. L. (1964), S. 36 f.
[363] Vgl. Huff, D. L. (1964), S. 36; vgl. Huff, D. L. (1962), S. 15 (mit α=1); vgl. Huff, D. L. et al. (1975), S. 166.
[364] Vgl. Huff, D. L. (1962), S. 14 f.
[365] Vgl. Huff, D. L. (1962), S. 14 f; Für die grundlegenden Annahmen der nutzenorientierten Sicht wird auf Luce, R. D. (1959) verwiesen.
[366] Vgl. Huff, D. L. (1962), S. 15.

tes steigt mit steigender Attraktivität (A_k) des Standortes und fällt mit zunehmender Distanz (D_{ik}). Der Parameter β repräsentiert die Distanzempfindlichkeit der Nachfrager und α steht für die Sensitivität der Kunden bezüglich der Attraktivität der Standorte.[367]

Nach der Ermittlung der Interaktionswahrscheinlichkeiten können für einen Standort Einzugsgebiete bestimmt werden. Dazu werden alle Nachfrageorte, die denselben Wert für die Interaktion aufweisen, miteinander verbunden. Die so entstehende „Zwiebel-Darstellung" zeigt das Einzugsgebiet eines Standortes mit derselben Interaktionswahrscheinlichkeit (oder einem gewählten Intervall von IW_{ik}).[368] Eine exemplarische Darstellung von Einzugsgebieten eines fiktiven Standortes k zeigt Abb. 10. Dabei obliegt es dem Betrachter/ Planenden, welche Einzugsgebiete (noch) eine Bedeutung für die jeweilige Aufgabenstellung haben.

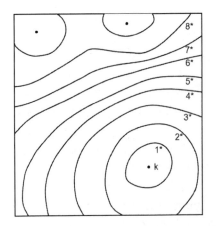

Nr.	Interaktionswahrscheinlichkeit
1*	99% ≤ IW_{ik}
2*	90% ≤ IW_{ik} < 99%
3*	80% ≤ IW_{ik} < 90%
4*	70% ≤ IW_{ik} < 80%
5*	50% ≤ IW_{ik} < 70%
6*	20% ≤ IW_{ik} < 50%
7*	10% ≤ IW_{ik} < 20%
8*	5% ≤ IW_{ik} < 10%

Abb. 10: Einzugsgebiete gleicher Interaktionswahrscheinlichkeiten
Quelle: In Anlehnung an Huff, D. L. 1962, S. 33

Durch die Anwendung des Huff-Modells können die Standorte ermittelt werden, welche eine hohe Wahrscheinlichkeit für den Besuch eines Nachfragers

---

[367] Vgl. Huff, D. L. et al. (1975), S. 166; vgl. Müller-Hagedorn, L. et al. (2011), S. 200 f.
[368] Vgl. Müller-Hagedorn, L. et al. (2011), S. 202.

aufweisen. Weiterhin kann die erwartete Anzahl der Nachfrager aus i in k bestimmt werden, indem die ermittelte Wahrscheinlichkeit IW_{ik} mit der gesamten Anzahl der Nachfrager aus Ort i multipliziert wird.[369] Darauf aufbauend ist die Bestimmung einer Umsatzerwartung jedes Standortes möglich, indem die erwarteten Besucher eines Standortes mit den (zuvor zu ermittelnden) durchschnittlichen Pro-Kopf-Ausgaben multipliziert werden.[370]

Vorteilhaft gegenüber dem deterministischen Ansatz ist der realitätsnahe Zusammenhang, dass ein Nachfrager mit unterschiedlicher Wahrscheinlichkeit mehrere Standorte aufsuchen kann und nicht unwiderruflich zu einem einzigen Standort zugerechnet wird.[371] Die sich somit einander überlappenden Einzugsgebiete verhindern die scharfe Abgrenzung der Einzugsgebiete zueinander wie bei dem deterministischen Ansatz (vgl. Abschnitt 3.8.2). Eine solche Betrachtung kommt vielen realen Gegebenheiten näher, denn der Planende kann so berücksichtigen, dass die Einwohner eines Ortes gleichzeitig Konsumenten an mehreren Standorten sind.[372]

Weniger realitätsnah ist hingegen die Annahme, dass alle Akteure bei der Distanzüberbrückung dieselben Verkehrswege und -mittel benutzen und die Nachfrager nur einen einzigen Grund haben ihren Wohnort zu verlassen.[373] Ein Akteur versucht häufig verschiedenartige Bedürfnisse zu befriedigen und wählt folglich einen Standort, welcher unter den bestehenden Alternativen dafür am besten geeignet erscheint.

Weiterhin fließen nur zwei Bestimmungsgrößen in die Betrachtungen ein. Somit ist die Interaktionswahrscheinlichkeit ausschließlich durch die Attraktivität des Standortes (zumeist nur die Größe der Verkaufsfläche eines Standortes) und die reale räumliche oder zeitliche Distanz zwischen Angebot und Nachfrage bestimmt.[374] Die Attraktivität besteht nicht ausschließlich aus einer einzigen reale Größe, sondern ist vielmehr eine Bündelung mehrerer Einzelgrößen, welche in einer Einzelbetrachtung die Qualität des Ergebnisses erhöhen können.[375] Demzufolge sollten alle kundenbeeinflussenden Faktoren berücksich-

---

[369] Vgl. Huff, D. L. (1962), S. 15.
[370] Vgl. Ghosh, A. (1990), S. 276 f.
[371] Vgl. Huff, D. L. (1962), S. 16.
[372] Vgl. Müller-Hagedorn, L. et al. (2011), S. 202.
[373] Vgl. Müller-Hagedorn, L. et al. (2011), S. 203.
[374] Vgl. Müller-Hagedorn, L. et al. (2011), S. 203.
[375] Vgl. Woratschek, H. (2001), S. 435; vgl. Woratschek, H. (2000), S. 35. Weitere Literaturhinweise finden sich bei Woratschek, H. (2001), S. 435.

tigt werden. Sollte eine Problemstellung eine differenziertere Betrachtung der Einflussgrößen erfordern, kann das Huff-Modell entsprechend variiert werden.

3.8.4 Variationen und Erweiterungen

Die Kritikpunkte des vorhergehenden Abschnitts aufgreifend werden in den folgenden Ausführungen einige Variationen des Huff-Modells aufgezeigt. Zunächst erfolgt die Betrachtung der zu berücksichtigen Distanz zwischen Angebot und Nachfrage.

Psychologische Distanz
Eine Variation des Huff-Modells entsteht durch die Substitution der räumlichen oder zeitlichen Distanz zwischen Angebot und Nachfrage durch die subjektiv wahrgenommene (psychologische) Distanz des Nachfragers. Durch diesen Austausch wird das Verbraucherverhalten stärker berücksichtigt. So kann ein räumlich dicht gelegener Standort nach dem psychologischen Distanzempfinden des Nachfragers deutlich „weiter" entfernt sein als ein räumlich entfernter gelegener Standort, wenn der Dichtere nicht die Erwartungen des Nachfragers erfüllt. *Woratschek, H. (2000)* formuliert das psychographische Gravitationsmodell und beschreibt weiterhin den Vorteil, dass die Mehrdimensionalität der Attraktivität bereits in der psychologischen Distanz enthalten ist und es somit keiner separaten Ermittlung der Attraktivität bedarf. Die psychologische Distanzmessung berücksichtigt bereits alle nutzenerhöhenden und -senkenden Eigenschaften.[376] Allerdings ist die Bestimmung der individuellen Distanzwahrnehmung der Nachfrager deutlich schwerer zu ermitteln als die räumlichen oder zeitlichen Distanzen.

Image-Distanz
Eine weitere Variation bezüglich der Distanz besteht in der parallelen Betrachtung von zeitlicher und subjektiv empfundener Distanz. Stanley und Sewall (1976) erweitern das Huff-Modell um eine „Image-Distanz" des Standortes im Einzelhandel, da die Gleichartigkeit der Angebote nicht immer gegeben ist. Sie kommen zu dem Schluss, dass die räumliche Distanz zwar das dominante

---

[376] Vgl. Woratschek, H. (2000), S. 36 ff.

Merkmal ist, jedoch bei einer hohen Angebotsdichte die Image-Distanz die ausschlaggebende Größe für die Wahl des Kunden sein kann.[377]

Multiplicative Competitive Interaction Model

Um in einem Gravitationsmodell mehrere Einflussgrößen auf das Interaktionsverhalten zu berücksichtigen, empfiehlt sich die Verwendung eines multidimensionalen Interaktionsmodells.[378] Die Anzahl von Einflussgrößen ist dabei frei wählbar. Diese gehen (wiederum) mit einem eigenen Empfindlichkeitsmaß in die Berechnungen ein. Eine bekannte Formulierung ist das Multiplicative Competitive Interaction Model (MCI) von *Nakanishi, M. et al. (1974)* und die Wahrscheinlichkeit der Interaktion von einem Nachfrageort i zu einem Angebot in k ergibt sich danach mit Hilfe der Formel 12.[379]

Formel 12 $$IW_{ik} = \frac{\prod_{\lambda=1}^{\eta} x_{\lambda ik}^{\beta_\lambda}}{\sum_{k=1}^{n} \prod_{\lambda=1}^{\eta} x_{\lambda ik}^{\beta_\lambda}}$$

Dabei ist IW_{ik} die Interaktionswahrscheinlichkeit für einen Akteur aus i zum Standort k und $x_{\lambda ik}$ die Ausprägung der λ-ten Eigenschaft für einen Nachfrager aus dem Ort i am Standort k. β_λ beschreibt dabei die Gewichtung der λ-ten Einflussgröße.[380]

Die Formel entspricht dem grundlegenden Prinzip des vorgestellten probabilistischen Grundmodells (vgl. Abschnitt 3.8.3). Jedoch berücksichtigt diese Vorgehensweise λ Einflussfaktoren, welche zunächst vom Planenden ermittelt werden müssen. Die im Huff-Modell explizit aufgeführte Distanz zwischen i und k kann im Modell von *Nakanishi und Cooper* eine der λ Eigenschaften sein.[381] Zusätzlich müssen die eigenschaftenspezifischen Gewichtungen β_λ geschätzt werden.[382]

Die Menge an Kunden in einem Standort und die Ermittlung der Einzugsgebiete in Abhängigkeit der Interaktionswahrscheinlichkeit geschieht in Analogie zum Huff-Modell (vgl. Abschnitt 3.8.3)

---

[377] Vgl. Stanley, T. J. et al. (1976), S. 48 ff.
[378] Vgl. Woratschek, H. (2001), S. 435.
[379] Vgl. Nakanishi, M. et al. (1974), S. 303.
[380] Vgl. Nakanishi, M. et al. (1974), S. 303.
[381] Vgl. Müller-Hagedorn, L. et al. (2011), S. 204 f.
[382] Die für eine Schätzung der Gewichtungen erforderlichen mathematischen Umformungen können Nakanishi, M. et al. (1974), S. 304 ff entnommen werden.

3.8.5 Kritische Würdigung und Zusammenfassung

Die vorgestellten Gravitationsansätze erweitern die Sichtweise der Standortplanung um den Aspekt der Attraktivität eines Standortes. Somit erfolgt die Standortentscheidung nicht nur in Abhängigkeit der Distanz, sondern wird auch durch die (teilweise beeinflussbaren) Eigenschaften des Standortes selber bestimmt.[383] Die dabei auf einen Kunden einwirkenden Standorteigenschaften können eine anziehende oder abstoßende Wirkung haben. Die Ergebnisqualität eines „gravitationsbasierten" Standortplanungsmodells steigt, wenn es gelingt, die geeigneten Einflussgrößen zu erkennen und für die Planung bereitzustellen. Weiterhin müssen die Wirksamkeiten dieser Einflussgrößen für die Standortplanung empirisch ermittelt werden.[384]

Das deterministische Modell ist sehr restriktiv formuliert, aber es gibt einen Einstieg in die Thematik. Die Formulierung von Huff erweitert die eingeschränkte Sichtweise und ermöglicht die Ermittlung einer Interaktionswahrscheinlichkeit der Nachfrager eines Ortes und somit die Aufteilung der Nachfragemenge des Ortes auf mehrere Angebote. Es zeigt sich, dass aufbauend auf der Interaktionswahrscheinlichkeit die Menge der Kunden in einem Standort bestimmt werden kann und damit eine Aussage zur Umsatzerwartung möglich ist. Im Gegensatz dazu kann der Einfluss von lediglich zwei Bestimmungsfaktoren (Attraktivität und Distanz) kritisch betrachtet werden.[385] Die Attraktivität nur mit der Größe der Einkaufsfläche gleichzusetzen, ist nicht für alle Anwendungsgebiete geeignet.[386] Für die Berücksichtigung mehrerer Einflussgrößen können multidimensionale Modelle verwendet werden. Diese erfordern jedoch einen höheren Aufwand bei der Ermittlung der Einflussgrößen und deren Gewichtung. Diesbezüglich zeigt die Literatur auf, dass sich viele Autoren mit der Berücksichtigung unterschiedlicher Einflussgrößen beschäftigt haben.[387]

Zusammenfassend erscheint die Anwendung der (probabilistischen) Interaktionsmodelle vorteilhaft, wenn die Allokation der Nachfrager nicht steuerbar bzw. nicht festzulegen ist und das Standortwahlverhalten weiterhin durch per-

---

[383] Vgl. Bienert, M. L. (1996), S. 130.
[384] Vgl. Woratschek, H. (2001), S. 436.
[385] Vgl. Müller-Hagedorn, L. et al. (2011), S. 203.
[386] Vgl. Bienert, M. L. (1996), S. 133.
[387] Eine Übersicht geben Müller-Hagedorn, L. et al. (2011), S. 206 f.

sönliche Präferenzen der Akteure beeinflusst wird. Die vertragsärztliche Versorgung stellt ein solches Beispiel dar, denn es gibt keinen rechtlichen Zwang, welcher das Patientenverhalten bezüglich der Wahl eines ambulant tätigen Arztes steuert.[388]

---

[388] Vgl. § 76 Abs. 1 SGB V und Abschnitt 2.1.

4 Standort- und Kapazitätsplanung der vertragsärztlichen Versorgung

4.1 Ziele, Anforderungen und Annahmen

Im zweiten Kapitel sind die (aktuellen) Rahmenbedingungen der vertragsärztlichen Versorgung aufgezeigt und die aktuelle regional sehr heterogen geprägte Versorgungsstruktur als Resultat einer fehlenden Standortplanung identifiziert worden. Die Vorstellung eines Überblicks über geeignete Ansätze von Standortplanungsmodellen erfolgte im dritten Kapitel. In den folgenden Abschnitten wird die erarbeitete Zusammenführung der realen Problemstellung und der theoretischen Lösungsansätze zu einem problemspezifischen Lösungsansatz vorgestellt. Dazu werden in diesem Abschnitt die Zielstellungen aus der Einleitung aufgriffen. Anschließend wird der Rahmen für die Modellbildung gezogen und es erfolgt die Herleitung der entwickelten Modelle.[389] Die mathematische Formulierung der Modelle (Abschnitt 4.4 und 4.5) findet sich nach der Vorstellung der Notation (Abschnitt 4.3). Um die Ergebnisse der Planungen bewerten zu können, werden im letzten Abschnitt dieses Kapitels Gütekriterien entwickelt und erläutert.

Ziele und Anforderungen

Die primäre Zielstellung ist die Sicherstellung der vertragsärztlichen Versorgung für die gesamte Bevölkerung.[390] Dazu müssen alle Bürger in einer zumutbaren Distanz einen möglichst dichtgelegenen Anschluss an die ambulante medizinische Versorgung erhalten. Somit gilt es zunächst, die bestgeeigneten Standorte unter Berücksichtigung der Versorgungsanforderungen zu identifizieren (Standortplanung). Zu diesen Anforderungen gehören die Berücksichtigung aller Bürger, die Beachtung der Distanzen zwischen Arzt und Wohnort der Bürger und die Würdigung des Aspektes der Zumutbarkeit der zu überbrückenden Distanz. Wenn sich innerhalb dieser Distanz mehrere Angebote befinden, ist die Aufteilung der Patienten auf die erreichbaren Angebote zu beachten. Weiterhin ist der Kapazitätsbedarf für die einzelnen Standorte zu

---

[389] Für eine Einleitung in die Modellbildung durch Abstraktion, vgl. Adam, D. (1996), S. 60 ff.
[390] Vgl. § 72 Abs. 2 SGB V.

bestimmen. Wenn alle genannten Anforderungen erfüllt sind, kann von einer geeigneten Versorgungsstruktur ausgegangen werden, welche eine wohnortnahe Versorgung ermöglicht. Allerdings muss dafür die benötigte Kapazität auch eingerichtet werden.

Als sekundäres Ziel gilt es im Anschluss an die Standortplanung, den gefundenen Standorten eine bedarfsdeckende Anzahl an Vertragsärzten zuzuweisen (Kapazitätsverteilungsplanung). Bei dieser Verteilung der Vertragsärzte ist eine unverhältnismäßig hohe Über- oder Unterdeckung des Bedarfs zu vermeiden.[391] Die Grenzen der Verhältnismäßigkeit sollen dabei durch einen zu bestimmenden Toleranzbereich abgebildet werden. Ein Ressourceneinsatz außerhalb dieses Zulässigkeitsbereiches gilt als nicht vertretbar. Weiterhin soll auch eine Kapazitätsverteilung möglich sein, wenn die vorhandenen Ärzte nicht ausreichen, um den gesamten Bedarf abzudecken. Dabei sollen keine Standorte bevorzugt oder benachteiligt werden.

<u>Annahmen</u>
Es wird von statischen und deterministischen Eingangsgrößen ausgegangen. In der Realität können sich die einzelnen eingehenden Werte im Zeitverlauf ändern (beispielsweise die Anzahl der Wohnbevölkerung in einem Ort). Für eine grundlegende Vorstellung der Funktionsweise der Modelle ist diese Vereinfachung vertretbar.[392]

Die weiteren Betrachtungen erfolgen ausschließlich für Hausärzte. Zum einen steht die Darstellung der prinzipiellen Vorgehensweise der Planungen im Vordergrund und diese kann mit dem Fokus auf eine Arztgruppe einfacher gewährleistet werden. Zum anderen kommt dieser Arztgruppe eine hohe Bedeutung im System der GKV zu. Die Hausärzte bedienen ein breites Aufgabengebiet, haben zumeist den ersten Kontakt mit dem Patienten und koordinieren häufig die weiteren medizinischen Maßnahmen. Somit stellen die Hausärzte eine wesentliche Basis in der ambulanten Gesundheitsversorgung dar.[393]

---

[391] Vgl. Abschnitt 2.6.
[392] Wenn die zukünftigen Werte der Eingangsgrößen bekannt sind, können diese in die Modelle eingesetzt werden. Das so ermittelte Ergebnis zeigt die empfohlene zukünftige Versorgungsstruktur.
[393] Vgl. § 73 Abs. 1 SGB V. Das breite Tätigkeitsfeld der Hausärzte beschreiben beispielsweise Bahrs, O. et al. (2006a), S. 2 ff.

Die Untersuchung erfolgt dabei aus der Sicht der Institution, die für die Sicherstellung der ambulanten ärztlichen Versorgung verantwortlich ist.[394] Damit wird die erwartete Leistungsinanspruchnahme durch die Bürger als Bedarf bezeichnet. Der Bedarf stellt dabei die konkretisierten Bedürfnisse nach medizinischen Leistungen dar. Im Kontext des gesetzlichen Gesundheitssystems muss der Bedarf nicht durch Kaufkraft gedeckt sein, um als Nachfrage auf den „Markt" zu treten.[395] Durch den Status eines „Versicherten" und den damit verbundenen Anspruch auf Leistung sind im Regelfall alle ärztlichen Tätigkeiten (Regelleistungen) für den einzelnen Patienten kostenfrei.[396] Die Bedarfsbetrachtung ist somit zumeist eine Prognose, da der Zeitpunkt, der Umfang sowie der genaue Ort der Inanspruchnahme ex ante nicht bekannt sind. Die Planung basiert somit auf prognostizierten Bedarfen der Bevölkerung.

4.2 Herleitung der Modelle

Da es kein Universalmodell für alle Problemstellungen gibt, muss auch für die Sicherstellung der vertragsärztlichen Versorgung ein spezifisches, angepasstes Modell entwickelt werden.[397] Die im Abschnitt 4.1 genannten Aspekte ermöglichen unter Verwendung der in Abb. 4 aufgeführten Charakteristika eine genaue Beschreibung des gesuchten Modells.

Das System der gesetzlichen Krankenversicherung ist eine öffentliche Angelegenheit mit der Aufgabe, die vertragsärztliche Versorgung für die Bevölkerung sicherzustellen. Dabei sollen mehrere Standorte gleichzeitig planbar sein. Durch die Begrenzung der Sichtweise auf Hausärzte kann von einem homogenen Angebot ausgegangen werden. Bei den hausärztlichen Leistungen handelt es sich um gewünschte Angebote, welche im näheren Umfeld der Patienten zu errichten sind. Der einzelne Arzt kann die medizinischen Leistungen nicht unbegrenzt erstellen, somit gilt es eine Kapazitätsrestriktion zu berück-

---

[394] Vgl. Abschnitt 1.1.
[395] Vgl. Bontrup, H.-J. (2004), S. 29 ff.
[396] Vgl. Quasdorf, I. (2007b), S. 34 f. Weiterhin trägt die Solidargemeinschaft die Kosten der Versorgung - nicht der Einzelne. Vgl. § 1 SGB V. Allerdings entrichten die Mitglieder einer Krankenversicherung einen Beitrag. Vgl. Quasdorf, I. (2007b), S. 35.
[397] Vgl. Current, J. et al. (2002), S. 81.

sichtigen. Weiterhin stehen die einzelnen Angebote in Konkurrenz zueinander, weil die Bürger ein Wahlrecht bezüglich des behandelnden Arztes haben (freie Arztwahl)[398] und den behandelnden Ärzten dieselben medizinischen Ausstattungen und Fähigkeiten unterstellt werden. Um einen Arzt aufzusuchen, verwenden die Bürger Verkehrsmittel, welche sich auf bekannten Verkehrswegen bewegen. Diese Wege lassen sich in einem diskreten Netzwerk abbilden. Weiterhin werden die Eingangsgrößen als im Zeitverlauf konstant (statisch) und eindeutig ermittelbar (deterministisch) charakterisiert. Durch das Anstreben einer wohnortnahen Versorgung und eines ressourceneffizienten Einsatzes der Leistungsersteller sollen mehrere Ziele verfolgt werden.

Als nächstes wird ein Standortplanungsmodell entwickelt, welches das gestellte primäre Ziel erreicht und die zuvor aufgeführten Charakteristika beinhaltet. Die folgenden Anforderungen werden dabei fokussiert (vgl. Abschnitt 4.1):

1. Nahe Anbindung der Bürger an die Angebote,
2. Berücksichtigung aller Bürger,
3. Berücksichtigung einer zumutbaren Distanz,
4. Aufteilung der Bevölkerung auf die erreichbaren Standorte sowie die
5. Bestimmung des Kapazitätsbedarfs in den Standorten.

Im Folgenden wird eine Auswahl aus den im dritten Kapitel vorgestellten Grundmodellen getroffen, die die aufgeführten Anforderungen erfüllen. Mit dieser Vorgehensweise werden Ansatzpunkte ermittelt, welche für das zu entwickelnde Modell geeignet sind.

Der Median-Ansatz ermöglicht eine nahe Anbindung der Nachfrage an die Standorte und es werden alle Nachfrageorte berücksichtigt. Die Standorte werden dabei so positioniert, dass die (mit der vorhandenen Nachfragemenge) gewichtete Distanz zwischen Angebot und Nachfrage minimal ist.[399] Diese Vorgehensweise ermöglicht die Erreichung der Zielstellungen einer wohnortnahen Lokalisierung der Leistungsersteller (Ärzte). Zusätzlich kann die Pla-

---

[398] Vgl. § 76 SGB V.
[399] Vgl. Abschnitt 3.7.1.

nung für alle Nachfrageorte simultan durchgeführt werden. Somit wird für die vertragsärztliche Standortplanung der Median-Ansatz als Basis übernommen. Die Zielfunktion des Median-Ansatzes verantwortet die Positionierung der Standorte an den vorrangig einwohnerreichen zu versorgenden Orten. Jedoch können ohne weitere zu treffende Einschränkungen für die Einwohner einzelner („kleiner") Orte überdurchschnittlich große Distanzen entstehen.[400]
Dieser nicht wünschenswerte Effekt muss durch eine geeignete Bedingung ausgeschlossen werden. Es stellt sich somit die Frage, wie eine zumutbare Distanz (bzw. Maximaldistanz) zwischen Ärzten und Patienten in die Planung integriert werden kann. Eine Antwort liefern die vorgestellten Abdeckungsansätze (SCLP und MCLP).[401] Durch die Anwendung des SCLP wird unter Beachtung einer zulässigen Maximaldistanz (Servicegrad) die minimale Anzahl der Standorte ermittelt. Dabei berücksichtigt dieser Planungsansatz alle Wohnorte der Bürger. Jedoch wird die genaue Lage der Wohnorte nicht weiter betrachtet, es wird nur geprüft, ob ein Wohnort als versorgt gilt oder nicht.
Das MCLP verwendet ebenfalls eine maximal zulässige Versorgungsdistanz. Beim MCLP kann die Versorgung der gesamten Bevölkerung jedoch nur garantiert werden, wenn die Anzahl der Standorte ausreicht und zeitgleich die gewählte maximal zulässige Versorgungsdistanz groß genug ist. Im Vergleich dazu kann die Einführung eines zweiten Servicegrades (MCLP mit verpflichtender Nähe) alle Nachfrageorte berücksichtigen.[402] Allerdings wird ebenfalls wie beim SCLP nur gesichert, dass ein Nachfrageort innerhalb der Maximaldistanz versorgt ist. Die Lage der als versorgt geltenden Orte wird nicht weiter betrachtet.
Zusammenfassend zeigen die beiden Abdeckungsansätze die Möglichkeit auf, eine Versorgung innerhalb einer gewählten Distanz zu garantieren. Diese Möglichkeit wird in das Modell der vertragsärztlichen Standortplanung integriert. Dafür wird die maximal zulässige Versorgungsdistanz eingeführt, die für jeden Nachfrageort gilt.[403]
Durch die Beachtung dieser Maximaldistanz wird im Vorfeld der Berechnungen für jeden Versorgungsort die Menge aller potenziellen Standorte auf die Menge der erreichbaren potenziellen Standorte reduziert. Weiterhin wird ge-

---

[400] Vgl. Abschnitt 3.7.4.
[401] Vgl. Abschnitt 3.5 und 3.6.
[402] Vgl. Abschnitt 3.6.3.
[403] Die maximal zulässige Versorgungsdistanz entspricht dem Prinzip des Servicegrades der SCLP- und MCLP- Grundmodelle. Vgl. Abschnitt 3.5.1 und 3.6.1.

fordert, dass jeder Ort zu versorgen ist. Somit muss für jeden Einwohner innerhalb der Maximaldistanz (mindestens) ein Arzt positioniert werden. Durch das zugrunde liegende Median-Prinzip wird im Gegensatz zu den Abdeckungsansätzen die Lage aller Ortschaften berücksichtigt. Somit werden die Standorte wohnortnah positioniert und jeder zu versorgende Ort kann mindestens ein Angebot innerhalb der maximal zulässigen Distanz erreichen.

Sollten innerhalb der Maximaldistanz mehrere Angebote für einen zu versorgenden Ort erreichbar sein, ist die Aufteilung der Einwohner auf diese Angebote zu berücksichtigen. Dieses Verhalten wird durch eine Nutzenfunktion der Einwohner abgebildet/prognostiziert.[404] Eine nutzenorientierte Aufteilung wird von dem probabilistischen Gravitationsansatz in der Standortplanung ermöglicht.[405] Alle anderen Grundmodelle lassen keine anteilige Zuweisung der Nachfrage zu einem Angebot zu. Dabei berücksichtigt der probabilistische Gravitationsansatz die Wechselwirkung zwischen anziehenden und abstoßenden Faktoren und ermittelt die darauf aufbauende Auswahlwahrscheinlichkeit der Bevölkerung für ein Angebot.[406] Mit dieser Vorgehensweise kann eine weitere Anforderung für die Sicherstellung der vertragsärztlichen Versorgung erreicht werden.[407]

Für die Zusammenführung des probabilistischen Gravitationsansatzes mit der vertragsärztlichen Standortplanung ist eine Vorbetrachtung notwendig. Die freie Arztwahl ermöglicht es den Bürgern, nach deren persönlichen Prämissen einen Arzt zu wählen und aufzusuchen.[408] Für den Planenden bedeutet das, dass sich die Einwohner aus einem Ort nach ihren individuellen Präferenzen auf die umliegenden Arztstandorte aufteilen und die Verteilung der Bevölkerung auf die Ärzte nicht zentral steuerbar ist.

Das Huff-Modell ermittelt die Wahrscheinlichkeit für das Aufsuchen aller erreichbaren bekannten Angebote (Interaktionswahrscheinlichkeit). Wenn ein zuvor erreichbares Angebot entfällt, verteilen sich die Einwohner auf die verbleibenden Standorte und die Interaktionswahrscheinlichkeiten ändern sich.

---

[404] Vgl. beispielsweise Drezner, T. (1994a), S. 237 ff; vgl. Drezner, T. et al. (1996), S. 1 ff.
[405] Vgl. beispielsweise Drezner, T. (1994b), S. 49 ff; vgl. Drezner, T. et al. (2002), S. 227 ff.
[406] Vgl. Abschnitt 3.8.3.
[407] In der Literatur findet sich bereits die Kombination von p-Median-Ansatz und probabilistischen Gravitationsmodell. Vgl. beispielsweise Drezner, T. et al. (2007), S. 1239 ff.
[408] Vgl. § 76 SGB V.

Um die tatsächliche Interaktionswahrscheinlichkeit zu bestimmen, müsste die Lage der Standorte bekannt sein. Die Standorte sind jedoch bei der Standortplanung ex ante nicht bekannt, da sie selbst das Ergebnis der Planung darstellen. Somit muss die Interaktionswahrscheinlichkeit (bzw. die Patientenaufteilung auf die Standorte) im Standortplanungsmodell endogenisiert werden ohne die Standorte vor der Planung zu kennen.[409]

Dazu wird unterstellt, dass sich die Interaktionswahrscheinlichkeiten ändern können, jedoch das Verhältnis der Interaktionswahrscheinlichkeiten zueinander konstant ist. Diese Eigenschaft begründet sich durch die „independence of irrelevant alternatives", die Unabhängigkeit von irrelevanten Alternativen (IIA-Eigenschaft).[410] Demnach gilt: Sollte ein Angebot entfallen, ändern sich zwar die Beträge der Interaktionswahrscheinlichkeiten für die Auswahl der verbleibenden Alternativen, aber die zuvor existierende Relation der Interaktionswahrscheinlichkeiten zueinander bleibt bestehen.

Dabei ist es wichtig, dass zunächst die Interaktionswahrscheinlichkeiten zu allen möglichen Standorten bestimmt werden. Sollten dann im Nachhinein Standorte entfallen, ist das Bestimmen der verbleibenden Interaktionswahrscheinlichkeiten unproblematisch. Die Gültigkeit der IIA-Eigenschaft ist nicht in jedem Anwendungsfall gegeben, auch wenn sie für viele Anwendungen zutrifft.[411, 412]

Somit ist die Überprüfung der Annahme mit realen Daten unumgänglich, bevor ein darauf aufbauendes Modell in der Praxis Anwendung findet. Für die vertragsärztliche Standortplanung müssen somit zunächst die Interaktionswahrscheinlichkeiten zu allen potenziellen Standorten ex ante bestimmt werden. Anschließend wird die konstante Relation der Interaktionswahrscheinlichkeiten

---

[409] Vgl. Hoppe, M. (2009), S. 155 f.
[410] Die IIA-Eigenschaft formuliert Luce 1959. Huff übernimmt 1962 diese Annahme in sein probabilistisches Gravitationsmodell. Vgl. Luce, R. D. (1959), S. 9; vgl. Huff, D. L. (1962), S. 15.
[411] Vgl. Train, K. E. (2009), S. 46.
[412] Ein bekanntes Beispiel, welches die Gültigkeit der IIA-Annahme widerlegt, ist das rote Bus - blaue Bus - Problem. Für einen Akteur sei die Möglichkeit gegeben einen roten Bus oder ein Fahrrad zu nutzen und die Wahrscheinlichkeit für die Nutzung der Alternativen sei gleich groß. Dann ist das Verhältnis zwischen den Wahrscheinlichkeiten gleich eins. Anschließend wird derselbe Fall betrachtet, nur dass zusätzlich die Möglichkeit besteht einen blauen Bus zu wählen. Wenn das Wahrscheinlichkeitsverhältnis zwischen der Wahl des roten Busses und dem Fahrrad bestehen bleibt, dann ergibt sich für die Nutzung der drei Möglichkeiten jeweils eine Wahrscheinlichkeit von 1/3. Jedoch erscheint genau dies als fraglich, denn die Wahrscheinlichkeit sollte sich zu gleichen Teilen für die Nutzung der Busse aufteilen und das Wahlverhältnis zwischen Bus und Fahrrad unberührt lassen (Bus je 1/4 und Fahrrad 1/2). Vgl. Debreu, G. (1960), S. 187 f.

in das Modell integriert. Durch diesen Schritt kann die zu berücksichtigende Interaktionswahrscheinlichkeit für jede Standortkombination ermittelt werden. Anschließend kann der Kapazitätsbedarf in den Standorten bestimmt werden.[413]

Weiterhin wird eine Nebenbedingung benötigt, die nur die Planung von einer gegebenen Anzahl von Standorten zulässt.[414]

In der Gesamtbetrachtung ist das entwickelte Modell ein Hybrid aus dem Median-Ansatz, den Versorgungsansätzen (SCLP und MCLP) und dem probabilistischen Gravitationsmodell, wobei der Median-Ansatz als Basis genutzt wird. Im Ergebnis werden Standorte gefunden, welche eine wohnortnahe Versorgung ermöglichen und dabei erfolgt deren Positionierung innerhalb einer vorgegebenen Maximaldistanz. Weiterhin wird der Anteil der Bevölkerung ermittelt, der in den gefundenen Standorten zu versorgen ist. Damit ist zusätzlich der Kapazitätsbedarf in den Standorten bekannt.

Das sekundäre Ziel zur Sicherstellung der vertragsärztlichen Versorgung liegt in der Erfüllung des Kapazitätsbedarfs in den gefundenen Standorten.[415] Wenn eine ausreichende Anzahl an Ärzten verfügbar ist, kann der Kapazitätsbedarf unkompliziert abgedeckt werden. Sollte hingegen die Anzahl der Ärzte nicht ausreichen, erfordert die weitere Planung eine Verteilung der knappen Ressource Arzt (Kapazitätsverteilungsplanung).
Weiterhin muss jedem lokalisierten Standort mindestens ein Arzt zugeordnet werden, da sonst die Einhaltung der zulässigen Maximaldistanz für die Einwohner nicht garantiert werden kann.
Die Absicht, eine Ressource einem konkreten Ort zuzuweisen, entspricht dem Charakter einer Standortplanungsaufgabe. Im vorliegenden Fall reichen die im dritten Kapitel vorgestellten Grundmodelle zur Lösungsfindung nicht aus und es wird ein spezifischer Ansatz entwickelt und vorgestellt.
Im Gesundheitswesen besteht die grundlegende (ethische) Schwierigkeit eine knappe Ressource auf mehrere gleichberechtigte Anspruchsinhaber aufzutei-

---

[413] Vgl. Abschnitt 3.8.3.
[414] Vgl. Abschnitt 3.7.2.
[415] Vgl. Abschnitt 4.1.

len.[416] Somit stellt sich (immer) die Frage nach der „gerechten" Allokation.[417] In dieser Arbeit wird es als gerecht angesehen, wenn die knappe Ressource gleichmäßig auf die gleichberechtigten Einwohner verteilt wird.[418] Zu diesem Zweck wird eine Richtgröße eingeführt, die die Zuweisung der ärztlichen Leistungen auf die Standorte steuert. Diese Steuerungsgröße wird durch die durchschnittlich erreichbare Kapazitätsabdeckung beschrieben. Das Ergebnis dient der Kapazitätsverteilungsplanung als Orientierung, welcher Anteil des Kapazitätsbedarfs in den einzelnen Standorten unter Beachtung der gleichmäßigen Ärzteverteilung erfüllt werden kann.

Die darauf aufbauende Verteilung der Leistungsersteller entspricht in dieser Arbeit einer gerechten, gleichmäßigen Verteilung der Ärzte.

Zusammenfassend erfolgt die Sicherstellung der vertragsärztlichen Versorgung durch eine angepasste Standortplanung (primäres Ziel), welche optional durch eine Kapazitätsverteilungsplanung ergänzt werden kann (sekundäres Ziel). Somit werden zunächst die bestgeeigneten Standorte lokalisiert. Anschließend kann die gleichmäßige Kapazitätsverteilung auf die gefundenen Standorte erfolgen. Die Sicherstellung der vertragsärztlichen Versorgung erfolgt demnach in separaten Modellen, wobei die Kapazitätsverteilung auf den Ergebnissen der Standortplanung aufbaut.

Die Trennung in zwei aufeinander aufbauende Modelle ist durch die jeweils spezifische Zielstellung begründet. Die Standortplanung strebt eine möglichst dichte (wohnortnahe) Anbindung der Bevölkerung an die Versorgenden an. Die Kapazitätsverteilung zielt auf eine möglichst gleichmäßige Verteilung der Ärzte auf die Standorte ab. Sollte stattdessen die Anordnung der Standorte an einem gleichmäßigen Ressourceneinsatz ausgerichtet sein, ist damit nicht zwingend die wohnortnächste Versorgung für die Bürger gefunden. Aus diesem Zielkonflikt erfolgt die Bildung der Modelle in der vorgestellten Form.[419]

---

[416] Vgl. Marckmann, G. (2005), S. 179.
[417] Bezüglich der Schwierigkeiten bei der Verteilung knapper Ressourcen im Gesundheitswesen (speziell einzelner medizinischer Leistungen und Finanzmittel) vgl. Greiner, W. (2011), S. 331 ff. Mit der ethischen Grundposition zur Mittelverteilung in einem Gesundheitssystem beschäftigt sich beispielsweise Daniels, N. (2003), S. 15 ff.
[418] Das SGB V sichert allen Versicherten gleichermaßen einen Anspruch auf ärztliche Versorgung. Vgl. beispielsweise § 11 Abs. 1 SGB V.
[419] Da insgesamt zwei Ziele verfolgt werden und die Modelle aufeinander aufbauen können, kann der gesamte Lösungsansatz als hierarchischer Lösungsansatz in einer mehrkriteriellen Optimierung angesehen werden. Vgl. Current, J. et al. (2002), S. 97.

Es zeigt sich ferner, dass die Standortplanung bereits einen Teil der Kapazitätsplanung einschließt, indem der Kapazitätsbedarf der Standorte ermittelt wird.

Die mathematische Formulierung der zuvor skizzierten Modelle erfolgt nach der Vorstellung der problemspezifischen Notation.

4.3 Beschreibung der problemspezifischen Notation

In diesem Abschnitt werden die problemspezifischen Indizes, Indexmengen, Parameter und Entscheidungsvariablen zunächst vorgestellt und anschließend ausführlich erläutert.[420]

Indizes und Indexmengen

$i \in I$	i ist Element der Menge der Versorgungsbedarfsflächen I
$k, l \in I$	k und l sind Elemente der Menge der potenziellen Standorte I
$U_i = \{ k \in I \mid D_{ik} \leq S_i \}$	Menge aller Standorte k, welche für eine Versorgungsbedarfsfläche i innerhalb der maximal zulässigen Versorgungsdistanz S_i erreichbar sind $\forall i, k \in I$
$\bar{U}_k = \{ i \in I \mid D_{ik} \leq S_i \}$	Menge aller Versorgungsbedarfsflächen i, die ein Standort k innerhalb der Maximaldistanz S_i versorgen kann $\forall i, k \in I$

---

[420] Die Notation enthält Parallelen zu der Notation im Abschnitt Notation 3.4, sie ist jedoch speziell für die vertragsärztliche Standort- und Kapazitätsverteilungsplanung formuliert.

Parameter

Anz_Kap_Bl	Anzahl der verfügbaren Kapazitätsblöcke
Att_k	Attraktivität der Standorte
D_{ik}	Kürzeste Distanz von i nach k
IW_{ik}	Interaktionswahrscheinlichkeit von i nach k
Kap_Bed_k	Kapazitätsbedarf in k
Kap_Bl	Kapazitätsblock, Leistungsvolumen eines Hausarztes
Min_Kap	Mindestkapazität, welche für einen Standort gefordert wird
P	Anzahl an Standorten
S_i	Zulässige Versorgungsdistanz (Servicegrad) für i
VA_{ik}	Versorgungsanteil - Anzahl versorgter Einwohner aus i durch k
VB_i	Versorgungsbedarf in i
VG_max_zul	Versorgungsgrad, der maximal zulässig ist (Grenze zur Überversorgung) in %
VG_theo	Theoretischer systemweiter, durchschnittlicher Versorgungsgrad
α	Attraktivitätsparameter der Standorte
β	Distanzempfindlichkeit der Patienten
γ	Mindestinteraktionswahrscheinlichkeit

Entscheidungsvariablen Standortplanung

$x_{ik} \in \mathbb{R}$	Versorgungsanteil - Anteil versorgter Einheiten aus i in k
$y_k \in \{0,1\}$	1, wenn k ein Standort ist, und 0, sonst

Entscheidungsvariable Kapazitätsverteilungsplanung

$w_k \in \mathbb{Z}^+$	Anzahl der Kapazitätsblöcke in k

In den entwickelten Modellen werden die realen räumlichen Gegebenheiten in einem Netzwerk abgebildet. Die Versorgungsbedarfsflächen i sind räumlich fixiert und werden durch speziell zugeschnitte Flächen der Wohnbevölkerung, welche anhand der Bebauung zu Wohnzwecken ermittelt werden, dargestellt.[421] In den Modellen werden diese bewohnten Flächen zu Punkten komprimiert (Zentren der Versorgungsbedarfsflächen) und bilden so die Knoten des Netzwerkes. Den Unterschied zwischen den „normalen" Gemeindegrenzen und den Versorgungsbedarfsflächen, zeigt Abb. 11.

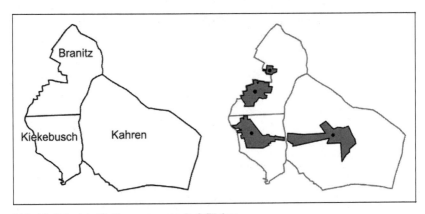

Abb. 11: Beispiele für Versorgungsbedarfsflächen
Quelle: In Anlehnung an links: Stadtverwaltung Cottbus (2012) und rechts: Kassenärztliche Bundesvereinigung (2011b)

Auf der linken Seite sind die regulären Gemeindegrenzen dargestellt. Auf der rechten Seite erfolgt der Zuschnitt auf die Versorgungsbedarfsflächen und die bebaute Fläche zu Wohnzwecken ist grau hervorgehoben. Die schwarzen Punkte markieren die einwohnergewichteten Flächenmittelpunkte, welche die Knoten im Netzwerk darstellen.

Die Knoten repräsentieren gleichzeitig die potenziellen Arztstandorte k. Eine realitätsnahe Planung verhindert die Einrichtung der Standorte zwischen den Knoten im Netzwerk. Bei einer solchen Vorgehensweise müssten die Praxisräume (Gebäude) ggf. komplett neu errichtet werden und weiterhin müsste die

---

[421] Vgl. Fülöp, G. et al. (2011), S. 700; vgl. Fülöp, G. et al. (2010), S. 101. Die Versorgungsbedarfsflächen sind ein Arbeitsergebnis der Kassenärztlichen Bundesvereinigung und werden für diese Arbeit zur Verfügung gestellt. Vgl. Kassenärztliche Bundesvereinigung (2011a).

Versorgung mit Wasser, Strom, usw. gesichert sein. Ein solcher baulicher Aufwand würde viele Ärzte abschrecken, da die Investitionssumme für die zu eröffnende Praxis deutlich steigt. Zusätzlich widerspricht ein solch zentrumsferner Standort den grundlegenden Standortpräferenzen eines Vertragsarztes.[422] Weiterhin ist das Optimum bei einer p-Median-Formulierung in Netzwerken immer in den Knoten zu finden.[423] Aus den genannten Gründen wird daher die Errichtung der Standorte nur in den Knoten des Netzwerkes zugelassen. Zusammenfassend entsprechen die Anzahl und die räumliche Lage der potenziellen Standorte denen der vorhandenen zu versorgenden Versorgungsbedarfsflächen.

Die Kanten des Netzwerkes werden durch das vorhandene Straßennetz bestimmt. Die Bewertung der Kanten kann mit Hilfe von Längen- oder Zeiteinheiten erfolgen.[424] Im Kontext der gesundheitlichen Versorgung ist der zeitliche Aufwand zur Überbrückung der Distanz zwischen Bedarfs- und Arztstandort bedeutsamer als der zurückgelegte Weg. Daher sind in dieser Arbeit die Distanzen zwischen den Orten mit den Reisezeiten identisch und werden in Minuten angegeben.

Dabei gilt, dass D_{ik} immer die kürzeste Reisezeit mit dem PKW zwischen den Knoten repräsentiert.[425, 426] Zur Vereinfachung bleiben Einbahnstraßen, Baustellen und weitere mögliche Hemmnisse des Verkehrsflusses unbeachtet und den Akteuren wird ein reisewegezeiteneffizientes Verhalten unterstellt. Die Matrix D_{ik} ist somit symmetrisch und der Hinweg erfordert denselben Zeitaufwand wie der Rückweg.[427] Bei dieser Betrachtung wird allerdings das unterschiedliche Verhalten der Patienten in städtischen und ländlichen Gebieten vernachlässigt. In den bevölkerungsreichen Gebieten wird häufiger der öffentliche Personennahverkehr für die Anreise zum Arzt genutzt als auf dem

---

[422] Vgl. Abschnitt 2.4.
[423] Vgl. Abschnitt 3.7.2. Für die problemspezifische Standortplanung wird die Zielfunktion des p-Median-Problems verwendet, vgl. Abschnitt 4.4.1.
[424] Vgl. Werners, B. (2008), S. 174 f.
[425] Vgl. Fülöp, G. et al. (2010), S. 101 f. Die Reisezeiten werden von der Kassenärztlichen Bundesvereinigung für diese Arbeit zur Verfügung gestellt. Vgl. Kassenärztliche Bundesvereinigung (2011b).
[426] Weiterhin benutzt der Großteil der Patienten den PKW als Transportmittel, um eine Arztpraxis aufzusuchen. Vgl. Kassenärztliche Bundesvereinigung (2010a), S. 18.
[427] Vgl. Fülöp, G. et al. (2010), S. 102.

Land.[428] Der öffentliche Personennahverkehr benutzt teilweise auch das vorhandene Straßennetz, dabei ist von einer geringeren Durchschnittsgeschwindigkeit und damit einer längeren Reisezeit auszugehen.

Um die maximal zulässige Versorgungsdistanz festzulegen, wird der Parameter S_i eingeführt. S_i kann für jede Versorgungsbedarfsfläche eine individuelle Maximaldistanz definieren. Weiterhin kann mit der Hilfe von S_i in der Matrix D_{ik} die Menge aller zulässigen Kombinationen von i und k gefiltert werden. Eine solche zulässige Kombination wird folglich durch die Erreichbarkeit von k aus i innerhalb von S_i definiert. Alle zulässigen potenziellen Standorte für ein i bilden die Menge U_i.

Weiterhin müssen die Bedarfsmengen innerhalb aller Versorgungsbedarfsflächen bestimmt werden. Der Parameter VB_i enthält für jedes i die entsprechende Menge an zu deckendem Bedarf. Da in dieser Arbeit der Fokus auf den Hausärzten liegt und diese ein sehr breites Patientenspektrum haben, wird der Versorgungsbedarf durch die Anzahl der Einwohner in den Versorgungsbedarfsflächen, ohne eine weitere Unterteilung nach Alter oder Geschlecht, dargestellt.[429, 430]

In der Standortplanung wird häufig die Kenntnis der Anzahl der einzurichtenden Standorte vorausgesetzt.[431] Auch in der problemspezifischen Standortplanung sind aus den potenziellen Standorten k genau P Orte auszuwählen. Deren Lokalisation stellt das Ergebnis der Standortplanung dar. Dabei beträgt die minimale Anzahl der Standorte Eins und die maximale Anzahl entspricht der Anzahl an niederlassungswilligen (oder benötigten) Ärzten oder der Anzahl der Versorgungsbedarfsflächen.[432] Die tatsächliche Anzahl der zu positionierenden Standorte hängt von den realen Erfordernissen ab.

---

[428] Vgl. Kassenärztliche Bundesvereinigung (2010a), S. 18, vgl. Kassenärztliche Bundesvereinigung (2010b), S. 13.
[429] Sobald eine genauere Methode der Bedarfsbestimmung aus rechtlicher Sicht (Datenschutz der Patienten) zulässig ist, kann die getroffene Vereinfachung dadurch ersetzt werden.
[430] Die Einwohnerdaten werden von der Kassenärztlichen Bundesvereinigung für diese Arbeit zur Verfügung gestellt. Vgl. Kassenärztliche Bundesvereinigung (2011b).
[431] Vgl. bspw. Abschnitt 3.6.2 und 3.7.2.
[432] Ein einzelner Standort ist ausreichend, wenn die maximale Versorgungsdistanz sehr groß ist.

Zur Abbildung der freien Arztwahl wird die Interaktionswahrscheinlichkeit IW_{ik} eingeführt. Diese beschreibt die Wahrscheinlichkeit, dass ein Einwohner aus i einen Arzt in k auswählt. Sie fußt auf einem probabilistischen Gravitationsansatz nach Huff.[433] Zur Ermittlung der Interaktionswahrscheinlichkeit IW_{ik} bedarf es dazu der Attraktivität der potenziellen Standorte Att_k, des Attraktivitätsparameters der potenziellen Standorte α, der Distanz zwischen i und k (D_{ik}) und der Distanzempfindlichkeit der Einwohner β. In Bezug auf die Interaktionswahrscheinlichkeit im System der ambulanten Versorgung gab es bereits Untersuchungen der Kassenärztlichen Bundesvereinigung und diese Arbeit baut zum Teil auf den ermittelten Ergebnissen auf. Somit wird die Wahrscheinlichkeit für den Besuch eines Arztes im Ort k mit der Formel 13 ermittelt.[434]

Formel 13 $$IW_{ik} = \frac{Att_k{}^\alpha * e^{-(D_{ik}*\beta)}}{\sum_{k \in U_i} Att_k{}^\alpha * e^{-(D_{ik}*\beta)}} \quad \forall\, i \in I;\; k \in I$$

Allerdings wäre die ursprüngliche Formulierung von Huff bei einer Distanz von Null nicht definiert. Somit gäbe es keine Interaktionswahrscheinlichkeit für Einwohner aus Orten, welche selbst zum Standort werden. Es ist jedoch wünschenswert die Interaktionswahrscheinlichkeit trotzdem zu bestimmen. Wenn die Distanz Null beträgt und somit keinen Einfluss ausübt, dann soll sich die Interaktionswahrscheinlichkeit allein durch die Attraktivität des Angebotes ergeben. Daher wird die Distanzfunktion als Exponentialfunktion (Widerstandsfunktion) formuliert ($e^{-(D_{ik}*\beta)}$) und sie ist somit auch bei Distanzen von Null definiert.[435]

Die Kassenärztliche Bundesvereinigung hat als Attraktivitätsmaß die vorhandenen Kapazitäten an Gesundheitseinrichtungen (Anzahl der Ärzte) genutzt und darauf aufbauend die Ermittlung der Distanzempfindlichkeit durchgeführt.[436] Die Attraktivität (im Sinne der Anziehungskraft) besteht jedoch zumeist aus mehreren Einflussgrößen[437] und es stellt sich die Frage, ob die Anzahl der vorhandenen Ärzte einer Arztgruppe die einzige patientenanziehende Größe ist. In den weiteren Betrachtungen wird die Attraktivität durch die An-

---

[433] Vgl. Abschnitt 3.8.3.
[434] Vgl. Fülöp, G. et al. (2011), S. 697.
[435] Vgl. Fülöp, G. (1999), S. 57; vgl. Bökemann, D. (1999), S. 47.
[436] Vgl. Fülöp, G. et al. (2011), S. 697 ff.
[437] Vgl. Abschnitt 3.8.3.

zahl der Einwohner in den potenziellen Standorten ausgedrückt und die ermittelten Distanzempfindlichkeiten werden übernommen.[438] Die Einwohnerzahl eines Ortes fasst als Attraktivitätsgröße mehrere Anziehungskräfte zusammen, denn mit steigender Einwohnerzahl steigt auch die Anzahl (verschiedenartiger) Angebote in einem Ort/Gebiet.[439] Zu diesen Angeboten gehören auch solche, welche einen Arzt dazu bewegen, sich in einem solchen angebotsreichen Ort/Gebiet niederzulassen, da so die Möglichkeiten der persönlichen Bedürfnisbefriedigung gegeben sind. Damit ist auch die aktuelle Verteilung der Ärzte mit der Bevölkerungsdichte erklärbar. Daraus folgt, dass die aktuelle Arztdichte und die Bevölkerungsdichte als Attribute der Anziehungskraft in einem hohen Maß übereinstimmen und die Übernahme der ermittelten β-Werte mit einer vertretbaren Näherung erfolgen kann.[440]

Die Bestimmung der β-Werte kann durch eine Regressionsanalyse, durch ein iteratives Suchverfahren oder durch die Übernahme von bereits durchgeführten Untersuchungen erfolgen.[441] Die Kassenärztliche Bundesvereinigung verwendete in ihren Untersuchungen das iterative Verfahren und ermittelte so für Hausärzte eine Distanzempfindlichkeit von 0,28.[442] Die Daten umfassten mehrere Millionen Patienten-Arzt-Kontakte. Dabei wurden unterschiedliche Regionen bei der Erhebung berücksichtigt.[443] Mit einem steigenden β-Wert, wächst auch die Distanzempfindlichkeit der Patienten und damit fällt die Interaktionswahrscheinlichkeit (ceteris paribus) zwischen den betrachteten Orten.
Der Attraktivitätsparameter (α) der potenziellen Standorte wird ebenfalls übernommen und hat den Wert Eins.[444] Damit geht die Attraktivität ohne eine Gewichtung in die Betrachtungen ein.

Die im Abschnitt 4.2 beschriebene Unabhängigkeit von irrelevanten Alternativen (IIA-Eigenschaft) zeigt Formel 14. Dabei sind k und l zwei Standorte aus U_i und j steht für alle Standorte aus U_i. Es ist zu sehen, dass die Relation der

---

[438] Vgl. Fülöp, G. et al. (2011), S. 702.
[439] Vgl. Bökemann, D. (1999), S. 190 ff.
[440] Vgl. Kopetsch, T. (2010a).
[441] Vgl. Fülöp, G. (1999), S. 60.
[442] Vgl. Fülöp, G. et al. (2011), S. 700 ff.
[443] Vgl. Fülöp, G. et al. (2011), S. 699.
[444] Vgl. Fülöp, G. et al. (2011), S. 700.

Interaktionswahrscheinlichkeiten zwischen k und l unabhängig von allen anderen Alternativen besteht.

Formel 14 $\quad \dfrac{IW_{ik}}{IW_{il}} = \dfrac{\dfrac{Att_k{}^{\alpha}*e^{-(D_{ik}*\beta)}}{\sum_{j\in U_i} Att_j{}^{\alpha}*e^{-(D_{ij}*\beta)}}}{\dfrac{Att_l{}^{\alpha}*e^{-(D_{il}*\beta)}}{\sum_{j\in U_i} Att_j{}^{\alpha}*e^{-(D_{ij}*\beta)}}} = \dfrac{Att_k{}^{\alpha}*e^{-(D_{ik}*\beta)}}{Att_l{}^{\alpha}*e^{-(D_{il}*\beta)}} \quad \forall\, i \in I;\ k,l,j \in I$

Da die Interaktionswahrscheinlichkeiten sehr geringe Werte annehmen können und so kaum noch eine Relevanz für die Planung haben, wird die Mindestinteraktionswahrscheinlichkeit γ eingeführt und hat für die Untersuchung einen Wert von einem Prozent.[445] Alle Interaktionswahrscheinlichkeiten, die kleiner als dieser Schwellenwert sind, werden in der Standortplanung ausgeschlossen.[446] Somit gibt es mit γ neben S_i ein zweites Ausschlusskriterium für eine Versorgung von i in k.

Welche Standorte aus den potenziellen Standorten ausgewählt werden, wird mit Hilfe der Minimierung des Zielfunktionswertes z^{TL} ermittelt (TL = Transportleistung). Für genau die Konstellation aller ausgewählten k, bei der der Zielfunktionswert das Minimum erreicht, wird die binäre Standortentscheidungsvariable y_k gleich Eins gesetzt (Null, wenn k kein Standort wird).

Ein weiteres Ergebnis der Standortplanung ist der Anteil der aus i in k zu versorgenden Einwohner. Dieser Versorgungsanteil wird in der Entscheidungsvariablen x_{ik} gespeichert und liegt zwischen Null und Eins.

Durch die Multiplikation des Wertes der Entscheidungsvariablen x_{ik} mit dem gesamten Versorgungsbedarf in i wird die Anzahl an Einwohnern aus i bestimmt, welche in k versorgt werden muss (VA_{ik}). Die Summe aller in k zu Versorgenden über alle i, für die k innerhalb von S_i liegt (Menge $Ü_k$), ergeben den Kapazitätsbedarf Kap_Bed_k in k (vgl. Formel 15).

Formel 15 $\quad Kap\_Bed_k = \sum_{i \in Ü_k} x_{ik} * VB_i \quad \forall\, k \in I\ |\ y_k = 1$

---

[445] Dieser Wert kann in einer späteren Betrachtung durch den Handlungsspielraum des Verantwortlichen variiert werden.
[446] Eine beispielhafte Anwendung findet sich bei Hoppe, M. (2009), S. 163 f.

Für die Kapazitätsbedarfe kann ein für alle Standorte einheitlicher Mindestwert (Min_Kap) gefordert werden. Auch wenn der einzelne Einwohner eine unteilbare Größe ist, kann die Berechnung im Bereich der reellen Zahlen erfolgen, da der Rundungsfehler im Verhältnis zur Vielzahl der Einwohner vernachlässigbar gering ist. Weiterhin ermöglicht dies die Aufteilung der Nachfragemenge auf mehrere Standorte.[447]

Um den ermittelten Kapazitätsbedarf zu decken, muss die Anzahl der zu verteilenden Kapazitätsblöcke Anz_Kap_Bl ausreichend groß sein. Die Anzahl der Kapazitätsblöcke entspricht in dieser Arbeit der Anzahl der niederlassungswilligen bzw. benötigten Anzahl an Ärzten in Voll- oder Teilzeit („ganze oder halbe Zulassung").

Weiterhin muss das Leistungspotenzial (das „Leistungsvolumen"/ der „Kapazitätsumfang") eines Kapazitätsblockes bekannt sein, um eine Kapazitätsverteilung durchführen zu können. Der Parameter Kap_Bl repräsentiert dieses Leistungspotenzial und in der vorliegenden Arbeit entspricht dieser Parameterwert der Anzahl der durch einen Arzt versorgbaren Einwohner. Die Verwendung eines festen Verhältnisses zwischen Arzt und Einwohner (Verhältniszahl) ist bereits aus der Bedarfsplanungsrichtlinie bekannt[448] und orientiert sich an den aktuellen Forderungen für eine hausärztliche Versorgung.[449] Genau wie bei der Quantifizierung des Versorgungsbedarfs wird im Sinne der Fokussierung auf die Darstellung der grundlegenden Funktionsweise der Kapazitätsverteilungsplanung und durch die Berücksichtigung des Datenschutzes der Patienten diese Vereinfachung begründet.

Für eine gleichmäßige Aufteilung der knappen Ressource Arzt wird der Parameter VG_theo eingeführt. Diese Hilfsgröße steht für den theoretisch erreichbaren durchschnittlichen Versorgungsgrad im gesamten zu versorgenden System mit einer begrenzten Menge an Ressourcen. Die Ermittlung erfolgt durch die Division der gesamten verfügbaren Kapazität durch die Summe des Versorgungsbedarfs (vgl. Formel 16).

---

[447] Vgl. Current, J. et al. (2002), S. 92.
[448] Vgl. Abschnitt 2.3.
[449] Die aktuelle Forderung der Kassenärztlichen Bundesvereinigung liegt zwischen 1.500 und 1.600 Einwohnern je Hausarzt. Vgl. Schöpe, P. (2012b).

Formel 16 $\quad VG\_theo = \frac{Anz\_Kap\_Bl * Kap\_Bl}{\sum_k Kap\_Bed_k} \quad \forall\, k \in I.$

Dieser Wert basiert auf der Annahme der beliebigen Teilbarkeit der Kapazitätsblöcke und wird für alle Standorte als Referenzmaß genutzt.

Um eine übermäßige Kapazitätszuweisung zu einzelnen Standorten zu vermeiden, begrenzt der Parameter VG_max_zul als obere Grenze den maximal zulässigen Versorgungsgrad. Die Einführung einer unteren Grenze zur Vermeidung einer übermäßigen Unterversorgung ist aufgrund der problemspezifischen Modellierung nicht nötig.[450]

Das Ergebnis der Kapazitätsverteilungsplanung ist die Zuweisung einer Menge von Kapazitätsblöcken zu den gefundenen Standorten mit Hilfe der ganzzahligen Entscheidungsvariablen w_k. Die Zuweisung der Kapazitätsblöcke erfolgt durch die Maximierung des Versorgungsgrades in allen Standorten. Die Summe der erreichten Versorgungsgrade in den Standorten wird im Zielfunktionswert z^{VG} festgehalten (VG = Versorgungsgrad).

---

[450] Vgl. Abschnitt 4.5.

4.4 Das problemspezifische Standortplanungsmodell

4.4.1 Zielfunktion und Nebenbedingungen

Die Zielfunktion (ZF) der Standortplanung (SOP) lautet:

(ZF SOP) $\quad$ min $\quad z^{TL} = \sum_{i \in I} \sum_{k \in U_i} VB_i * x_{ik} * D_{ik}$

und ist unter Beachtung der Nebenbedingungen (NB)

(NB 1 SOP) $\quad \sum_{k \in U_i} x_{ik} = 1 \quad\quad\quad \forall\, i \in I$

(NB 2 SOP) $\quad \sum_{k \in I} y_k = P$

(NB 3 SOP) $\quad x_{ik} \leq y_k \quad\quad\quad \forall\, i \in I,\, k \in U_i$

(NB 4 SOP) $\quad x_{ik} * IW_{il} \leq x_{il} * IW_{ik} + (1 - y_k) + (1 - y_l)$

$\quad\quad\quad \forall\, i \in I;\, k, l \in U_i \mid \min\{IW_{ik}, IW_{il}\} \geq \gamma$

(NB 5 SOP) $\quad x_{ik} = 0 \quad\quad\quad \forall\, i \in I;\, k \in U_i \mid IW_{ik} < \gamma$

(NB 6 SOP) $\quad \sum_{i \in \bar{U}_k} x_{ik} * VB_i \geq \text{Min\_Kap} * y_k \quad \forall\, k \in I \mid y_k = 1$

zu minimieren.

Die Zielfunktion minimiert die mit dem relevanten Einwohneranteil gewichtete Distanz von i nach k. Dabei werden nur zulässige Versorgungskombinationen unter Beachtung von S_i und γ berücksichtigt.
Innerhalb der Zielfunktion steht der Term $VB_i * x_{ik}$ für die in k zu versorgende Anzahl an Einwohnern aus i (relevanter Einwohneranteil).
Durch die erste Nebenbedingung wird sichergestellt, dass alle Einwohner bei der Versorgung berücksichtigt werden. Weiterhin können durch die zweite Nebenbedingung nur P Standorte lokalisiert werden. Wenn ein Standort zur Versorgung einer Versorgungsbedarfsfläche beiträgt ($k \in U_i \mid x_{ik} > 0$), muss

dieser auch eröffnet werden - die dritte Nebenbedingung sichert die Einhaltung dieser Forderung.

Mit Hilfe der vierten Restriktion erfolgt die Aufteilung der Einwohner auf die versorgenden Standorte. Dazu wird gefordert, dass das Verhältnis der Versorgungsanteile (x_{ik} / x_{il}) für ein i zu zwei Standorten (k und l $\in U_i$) gleich dem Verhältnis der zuvor exogen bestimmten Interaktionswahrscheinlichkeiten (IW_{ik} / IW_{il}) ist.[451] Diese Forderung wird aber nur beachtet, wenn die Terme (1-y_k) und (1-y_l) jeweils gleich Null sind und die Interaktionswahrscheinlichkeit dem Mindestwert γ gleich oder ihn übersteigt (min{ IW_{ik} , IW_{il} }≥γ). Sollte (1-y_k) und/oder (1-y_l) ungleich Null sein, dann sind k und/oder l keine Standorte und die Versorgungsanteile x_{ik} und x_{il} können keine Werte enthalten, da ein Versorgungsanteil nur für einen bestehenden Standort vorhanden sein kann.

Alle Versorgungskombinationen, die eine kleinere Interaktionswahrscheinlichkeit als den Mindestwert aufweisen, werden durch die fünfte Nebenbedingung gleich Null gesetzt und somit nicht weiter berücksichtigt.[452]

Eine weitere Bedingung für die Wahl der Standorte wird durch die sechste Restriktion erzeugt. Durch sie muss die Summe aller zu einem Standort zugewiesenen Einwohner, größer oder gleich einer geforderten Mindestanzahl (entspricht einer Mindestkapazität) sein. Es wird folglich kein Standort berücksichtigt, wenn dieser Sockelbetrag nicht erreicht wird.

4.4.2 Interpretation und Kritische Würdigung

Die Zielstellung des vorgestellten Standortplanungsmodells ist es, das Angebot möglichst nah an einem Großteil der Einwohner zu positionieren.[453] Die Zielfunktion minimiert die Transportleistung (hier: „Patientenreisezeiten"). Damit werden die Standorte eher in den Versorgungsbedarfsflächen mit einer hohen Einwohnerzahl lokalisiert als in Bedarfsflächen mit geringerer Einwoh-

---

[451] Die Bestimmung der Interaktionswahrscheinlichkeit mit Hilfe des probabilistischen Gravitationsansatzes von Huff ist in Abschnitt 3.8.3 beschrieben. Weiterhin müssen alle Interaktionswahrscheinlichkeiten für alle potenziellen Standorte exogen bestimmt worden sein. Vgl. Abschnitt 4.3. Die Bestimmung der Interaktionswahrscheinlichkeiten kann Abschnitt 4.3 entnommen werden.
[452] Der Ansatz für die Nebenbedingungen vier und fünf kann aus der Literatur entnommen werden. Vgl. Haase, K. (2009), S. 5 f; vgl. Hoppe, M. (2009), S. 160 ff.
[453] In der Literatur wird die Zielfunktion bei einer Anwendungen im öffentlichen Bereich als eine Maximierung der Zugänglichkeit angesehen. Vgl. Marianov, V. et al. (2011), S. 40.

nerzahl. Diese Vorgehensweise wird für die Einwohner aus einwohnerschwachen Versorgungsbedarfsflächen vermutlich als ungerechte bzw. ungleiche Behandlung bewertet. Jedoch soll die bestmögliche Lösung für das ganze System gefunden werden und nicht für einzelne Beteiligte.

Ein bevölkerungsreicher Standort entspricht jedoch den Standortpräferenzen der Ärzte und hat auch eine ökologische Komponente, denn die durch den Individualverkehr erzeugten (Umwelt-)Belastungen werden so reduziert.

Allerdings sichert die zulässige Versorgungsdistanz S_i, dass keinem Einwohner eine unzumutbare Distanz auferlegt wird. Die Standortplanung ermittelt somit nur zulässige Lösungen, wenn alle Einwohner (flächendeckend) innerhalb von S_i versorgt werden. Damit kommt sie der geforderten (wohnortnahen) Sicherstellung der vertragsärztlichen Versorgung nach.[454] Die Festlegung des Parameters S_i ist allerdings einem gewissen Handlungsspielraum unterworfen, denn es gibt keine konkreten gesetzlichen Vorgaben bezüglich einer zulässigen Maximaldistanz. Es liegt folglich in den Händen des verantwortlichen Planers, eine vertretbare und zumutbare maximale Distanz festzulegen.

Die Positionierung der Standorte erfolgt immer zum einwohnergewichteten Mittelpunkt der Versorgungsbedarfsfläche. Dabei ist nicht sichergestellt, dass sich genau an diesem Punkt auch geeignete Praxisräumlichkeiten befinden. Einen gewissen räumlichen Spielraum würden die Ärzte weiterhin behalten, wenn sie einer Versorgungsbedarfsfläche zugewiesen werden - allerdings ist dieser kleiner als der ermöglichte räumliche Spielraum bei der Anwendung der bisherigen Bedarfsplanungsrichtlinie. Die tatsächlichen realisierten Standorte werden daher vermutlich von dem idealisierten ermittelten Punkten abweichen. Daher ergibt sich für den Planenden die nachgelagerte Aufgabe, einen zulässigen Toleranzbereich um den einwohnergewichteten Mittelpunkt festzulegen.

Aus der Sicht eines Arztes ist die Forderung einer Mindestkapazität in den Standorten wünschenswert. Auf diese Weise kann einem niederlassungswilligen Arzt eine gewisse Planungssicherheit bezüglich des zu erwartenden Patientenaufkommens zugesichert werden.

Weiterhin basiert das Modell auf dem erwarteten räumlichen (Wahl)Verhalten der Einwohner. Um dieses realitätsnah abzubilden, ist die genaue Ermittlung der Parameter, welche in dem probabilistischen Gravitationsmodell berück-

---

[454] Vgl. Abschnitt 4.1.

sichtigt werden, unerlässlich. Außerdem wird unterstellt, dass alle Akteure immer von ihrem Wohnort aus einen Arzt aufsuchen. Somit werden keine Arztbesuche am Nebenwohnsitz oder auf einer Reise in der Planung erfasst. Es ist zu beachten, dass alle Änderungen der Parameterwerte einen Einfluss auf die Ergebnisse und die Lösbarkeit des Modells haben, wie im folgenden Abschnitt gezeigt wird.

4.4.3 Lösbarkeit und Komplexität

Bei dem vorgestellten Modell handelt es sich um ein gemischt ganzzahliges Optimierungsproblem mit den problemtypischen Schwierigkeiten bezüglich der Lösbarkeit.[455] Auf diese Erschwernisse und die möglichen Lösungsverfahren soll in dieser Arbeit nicht weiter eingegangen werden. Vielmehr sollen die problemspezifischen (oder modellspezifischen) Möglichkeiten der Komplexitätsreduzierung fokussiert werden, um eine Lösung des Modells in einer angemessenen Zeit zu ermöglichen.

Die Komplexität steigt und fällt mit der Anzahl an zulässigen Versorgungskombinationen, welche durch S_i und γ determiniert werden. Für jede weitere zulässige Versorgungskombination müssen die Gleichungen und Ungleichungen der Nebenbedingungen berücksichtigt werden und die benötigte Rechenzeit steigt merklich an. Besonderes Augenmerk liegt auf der vierten Nebenbedingung der Standortplanung (vgl. Abschnitt 4.4.1). Durch den erforderlichen Abgleich aller Versorgungsanteile der zulässigen Versorgungskombinationen mit den Interaktionswahrscheinlichkeiten wird die Lösungszeit erheblich beeinflusst.[456] Die Anzahl der zulässigen Versorgungskombinationen kann durch eine geringere zulässige Versorgungsdistanz (S_i) und durch einen steigenden Mindestinteraktionswahrscheinlichkeitswert (γ) reduziert werden. Allerdings gilt es dabei die folgenden Auswirkungen zu beachten: Sollte die zulässige Versorgungsdistanz zu gering festgelegt werden, würde das Modell eine höhere Anzahl von Standorten benötigen, um alle Einwohner innerhalb von S_i zu versorgen. Wenn die Mindestinteraktionswahrscheinlichkeit steigt, reduziert sich die Anzahl der Versorgungsbedarfsflächen, welche in einem Standort berücksichtigt werden muss. Dadurch wird der Anteil des Versorgungsbedarfs der

---
[455] Vgl. Suhl, L. et al. (2009), S. 10.
[456] Vgl. Hoppe, M. (2009), S. 163.

ausgeschlossenen Versorgungsbedarfsflächen nicht berücksichtigt und teilt sich stattdessen auf andere erreichbare Standorte auf. Dies führt zu einer Verzerrung der (tatsächlichen) zu erwartenden Anzahl von Einwohnern in den Standorten.

Weiterhin kann es durch eine geforderte zu hohe Mindestkapazität (Min_Kap) möglich sein, dass keine Lösung ermittelt wird. Sollte ein potenzieller Standort nur für sehr wenige oder für einwohnerschwache Bedarfsflächen erreichbar sein, kann der gesamte zugewiesene Anteil des Versorgungsbedarfs nicht ausreichen, um die geforderte Mindestkapazität zu erreichen.

Wenn für alle Standorte die Mindestkapazität ermittelt werden konnte, kann der optionale Übergang von der Standortplanung zur Kapazitätsverteilungsplanung erfolgen.

4.5 Das problemspezifische Kapazitätsverteilungsmodell

4.5.1 Zielfunktion und Nebenbedingungen

Ein Ergebnis der Standortplanung ist der Kapazitätsbedarf in den Standorten.[457] Eine Kapazitätszuweisung, die diesen Bedarf exakt abdeckt, würde der Sicherstellung der vertragsärztlichen Versorgung entsprechen und ressourceneffizient sein. Jedoch ist das festgelegte Leistungsvolumen eines Kapazitätsblockes nicht beliebig teilbar und zusätzlich soll eine knappe Anzahl an Hausärzten gerecht verteilt werden.[458] Diese Aspekte erfordern ein eigenes Modell für die Kapazitätsverteilungsplanung (KVP).

Das entwickelte Modell hat die Zielfunktion:

(ZF KVP) $\max \quad z^{VG} = \sum_{k \in I \mid y_k=1} \frac{w_k * Kap\_Bl}{Kap\_Bed_k}$

und ist unter Beachtung der Nebenbedingungen

(NB 1 KVP) $\sum_{k \in I \mid y_k=1} w_k \leq Anz\_Kap\_Bl$

(NB 2 KVP) $w_k \geq 1$ $\qquad \forall\, k \in I \mid y_k = 1$

(NB 3 KVP) $w_k \leq \left\lfloor VG\_theo * \frac{Kap\_Bed_k}{Kap\_Bl} \right\rfloor$ $\qquad \forall\, k \in I \mid y_k = 1$

(NB 4 KVP) $w_k \geq \left\lfloor VG\_theo * \frac{Kap\_Bed_k}{Kap\_Bl} \right\rfloor$ $\qquad \forall\, k \in I \mid y_k = 1$

(NB 5 KVP) $\frac{w_k * Kap\_Bl}{Kap\_Bed_k} * 100\% \leq VG\_max\_zul$

$\forall\, k \in I \mid y_k = 1 \land Kap\_Bed_k > Kap\_Bl$

zu lösen.

---

[457] Vgl. Formel 15 (Seite 94).
[458] Vgl. Abschnitt 4.2.

Die Zielfunktion maximiert den Versorgungsgrad. Dabei sind der Kapazitätsbedarf Kap_Bed_k und das Leistungsvolumen Kap_Bl konstante Größen und der Versorgungsgrad kann nur durch die ganzzahlige Entscheidungsvariable w_k beeinflusst werden. Dabei drückt w_k die Anzahl der einem Standort zugewiesenen Kapazitätsblöcke aus. Der bestmögliche Zielfunktionswert ist dann gegeben, wenn der Versorgungsgrad aller Standorte Eins beträgt. Allerdings wird das Erreichen dieses Ergebnisses durch den kleinen Lösungsraum erschwert, welcher durch die Ganzzahligkeitsbedingung der Leistungsvolumina entsteht.

Die erste Nebenbedingung sichert, dass nicht mehr Kapazitätsblöcke verteilt werden, als dem Planenden zur Verfügung stehen.

Damit alle ermittelten Standorte auch genutzt werden können, fordert die zweite Restriktion eine Zuweisung von mindestens einem Kapazitätsblock für jeden Standort.

Um eine systemweit gerechte Verteilung der Kapazität zu ermöglichen, determinieren die dritte und vierte Nebenbedingung einen Höchst- und einen Mindestwert für die Anzahl der zuzuweisenden Kapazitätseinheiten. Diese Werte werden durch die ganzzahlige Auf- bzw. Abrundung des Produktes aus dem theoretischen Versorgungsgrades VG_theo mit der benötigten Anzahl an Kapazitätsblöcken für eine vollständige Abdeckung (Kap_Bed_k / Kap_Bl) ermittelt.

Für Standorte, deren Kapazitätsbedarf das Leistungsvolumen einer Kapazitätseinheit überschreitet ($Kap\_Bed_k > Kap\_Bl$), wird durch die fünfte Restriktion die Übererfüllung auf einen maximal zulässigen Versorgungsgrad (VG_max_zul) beschränkt. Um durch diese Beschränkung die Sicherstellung der vertragsärztlichen Versorgung nicht zu gefährden, sollte der maximal zulässige Versorgungsgrad über 100% betragen.

4.5.2 Interpretation und kritische Würdigung

Zusammenfassend ermöglicht das vorgestellte problemspezifische Kapazitätsverteilungsmodell eine annähernd gleichmäßige Verteilung der vorhandenen Kapazitätseinheiten auf die zuvor gefundenen Standorte. Damit erreicht das Modell die aufgestellte sekundäre Zielstellung.[459]

Ein isolierter Blick auf die Zielfunktion des Modells offenbart das generelle Bestreben, einem Standort mehr Kapazitätsblöcke zuzuweisen, als er benötigt, um den Bedarf zu decken. Würde die Kapazitätsverteilungsplanung ohne weitere Restriktionen durchgeführt werden, erhielte der Standort mit dem geringsten Kapazitätsbedarf die volle Anzahl der Kapazitätsblöcke. Dieser Zustand würde allerdings nicht der Zielstellung (u.a. der des wirtschaftlichen Ressourceneinsatzes[460]) entsprechen und somit bedarf es der Beschränkung dieser punktuellen Überversorgung.

Die Nebenbedingungen drei und vier ermitteln für jeden Standort eine minimale und eine maximale Anzahl von zulässigen Kapazitätsblöcken. Durch die Beachtung des theoretischen Versorgungsgrades wird eine systemweite gerechte Verteilung ermöglicht, da kein Standort unverhältnismäßig mehr oder weniger Kapazitätseinheiten erhalten kann als ein anderer Standort.

Wenn ein Standort aufgrund seines Kapazitätsbedarfes als Höchstwert Eins und als Mindestwert Null Kapazitätsblöcke zugewiesen bekommt, könnte der Fall eintreten, dass dieser Standorte bei der Kapazitätsverteilung keine Zuweisung erhält. Um dies zu verhindern, wird durch die zweite Nebenbedingung eine Versorgung aller Standorte gefordert. Diese Forderung führt jedoch für Standorte mit einem Kapazitätsbedarf unterhalb des Leistungsvolumens eines Kapazitätsblockes ($Kap\_Bed_k < Kap\_Bl$), zu einer ex ante erkennbaren Überversorgung.

Da eine Überversorgung jedoch auch einer Sicherstellung entspricht, lässt die Kapazitätsverteilungsplanung diese Lösung zu. Es gilt dabei, je kleiner das verteilbare Leistungsvolumen einer Kapazitätseinheit ist, desto geringer ist die Überversorgung. Diese grundlegende Problematik der Überversorgung von Standorten mit geringem Kapazitätsbedarf wird jedoch schon in der Standortplanung mit Hilfe der geforderten Mindestkapazität in den Standorten entgegnet.[461]

Weiterhin ist die Mindestzuweisung durch die zweite Nebenbedingung zwingend erforderlich, um auf der Standortplanung aufzubauen. Sollte in einem

---

[459] Vgl. Abschnitt 4.1.
[460] Vgl. § 72 Abs. 2 SGB V.
[461] Vgl. Abschnitt 4.4.1.

lokalisierten Standort keine Kapazität eingerichtet werden, könnten innerhalb der geforderten Versorgungsdistanzen auch keine Einwohner von diesem Standort als versorgt gelten. Auch aus diesem Grund ist die vorprogrammierte Überversorgung für „kleine" Standorte zulässig.

Die fünfte Nebenbedingung bestimmt in einigen Fällen (Standorte, bei denen gilt: Kap_Bed_k > Kap_Bl), ob die untere Grenze an Kapazitätseinheiten verwendet werden muss. Sollte der erlangbare Versorgungsgrad durch die Zuweisung der oberen Anzahl an Kapazitätseinheiten den maximal zulässigen Versorgungsgrad übersteigen, ist die Wahl der Mindestanzahl an Kapazitätsblöcken vorbestimmt.

Durch die Wahl des maximal zulässigen Versorgungsgrades für „große" Standorte hat der Planende einen Einfluss auf den Grad der Überversorgung. Allerdings tritt bei einer unzulässigen Überversorgung automatisch eine „erzwungene" Unterversorgung ein. Durch einen steigenden maximal zulässigen Versorgungsgrad wird bei einer ausreichenden Anzahl an Kapazitätsblöcken zunehmend eine Unterversorgung verhindert. Dieser steigenden Überversorgung stehen jedoch die Forderungen nach einem wirtschaftlichen Ressourceneinsatz und dem „gesicherten" Patientenaufkommen des einzelnen Arztes gegenüber.

Abschließend sollte die erreichbare bedarfsgerechte Versorgung als eine systemweite gleichmäßige und nachvollziehbare Kapazitätsverteilung verstanden werden. Die sich dabei einstellenden Unterkapazitäten werden für die Einwohner als ungeeignet angesehen. Weiterhin machen die sich ergebenen Überkapazitäten die betroffenen Standorte für die niederlassungswilligen Ärzte unattraktiv, da das Patientenaufkommen keine angemessenen Einnahmen vermuten lässt. Eine umfassende Zufriedenstellung aller Beteiligten ist aufgrund der realitätsbedingten ganzzahligen Kapazitätsverteilung nicht möglich. Die einzige Ausnahme wäre der seltene Fall, dass der Kapazitätsbedarf einem ganzzahligen Vielfachen der Kapazitätsblöcke entspricht.

4.5.3 Lösbarkeit und Komplexität

Das Kapazitätsverteilungsmodell besitzt bezüglich der zu berücksichtigenden Parameter einen Toleranzbereich, in welchem zulässige Lösungen ermittelt werden können. Der theoretische systemweite Versorgungsgrad (VG_theo) und die auf ihm aufbauenden Höchst- und Mindestanzahlen an Kapazitätsblöcken für jeden Standort[462] nehmen einen deutlichen Einfluss auf die Lösbarkeit des Modells. Gemäß dem Fall, dass die Anzahl der zur Verfügung stehenden Kapazitätsblöcke nicht ausreicht, um die Summe aller Mindestanzahlen an Kapazitätsblöcken zu decken, ergibt sich eine leere Lösungsmenge. Sollte hingegen die Anzahl der zu verteilenden Kapazitätseinheiten so zahlreich sein, dass der theoretische Versorgungsgrad deutlich über Eins steigt, ergibt sich ein Konflikt mit der fünften Nebenbedingung der Kapazitätsverteilungsplanung. Dann könnte die Mindestanzahl der zuzuweisenden Kapazitätsblöcke so groß werden, dass der maximal zulässige Versorgungsgrad überschritten wird.[463] Auch in diesem Fall ist die Lösung des Modells nicht möglich, da die Mindestanzahl an Kapazitätsblöcken nicht unterschritten werden kann, um die fünfte Nebenbedingung zu erfüllen („harte Restriktion").

Es kann folglich festgehalten werden, dass eine zu geringe oder zu große Anzahl an verfügbaren Kapazitätseinheiten problematisch für die Lösung des Modells sein kann.[464] Für den Fall, dass zu wenig Kapazität zur Verfügung steht, kann keine modelltechnische Abhilfe geschaffen werden. Sollte die reale Aufgabenstellung hingegen eine hohe Anzahl an Kapazitätsblöcken mit sich bringen, können die Nebenbedingungen drei und vier der Kapazitätsverteilungsplanung wie folgt modifiziert werden:

(NB 3 KVP)*

$$w_k \leq \begin{cases} \left\lfloor VG\_theo * \frac{Kap\_Bed_k}{Kap\_Bl} \right\rfloor & , VG\_theo \leq 1 \\ \left\lceil \frac{Kap\_Bed_k}{Kap\_Bl} \right\rceil & , VG\_theo > 1 \end{cases} \quad \forall \, k \in I \mid y_k = 1$$

(NB 4 KVP)*

$$w_k \geq \begin{cases} \left\lfloor VG\_theo * \frac{Kap\_Bed_k}{Kap\_Bl} \right\rfloor & , VG\_theo \leq 1 \\ \left\lceil \frac{Kap\_Bed_k}{Kap\_Bl} \right\rceil & , VG\_theo > 1 \end{cases} \quad \forall \, k \in I \mid y_k = 1$$

---

[462] Vgl. Nebenbedingungen drei und vier im Abschnitt 4.5.1.
[463] Vgl. fünfte Nebenbedingung im Abschnitt 4.5.1.
[464] Die Anzahl der Kapazitätsblöcke wird auch durch ihr Volumen beeinflusst. So kann eine konstante Gesamtkapazität in mehrere kleine Einheiten aufgeteilt werden oder die Zerlegung in wenige große Kapazitätsblöcke erfolgen.

Die Nebenbedingungen drei* und vier* unterscheiden die Möglichkeiten, dass der theoretische Versorgungsgrad kleiner gleich oder größer als Eins sein kann. Sollte der theoretische Versorgungsgrad den Wert Eins überschreiten, wird er bei der Ermittlung der Höchst- und Mindestanzahl an Kapazitätsblöcken nicht mehr berücksichtigt. Die Konsequenz dieser Fallunterscheidung ist der entfallende Konflikt mit der unverändert gebliebenen fünften Nebenbedingung der Kapazitätsverteilungsplanung. Weiterhin müssen somit auch nicht alle vorhandenen Kapazitätsblöcke verteilt werden.

Weiterhin darf die Anzahl der Standorte nicht größer sein als die Anzahl der verfügbaren Kapazitätsblöcke. Eine derartige Parameterkonstellation würde das Lösen der problemspezifischen Kapazitätsverteilung verhindern.

Wenn sich die Parameterwerte in den beschriebenen Toleranzbereichen befinden, ist eine Lösung des Kapazitätsverteilungsplanungsmodells innerhalb weniger Sekunden zu ermitteln. Durch den engen Korridor von Höchst- und Mindestanzahl an Kapazitätsblöcken ist die Anzahl der möglichen und gegeneinander abzugleichenden Kombinationen verhältnismäßig gering und folglich kann die Rechenzeit ebenfalls als gering erwartet werden.

4.6 Qualitätsmessung der Planungen

Die Effektivität und Effizienz der Standort- und Kapazitätsverteilungsplanung sollen mit Hilfe von Gütekriterien gemessen werden. Ein Ergebnis soll dabei effektiv sein, wenn es ein gesetztes Ziel erreicht. Die Effizenz einer Lösung bestimmt sich nach dem Grad der Zielerreichung. Dafür wird der „Abstand" des Ergebnisses anhand eines zu wählenden Kriteriums (Effizienzkriterium) von einem festgelegten Idealwert gemessen. Zusammenfassend gilt, dass eine Lösung nur effizient sein kann, wenn sie auch effektiv ist.[465]

---

[465] Vgl. Bessai, B. (2000), S. 207.

Standortplanung

Ein Ziel der Standortplanung ist die Versorgung aller Bürger innerhalb einer zumutbaren Distanz.[466] Damit ist die Effektivität der Standortplanung gegeben, wenn alle Bürger unter Beachtung der genannten Anforderung als versorgt gelten.

Für die Effizienzmessung der Standortplanung wird die durchschnittliche einwohnergewichtete zu überbrückende Distanz - Versorgungsdistanz (VD) in Minuten - verwendet, welche zwischen den Bedarfsflächen und den errichteten Standorten überbrückt werden muss. Die prinzipielle Berechnung wird in Formel 17 gezeigt.

Formel 17 $\quad \emptyset VD_i = \frac{\sum_{k \in U_i} VA_{ik} * D_{ik}}{VB_i} \quad \forall \ i \in I; \ k \in I \mid y_k = 1$

Weiterhin findet die systemweite durchschnittliche (und einwohnergewichtete) Versorgungsdistanz Anwendung - siehe dazu Formel 18.

Formel 18 $\quad \emptyset VD = \frac{\sum_i \sum_{k \in U_i} VA_{ik} * D_{ik}}{\sum_i VB_i} \quad \forall \ i \in I; \ k \in I \mid y_k = 1$

Die durchschnittlichen Versorgungsdistanzen stellen den nötigen zeitlichen Aufwand für die Überbrückung des Weges zwischen Wohnort und Angebotsort dar und sind ein Ausdruck für die Wohnortnähe der vertragsärztlichen Versorgung. Je geringer dieser Wert ist, desto effizienter (hier: wohnortnäher) ist das Ergebnis der Standortplanung. Eine Versorgungsdistanz von Null beschreibt dabei nicht zwangsläufig den Idealwert. Wenn für ein i mehrere Standorte innerhalb von S_i erreichbar sind, wird sich die Bevölkerung auf diese Angebote aufteilen und damit ist eine Versorgungsdistanz von Null Zeiteinheiten nicht möglich.

Kapazitätsverteilungsplanung

Bei der Kapazitätsverteilungsplanung gilt als Maß der Zielerreichung (Effektivität) der Versorgungsgrad (VG) der einzelnen Standorte. Der Versorgunggrad

---

[466] Vgl. Abschnitt 4.1.

bestimmt sich aus dem Verhältnis der eingerichteten Kapazität zur benötigten Kapazität, wie es in Formel 19 gezeigt ist.

Formel 19 $\quad VG_k = \frac{w_k * Kap\_Bl}{Kap\_Bed_k} \quad \forall \; k \in I \mid y_k = 1$

Wenn sich der Versorgungsgrad eines Standortes in einem definierten Toleranzbereich befindet, kann von einer Zielerreichung ausgegangen werden und die effektiven Standorte können somit abgezählt werden.[467] Die Toleranzgrenzen beziehen sich auf einen „Mittelpunkt" - entweder die ideale Kapazitätsverteilung mit einem Versorgungsgrad von Eins oder die Grenzen beziehen sich auf den erreichbaren theoretischen Versorgungsgrad (VG_theo) bei knapper Ressourcenverfügbarkeit.

Die Spannweite des Toleranzbereiches ähnelt prinzipiell den Grenzen zur Über- und Unterversorgung der Bedarfsplanungsrichtlinie (für Hausärzte +10% bzw. -25%).[468] Die Effektivitätsprüfung bewegt sich in einer ähnlichen Größenordnung - allerdings sollen für diese Auswertung die gleichen Abweichungen für eine Über- sowie Unterschreitung gelten. Es werden für die Effektivitätsprüfung zwei Toleranzgrenzen definiert; eine „scharfe" Grenze von ± 10% und eine weniger „scharfe" Grenze von ± 20%. Somit gelten alle Standorte als effektiv versorgt, wenn der jeweilige Versorgungsgrad innerhalb der definierten Bereiche liegt.[469]

Die Effizienz der Kapazitätsverteilung wird durch die Abweichung des Versorgungsgrades vom Vorgabewert (bspw. VG=1 oder VG_theo) innerhalb des Toleranzbereiches gemessen/berechnet (vgl. Formel 20). Dabei ist es zunächst unerheblich, ob der erreichte Versorgungsgrad größer oder kleiner als der Orientierungswert ist. Jedoch muss beachtet werden, dass die Überversorgung eines Standortes die Versorgung beinhaltet - allerdings kann bei einer

---

[467] Die Vorgehensweise entspricht den Grenzen zur Über- bzw. Unterversorgung in der Bedarfsplanung. Vgl. Abschnitt 2.3.
[468] Vgl. Abschnitt 2.3.
[469] Die Toleranzgrenzen sind in der Nähe der bekannten Werte gewählt, da diese über lange Zeit als Orientierung gedient haben. Sie können innerhalb des Handlungsspielraums des Verantwortlichen variiert werden.

deutlichen Übererfüllung des Versorgungsbedarfs von einer unwirtschaftlichen Kapazitätsverteilung ausgegangen werden.[470]
Zusätzlich wird neben der Differenz der prozentualen Abweichung, die Abweichung der absoluten Kapazitätswerte (Δ Kap$_k$) betrachtet (vgl. Formel 21).

Formel 20 $\quad \Delta VG_k = \frac{(VG_k - VG\_theo)}{VG\_theo} \quad (\forall\ k \in I\ |\ y_k = 1) \wedge (k\ ist\ effektiv)$

Formel 21 $\quad \Delta Kap_k = w_k * Kap\_Bl - Kap\_Bed_k$
$(\forall\ k \in I\ |\ y_k = 1) \wedge (k\ ist\ effektiv)$

Zum besseren Verständnis wird neben den einzelnen Effizienzkennzahlen eine Abbildung eingeführt, welche die Zusammenhänge übersichtlich darstellt. Die Abb. 12 zeigt diese Abbildung für ein fiktives Beispiel.

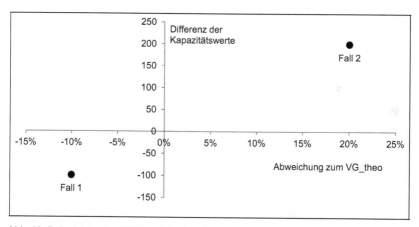

Abb. 12: Beispiel für das Effizienzkriterium bei der Kapazitätsverteilung

Beispiel: Der Kapazitätsbedarf im fiktiven Standort beträgt 1.000 Einheiten (EH), ein Kapazitätsblock hat ein Leistungsvolumen von 300 Einheiten und der VG_theo liegt bei 100%. Damit können dem Standort entweder drei (Mindestanzahl) oder vier (Höchstanzahl) Kapazitätsblöcke zugewiesen werden. Der

---

[470] Gesundheitsgüter (und auch -leistungen) werden häufig den meritorischen Gütern gleichgesetzt und sollten somit generell über das erforderliche Maß hinaus bereitgestellt werden. Vgl. van der Beek, K. et al. (2011), S. 44. Die Knappheit der Ressourcen begrenzt jedoch dieses Bestreben.

Idealpunkt der Kapazitierung (Punkt der höchsten Effizienz) wird mit dem Achsenschnittpunkt beschrieben.

Fall 1: Werden dem Standort drei Kapazitätsblöcke zugewiesen, beträgt der Versorgungsgrad 90%.

$VG_{Fall\,1} = 3 * 300\ EH\ /\ 1.000\ EH * 100\ \% = 90\%$

Die Abweichung von Referenzwert beträgt folglich -10% und es fehlen 100 Kapazitätseinheiten - der Punkt im dritten Quadranten in Abb. 12 veranschaulicht den Fall 1.

Fall 2: Sollten dem fiktiven Standort vier Kapazitätsblöcke zugewiesen werden, beträgt der Versorgungsgrad 120%.

$VG_{Fall\,2} = 4 * 300\ EH\ /\ 1.000\ EH * 100\ \% = 120\%$

Die Abweichung des Versorgungsgrades entspricht 20% und es stehen 200 Kapazitätseinheiten zu viel zur Verfügung - diesen Fall zeigt der Punkt im ersten Quadranten in Abb. 12.

Der Vergleich der beiden Fälle zeigt auf, dass Fall 1 effektiv im „scharfen" Bereich ist und dichter am Achsenschnittpunkt (Idealwert) liegt. Somit kann aus einer rein wirtschaftlichen Betrachtung des Ressourceneinsatzes der Fall 1, gegenüber dem Fall 2, als effizienter eingestuft werden. Jedoch gilt es zu beachten, dass der weniger effiziente Fall 2 die Versorgung sicherstellt - Fall 1 tut dies nicht.

5 Das Testgebiet und der Ist-Zustand

5.1 Die Wahl eines Testgebietes

Für die Anwendung der vorgestellten Modelle (vgl. Abschnitte 4.4 und 4.5) wird ein reales Testgebiet ausgewählt, welches in Abb. 13 dargestellt ist. Die Abbildung zeigt alle 296 Versorgungsbedarfsflächen, auf denen die folgenden Betrachtungen basieren.

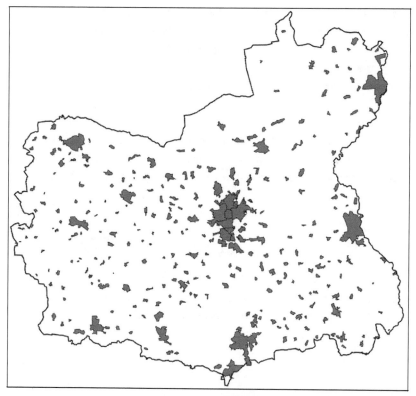

Abb. 13: Testgebiet mit allen Versorgungsbedarfsflächen
Quelle: In Anlehnung an Kassenärztliche Bundesvereinigung (2011a)

Das Gebiet liegt im Süden von Brandenburg und ist im Osten durch die Landesgrenze zu Polen (absolute Systemgrenze) und im Süden zum Bundesland

Sachsen (Grenze zwischen den Kassenärztlichen Vereinigungen von Brandenburg und Sachsen) beschränkt. Die Abgrenzung im Westen ist so gewählt, dass die Bundesautobahn A15 für einen weiten Bereich mit in Betracht gezogen werden kann.[471] Der nördliche Abschluss entstand, um das Testgebiet in einem überschaubaren Rahmen zu halten. Das Areal umfasst somit die kreisfreie Stadt Cottbus, den Landkreis Spree-Neiße und den nördlichen Teil des Landkreises Oberspreewald Lausitz (Gemeinden Lübbenau, Vetschau, Calau, Bronkow, Luckaitztal, Altdöbern, Grossräschen, Neu-Seeland und Neupetershain).[472]

In den weiteren Betrachtungen werden die Grenzen des Testgebietes als absolute Systemgrenzen angesehen. Eine Randbetrachtung und damit die Möglichkeit der Patientenbewegung über den Rahmen des Testgebietes hinaus oder hinein werden ausgeblendet. Diese Festlegung lässt eine gewisse Verzerrung der realen räumlichen Interaktion der Einwohner zu, jedoch behindert dies die generelle Vorstellung der Modelle nicht.[473]

Zusammenfassend steht das vorgestellte Testgebiet stellvertretend für viele Regionen in Deutschland: Es gibt ein urbanes Zentrum mit einem stark ländlich geprägten und dünnbesiedelten Umland. Viele aktuelle Probleme in der vertragsärztlichen Versorgung werden in solchen Regionen festgestellt.[474]

5.2 Darstellung und Bewertung der aktuellen Versorgungsstruktur

In diesem Abschnitt erfolgt die Auswertung der aktuellen Versorgungssituation. Dazu wird zunächst der skizzierte Rahmen der Indexmengen und Parameter aus dem Abschnitt 4.3 für das Testgebiet ergänzt. Dazu wird die Notation (nur für die Bewertung des Ist-Zustandes) wie folgt erweitert:

---

[471] In den Betrachtungen wird auf die Distanzmessungen in Zeiteinheiten abgestellt und die durchschnittliche Geschwindigkeit auf einer Autobahn unterscheidet sich deutlich von der durchschnittlichen Geschwindigkeit auf anderen Straßentypen.
[472] Vgl. Kassenärztliche Bundesvereinigung (2011a).
[473] Vgl. Kopetsch, T. (2010a).
[474] Vgl. Abschnitt 2.4

Indizes und Indexmengen

i_v ∈ I   i_v ist ein als versorgt geltendes Element der Menge der Versorgungsbedarfsflächen I
i_nv ∈ I   i_nv ist ein als nicht versorgt geltendes Element der Menge der Versorgungsbedarfsflächen I
k_SO ∈ I   k_SO ist ein existierender Standort und Element der Menge I

In den 296 Versorgungsbedarfsflächen (Netzwerkknoten i) leben 281.427 Einwohner (Parameter Att_k und VB_i) und es existieren derzeit 37 Standorte ($k\_SO \in I$), in denen insgesamt 160 Hausärzte (Parameter Anz_Kap_Bl) tätig sind.[475, 476] Die derzeitigen Positionierungen der Hausärzte zeigt Abb. 14.

Die Werte hinter den Namen der Bedarfsflächen entsprechen der Anzahl der niedergelassenen Hausärzte (Vollzeitzulassung). Es ist zu erkennen, dass sich der Großteil der Mediziner in den bevölkerungsreichen Versorgungsbedarfsflächen niedergelassen hat.[477] Weiterhin sind alle Distanzen (D_{ik} [min]) zwischen den Bedarfs- und Angebotsorten bekannt.[478, 479]

---

[475] Vgl. Kassenärztliche Bundesvereinigung (2011b).
[476] Eine tabellarische Übersicht zu den Versorgungsbedarfsflächen und den Einwohnern befindet sich im Anhang A5. Es wird jeweils der gemeldete Hauptwohnsitz der Einwohner berücksichtigt.
[477] Eine tabellarische Übersicht über die Standorte der Hausärzte befindet sich im Anhang A6.
[478] Vgl. Kassenärztliche Bundesvereinigung (2011b).
[479] Ein Ausschnitt aus der Kürzesten-Reisezeit-Matrix wird im Anhang A7 dargestellt.

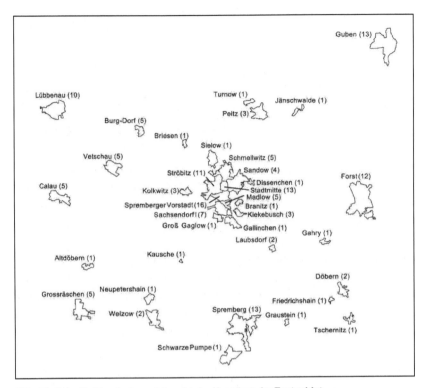

Abb. 14: Aktuelle Standorte und Anzahl der Hausärzte im Testgebiet

Wenn die aktuelle hausärztliche Versorgungssituation mit den Mitteln der Bedarfsplanungsrichtlinie ausgewertet wird, ergibt sich folgendes Bild:
Das Stadtgebiet Cottbus und die Landkreise Spree-Neiße und Oberspreewald-Lausitz gelten nach den Kriterien der Bedarfsplanungsrichtlinie als weder über- noch unterversorgt (vgl. Tab. 3).[480] Mit einem Versorgungsgrad von 106% wird in der kreisfreien Stadt Cottbus von einer ausreichenden hausärztlichen Versorgung ausgegangen. Im Gegensatz dazu ist der periphere Raum um Cottbus nicht ausreichend versorgt (Spree-Neiße 79 % und Oberspre-

---

[480] Vgl. Abschnitt 2.3.

wald-Lausitz 88%).[481] Die Tab. 3 zeigt diese Versorgungssituation zum 31.03.2012.[482]

	Cottbus (CB)	Spree-Neiße (SPN)	Oberspreewald-Lausitz (OSL)
Hausärzte VG	106 %	79 %	88 %

Tab. 3: Versorgungsgrade nach der Bedarfsplanungsrichtlinie
Quelle: In Anlehnung an Kassenärztliche Vereinigung Brandenburg (2012)

Eine detaillierte Aussage zur Versorgungsstruktur ist mit den derzeit verwendeten Mitteln der Bedarfsplanungsrichtlinie nicht möglich. Lediglich eine kumulative Bewertung der Versorgungssituation für einen ganzen Planungsbereich kann getroffen werden. Eine Betrachtung der Wechselwirkung(en) zwischen den räumlichen Bereichen ist durch die „scharfen Betrachtungsgrenzen" der Bedarfsplanungsrichtlinie ebenfalls nicht möglich.

Eine Auswertung der aktuellen Versorgungssituation mit den vorgestellten Gütekriterien (vgl. Abschnitt 4.6) ergibt ein genaueres Bild. Die Bewertung der Versorgungsstruktur erfolgt in der Vorgehensweise, wie sie in Abb. 15 dargestellt ist.

---

[481] In den regionalen Medien werden für die hausärztliche Versorgung die zu erwartenden Mangelzustände bestätigt - allerdings auch für Cottbus. Vgl. Igel, A. (2011); vgl. Remus, B. (2008).
[482] Die Arztzahlen werden von den Kassenärztlichen Vereinigungen an die Kassenärztliche Bundesvereinigung mit einem zeitlichen Versatz von bis zu über einem Jahr gemeldet. Daher sind Abweichungen bei der Anzahl der Ärzte und damit bei den Versorgungsgraden möglich. Vgl. Schöpe, P. (2012a).

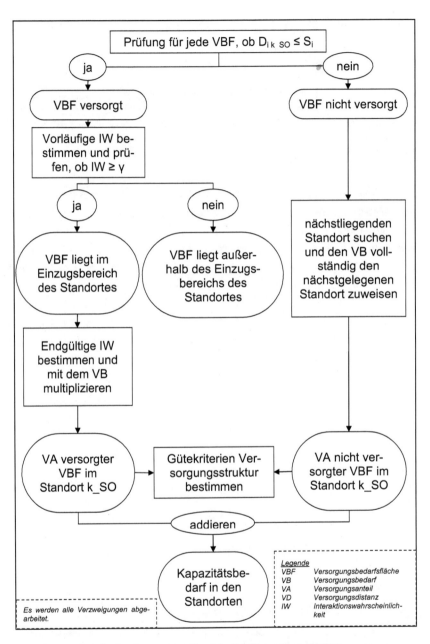

Abb. 15: Vorgehensweise Auswertung der aktuellen Versorgungstruktur

Zunächst wird die zulässige Versorgungsdistanz (S_i) auf 15 Minuten fixiert.[483] Durch den Abgleich dieses Wertes mit den kürzesten Reisezeiten von allen i zu den existierenden Standorten k_SO werden alle Anbindungen ausgeschlossen, welche längere Fahrtzeiten als 15 Minuten benötigen. Wenn für eine Bedarfsfläche kein Standort innerhalb von S_i erreichbar ist, dann gilt diese Fläche als nicht versorgt. Wenn hingegen mindestens ein Standort innerhalb der Vorgabe erreichbar ist, ist dieser Bedarfsort als versorgt anzusehen. Damit teilen sich die Ortschaften in „Versorgte" (i_v ∈ I) und „Nichtversorgte" (i_nv ∈ I) auf.[484] Für die als nicht versorgt geltenden Flächen bedeutet dies jedoch nicht den generellen Ausschluss von der hausärztlichen Versorgung - die betroffenen Einwohner müssen jedoch längere Reisezeiten (>15 min) in Kauf nehmen.

Bei einer Servicedistanz von 15 Minuten gehören 41 Versorgungsbedarfsflächen mit insgesamt 6.228 Einwohnern zu den Nichtversorgten. Diese Einwohner werden für die weiteren Betrachtungen vollständig dem jeweils nächstgelegenen Hausarzt zugewiesen. Die Abb. 16 zeigt die betroffenen Flächen und die beschriebene Zuweisung. Die dunkel gefärbten Flächen stellen die Nichtversorgten dar. Die Standorte werden nur durch eine Kontur abgebildet.[485] Die anderen 255 Versorgungsbedarfsflächen gelten als versorgte Ortschaften (insgesamt 275.199 Einwohner).

---

[483] Die Kassenärztliche Bundesvereinigung sieht diesen Wert (als Durchschnittswert) für die Untersuchung als angemessen an. Vgl. Schöpe, P. (2012b).
[484] Ein übersichtliches Beispiel befindet sich im Anhang A8.
[485] Die vollständige Übersicht der nichtversorgten Versorgungsbedarfsflächen und deren Entfernung zum nächstgelegenen Hausarzt befindet sich im Anhang A9.

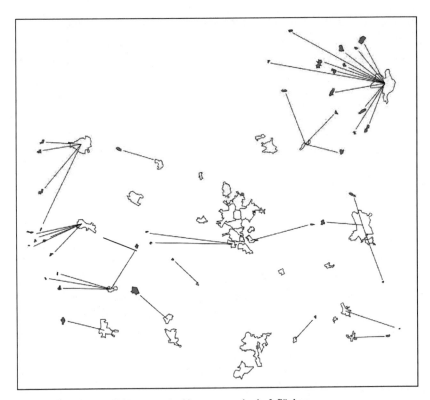

Abb. 16: Zuweisung nicht versorgter Versorgungsbedarfsflächen

Für die Aufteilung der Einwohner der versorgten Bedarfsflächen auf die Standorte (k_SO) wird zunächst für alle möglichen Versorgungskombinationen die vorläufige Interaktionswahrscheinlichkeit (IW*) mit Hilfe von Formel 22 innerhalb von S_i berechnet.[486]

Formel 22 $\quad IW^*_{i\_v\,k\_SO} = \dfrac{Att_{k\_SO}{}^{\alpha} * e^{-(D_{i\_v\,k\_SO}*\beta)}}{\sum_{k\_SO \in U_{i\_v}} Att_{k\_SO}{}^{\alpha} * e^{-(D_{i\_v\,k\_SO}*\beta)}} \quad \forall\, i\_v \in I\,;\ k\_SO \in I$

Bei dieser Berechnung entspricht α = 1 und β = 0,28.[487] Als Attraktivität wird die Einwohnerzahl der Standorte gewählt und die Distanz wird in Reiseminu-

---

[486] Vgl. Abschnitt 4.3.
[487] Vgl. Abschnitt 4.3.

ten gemessen.[488] Anschließend erfolgt der Vergleich der ermittelten Interaktionswahrscheinlichkeit mit dem geforderten Mindestwert ($\gamma = 1\%$).[489] Alle Versorgungskombinationen, die mindestens dem geforderten Prozentwert entsprechen, werden weiterhin als relevant betrachtet. Die Versorgungskombinationen, welche den Mindestwert nicht erreichen, werden aus den folgenden Betrachtungen ausgeblendet.[490] In den angestellten Untersuchungen werden so 99 Versorgungskombinationen ausgeschlossen. Für die verbleibenden Verknüpfungen kann anschließend die endgültige Interaktionswahrscheinlichkeit berechnet werden.[491] Für zwei Beispiele werden die endgültigen Interaktionswahrscheinlichkeiten in der Abb. 17 gezeigt.[492]

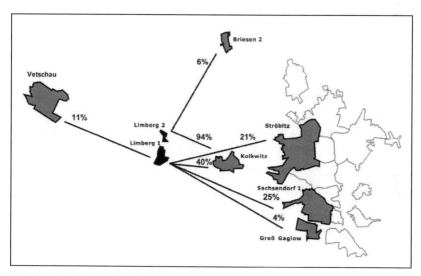

Abb. 17: Interaktionswahrscheinlichkeit für zwei Beispiele

Im gezeigten Beispiel teilen sich die Einwohner von Limberg 2 auf die Standorte Briesen 2 und Kolkwitz auf. Für Limberg 1 liegt Briesen 2 außerhalb der 15-Minuten-Grenze, aber dafür sind einige Arztstandorte in Cottbus (Ströbitz,

---

[488] Vgl. Abschnitt 4.3.
[489] Vgl. Abschnitt 4.3.
[490] Interpretation: Versorgungskombinationen, welche die Mindestinteraktionswahrscheinlichkeit unterschreiten befinden sich außerhalb des Einzugsgebietes des jeweiligen Standortes. Vgl. Abschnitt 3.8.3.
[491] Zur Berechnung der endgültigen Interaktionswahrscheinlichkeit wird die Formel 22 mit den verbleibenden Kombinationen aus Bedarfsflächen und Standorten verwendet.
[492] Die Berechnungen zum gezeigten Beispiel befinden sich im Anhang A10.

Sachsendorf 1 und Groß Gaglow) und das Angebot in Vetschau erreichbar, welches für Limberg 2 außerhalb von S_i liegt. Dieser Fall zeigt die Vorteilhaftigkeit bezüglich der Verwendung von Bedarfsflächen anstatt der regulären Gemeindeflächen auf. So kann die unterschiedliche Erreichbarkeit von Standorten aus ein und demselben Ort berücksichtigt werden.

Nachdem die Interaktionswahrscheinlichkeiten bekannt sind, erfolgt die Berechnung der Versorgungsanteile ($VA_{i\_v\,k\_SO}$) aller versorgten Ortsteile in den Standorten mit Hilfe der Formel 23.

Formel 23 $VA_{i\_v\,k\_SO} = IW_{i\_v\,k\_SO} * VB_{i\_v} \qquad \forall\ i\_v \in I\ ;\ k\_SO \in I$

Durch die Versorgunganteile kann die Anzahl an Einwohnern aus i_v bestimmt werden, die in den Arztsitzen erwartet wird.[493]

Anschließend wird die durchschnittliche (einwohnergewichtete) Versorgungsdistanz für jede Bedarfsfläche errechnet. Für die Nichtversorgten ist die durchschnittliche Distanz gleich der Reisezeit zum nächstgelegenen Hausarzt, da die Einwohner zu 100 % dem nächstgelegenen Mediziner zugeordnet werden. Die durchschnittliche Versorgungsdistanz für alle Nichtversorgten ($ØVD_{i\_nv}^{ges}$) ergibt sich aus Formel 24.

Formel 24 $ØVD_{i\_nv}^{ges} = \frac{\Sigma_{i\_nv}\ VB_{i\_nv} * D_{i\_nv\,k\_SO}}{\Sigma_{i\_nv} VB_{i\_nv}}$

$\forall\ i\_nv,\ k\_SO \in I\ ;\ D_{i\_nv\,k\_SO} = \min\{D_{i\_nv}\}$

Im Testgebiet beträgt die durchschnittliche Distanz zum nächstgelegenen Hausarzt für die nicht versorgten Einwohner 18,67 min.[494]

Für die versorgten Flächen erfolgt die Ermittlung der flächenspezifischen und einwohnergewichteten durchschnittlichen Versorgungsdistanz ($ØVD_{i\_v}$) durch Formel 25.[495]

---

[493] Für die gezeigten Beispiele in Abb. 17 wird die Berechnung im Anhang A11 gezeigt.
[494] Die Werte für die einzelnen nicht versorgten Flächen können dem Anhang A9 entnommen werden.

Formel 25 $\varnothing VD_{i\_v} = \dfrac{\sum_{k\_SO \in U_{i\_v}} VA_{i\_v\,k\_SO} * D_{i\_v\,k\_SO}}{VB_{i\_v}}$ $\quad \forall\ i\_v \in I$

Für alle Versorgten ermittelt sich die durchschnittliche Versorgungsdistanz ($\varnothing VD_{i\_v}^{ges}$) anhand von Formel 26. Dieser Wert beträgt für die aktuelle Untersuchung 3,28 Minuten.

Formel 26 $\varnothing VD_{i\_v}^{ges} = \dfrac{\sum_{i\_v} \sum_{k\_SO \in U_{i\_v}} VA_{i\_v\,k\_SO} * D_{i\_v\,k\_SO}}{\sum_{i\_v} VB_{i\_v}}$ $\quad \forall\ i\_v \in I$

Die Ermittlung der durchschnittlichen Versorgungsdistanz für alle Einwohner (Versorgte und Nichtversorgte $\varnothing VD_i^{ges}$) im Testgebiet wird mit Hilfe der Formel 27 durchgeführt.

Formel 27 $\varnothing VD_i^{ges} = \dfrac{\sum_{i\_v} \sum_{k\_SO \in U_{i\_v}} VA_{i\_v\,k\_SO} * D_{i\_v\,k\_SO} + \sum_{i\_nv} VB_{i\_nv} * D_{i\_nv\,k\_SO}}{\sum_{i\_v} VB_{i\_v} + \sum_{i\_nv} VB_{i\_nv}}$
$\forall\ i,\ i\_v,\ i\_nv,\ k\_SO \in I\ ;\ D_{i\_nv\,k\_SO} = \min\{D_{i\_nv}.\}$

Durch die höhere Anzahl der als versorgt geltenden Einwohner liegt der durchschnittliche Gesamtwert dichter an dem der Versorgten als an dem der Nichtversorgten und beträgt für das Testgebiet 3,62 Minuten.

Ein detaillierterer Blick bezüglich der durchschnittlichen Versorgungsdistanz für die einzelnen versorgten Flächen zeigt eine Spannbreite von 0 bis 14,82 Minuten auf. Tab. 4 zeigt eine Übersicht der Versorgungsdistanzen und ermöglicht weitere Aussagen (sortiert nach der durchschnittlichen Versorgungsdistanz).[496]

---

[495] Im Anhang A12 befindet sich eine Übersicht über die durchschnittlichen Versorgungsdistanzen der Versorgten.
[496] Die vollständige Übersicht befindet sich im Anhang A12. Eine Abbildung zur Häufigkeitsverteilung befindet sich im Anhang A23.

Nr.	VBF	EW	Ø Distanz zu den SO im 15-min-"Radius"
1	Calau	6.540	0,00
2	Grossräschen	8.641	0,00
3	Lübbenau	13.164	0,00
4	Vetschau	6.192	0,00
5	Burg Dorf	3.326	0,00
6	Forst	19.252	0,00
7	Guben	18.779	0,00
8	Jänschwalde	617	0,00
9	Laubsdorf	602	0,00
10	Schwarze Pumpe	1.983	0,00
11	Spremberg	19.300	0,00
...			
19	Sachsendorf 1	14.914	2,35
20	Schmellwitz	15.258	2,47
21	Sandow	15.497	2,49
22	Ströbitz	14.105	2,58
23	Spremberger Vorstadt	14.764	2,67
...			
246	Lipten	188	14,08
247	Gosda 1	25	14,10
254	Zwietow	53	14,77
255	Haidemühl	444	14,82

Tab. 4: Durchschnittliche Versorgungsdistanz der versorgten Einwohner

Der Wert ‚0 min' steht für Bedarfsflächen, die sich vollständig selbst versorgen, und von deren Einwohnern keine räumliche Bewegung über die eigene Fläche hinaus zu erwarten ist. Dies trifft vorrangig auf die Flächen mit mindestens 4-stelligen Einwohnerzahlen zu, welche innerhalb von 15 Minuten keinen anderen Standort erreichen können und selbst ein eigenes hausärztliches Angebot vorhalten. Sobald ein weiterer Standort innerhalb von S_i erreichbar ist und die Interaktionswahrscheinlichkeit den γ-Wert überschreitet (oder gleicht), teilt sich die Einwohnerschaft auf die Standorte auf und die durchschnittliche Versorgungsdistanz wird automatisch größer als Null. Diese Aufteilung trifft vorrangig für die Gebiete in stärker agglomerierten Räumen zu (Nr. 19 bis 23 in Tab. 4), in denen Standorte dicht beieinander liegen. Die „hohen" Werte der durchschnittlichen Versorgungsdistanz am Ende der Tabelle gelten zumeist für einwohnerschwächere abgelegene Versorgungsflächen.

Die Versorgungsdistanzen der Nichtversorgten überschreiten einheitlich die 15 Minuten Marke und sie liegen zwischen 15,2 und 41,72 Minuten. Dabei gelten die hohen (oberen) Werte für sehr weit abgelegene und zumeist einwohnerschwache Bedarfsflächen und so gilt für „Reicherskreuz" mit 41 Einwohnern der Maximalwert.[497]

Weiterhin können mit den ausgerechneten Versorgungsanteilen die Kapazitätsbedarfe Kap_Bed_k in den vorhandenen Standorten bestimmt werden. Dafür werden die den Hausärzten zugewiesenen Einwohner („Versorgte" und „Nichtversorgte") zusammengezählt. Die Kapazitätsbedarfe werden wie durch Formel 28 beschrieben berechnet.

Formel 28 $\quad Kap\_Bed_{k\_SO} = \left(\sum_{i\_v} VA_{i\_v\,k\_SO}\right) + 1_{\{D_{i\_nv\,k\_SO} = \min(D_{i\_nv}.)\}} * \frac{VB_{i\_nv}}{n}$
$\forall\ i\_v, i\_nv, k\_SO \in I$

Der erste Summand zieht die Versorgungsanteile aller durch den jeweiligen Standort abgedeckten Ortschaften der Versorgten zusammen. Der zweite Summand kommt nur zum Tragen, wenn die Bedingung der Indikatorfunktion erfüllt ist. Dafür muss die Distanz zwischen nichtversorgten Flächen und dem Standort der minimalen Reisezeit aus allen Alternativen entsprechen.[498] Somit wird der Kapazitätsbedarf für den Standort nur erhöht, wenn die Bedarfsfläche als nicht versorgt gilt und der Standort das dichtgelegenste Angebot darstellt. Sollten für einen Nichtversorgten mehrere Standorte in exakt derselben Versorgungsdistanz erreichbar sein (n), erfolgt eine paritätische Aufteilung der Einwohner auf diese Standorte.[499]

Mit der Ermittlung der Kapazitätsbedarfe in den Standorten ist die Auswertung der Versorgungsstruktur abgeschlossen (vgl. Abb. 15).

---

[497] Die vollständige Übersicht aller Werte befinden sich im Anhang A9. Eine Abbildung zur Häufigkeitsverteilung befindet sich im Anhang A23.
[498] Es gibt für jedes i_nv 37 zu vergleichende Reisezeiten - in der Indikatorbedingung ist k_SO die Laufvariable und wird durch den Punkt symbolisiert. Dabei ist i_nv fixiert.
[499] Dieser Fall kam im Testgebiet bei S_i = 15 min einmal vor. Vgl. Anhang A9. In diesem Fall wird die Versorgungsfläche „Laasow" (Nr. 17), den Standorten „Altdöbern" und „Calau" zugeordnet.

5.3 Darstellung und Bewertung der aktuellen Kapazitätsverteilung

In diesem Abschnitt erfolgt die Auswertung der derzeit existierenden Kapazitätsverteilung. Die angewendete Vorgehensweise ist in Abb. 18 aufgezeigt.

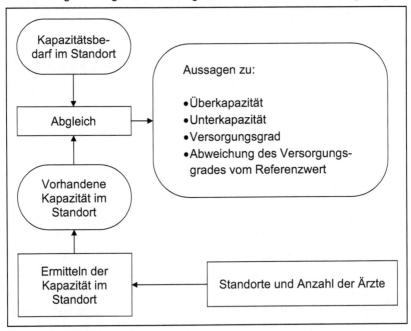

Abb. 18: Vorgehensweise Auswertung der aktuellen Kapazitätsverteilung

Für den Kapazitätsabgleich werden die ermittelten Kapazitätsbedarfe in den Standorten den tatsächlich vorhandenen Kapazitäten gegenüber gestellt.[500] Zur Bestimmung der Kapazitäten in den Standorten wird einem einzelnen Hausarzt mit einer Vollzeitzulassung ein Leistungsvolumen für 1.600 Einwohner unterstellt.[501] Durch eine einfache Vorbetrachtung ist eine systemweite Unterversorgung zu vermuten (vgl. Formel 29):

Formel 29 $\quad VG\_theo = \dfrac{160\ Hausärzte * 1.600\ \frac{Einwohner}{Hausarzt}}{281.427\ Einwohner} * 100\% = 90{,}96\ \% \approx 91\ \%$

---

[500] Vgl. Formel 19, Seite 106.
[501] Die aktuelle Forderung der Kassenärztlichen Bundesvereinigung liegt zwischen 1.500 und 1.600 Einwohnern je Hausarzt. Vgl. Schöpe, P. (2012b).

Somit ist eine vollständige Versorgung der gesamten Bevölkerung nicht möglich. Der detaillierte Abgleich der vorhandenen und der benötigten Kapazität ergibt ein gemischtes Bild, welches als Übersicht in Abb. 19 aufgezeigt ist. Die Werte in den Klammern entsprechen dem ermittelten Versorgungsgrad der Standorte.[502]

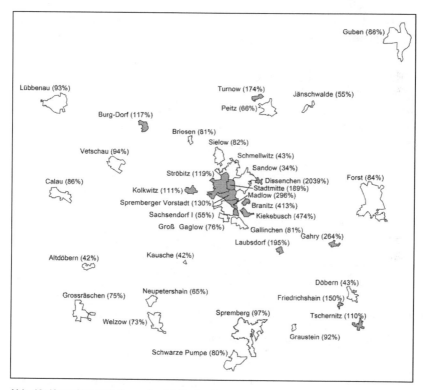

Abb. 19: Kapazitätsverteilung des Ist-Zustandes

Im Testgebiet liegen die Versorgungsgrade der einzelnen Standorte zwischen 34% (Sandow, im Stadtgebiet Cottbus) und 2039% (Dissenchen, im Stadtgebiet Cottbus). Dabei ist auffällig, dass diese beiden Extreme in unmittelbar be-

---

[502] Eine vollständige tabellarische Übersicht über alle Kapazitätsbedarfe, eingerichteten Kapazitäten, Über- und Unterkapazitäten und die Versorgungsgrade der Standorte befindet sich im Anhang A13.

nachbarten Versorgungsflächen liegen. Dieses Ergebnis erklärt sich durch die gewichtete Distanz und die Attraktivität in der Interaktionsformel (vgl. Formel 22). Durch die unmittelbare Nachbarschaft der beiden Flächen ist der Distanzwiderstand für potenziellen Patienten annähernd gleich und beeinflusst die Interaktion kaum. Eine viel stärkere (Sog)Wirkung von „Sandow" gegenüber der von „Dissenchen" erklärt sich durch den Attraktivitätsparameter, welcher ca. 39-mal größer ist.[503] Demnach ist eine stärkere Einwohnerbewegung nach „Sandow" zu erwarten und die dort vorhandene Kapazität reicht nicht aus - bei „Dissenchen" verhält es sich umgekehrt.

Kapazitätsverteilung Ist-Zustand: Effektivität

Für die Effektivitätsbetrachtung bedarf es der Festlegung eines Orientierungswertes, um welchen die Toleranzschranken gezogen werden. Zum einen ist die Orientierung für einen Idealzustand mit einem Versorgungsgrad von 100% denkbar. Zum anderen kann der theoretische Versorgungsgrad bei einer gleichmäßigen Kapazitätsverteilung (hier: ca. 91%) zu Hilfe genommen werden. Die Effektivitätsgrenzen entsprechen dann den in Tab. 5 aufgeführten Werten.

	Effektivitätsgrenzen	
	± 10%	± 20%
VG 100%	90,00%	80,00%
	110,00%	120,00%
VG 91%	81,87%	72,77%
	100,06%	109,16%

Tab. 5: **Effektivitätsgrenzen der Kapazitätsverteilung**

Tab. 6 zeigt die effektiv kapazitierten Standorte für beide Varianten. Des Weiteren ist auch die Kapazitätsabweichung als absoluter Wert aufgeführt.

---

[503] Rechnung: 15.497 Einwohner in Sandow / 398 Einwohner in Dissenchen ≈ 39.

Nr.	Standorte	Kapazitäts-abweichung	VG	Effektivität bei VG = 100%	Effektivität bei VG_theo=91 %
1	Sandow	-12.539	33,79%		
2	Altdöbern	-2.245	41,61%		
3	Kausche	-2.243	41,63%		
4	Döbern	-4.284	42,76%		
5	Schmellwitz	-10.499	43,25%		
6	Jänschwalde	-1.308	55,01%		
7	Sachsendorf 1	-9.052	55,30%		
8	Neupetershain	-873	64,69%		
9	Peitz	-2.501	65,74%		
10	Welzow	-1.155	73,48%		(± 20 %)
11	Grossräschen	-2.598	75,49%		(± 20 %)
12	Groß Gaglow	-502	76,12%		(± 20 %)
13	Schwarze Pumpe	-408	79,69%		(± 20 %)
14	Gallinchen	-383	80,67%	(± 20 %)	(± 20 %)
15	Briesen 2	-364	81,47%	(± 20 %)	(± 20 %)
16	Sielow	-343	82,36%	(± 20 %)	(± 10 %)
17	Forst	-3.644	84,05%	(± 20 %)	(± 10 %)
18	Calau	-1.257	86,42%	(± 20 %)	(± 10 %)
19	Guben	-2.782	88,20%	(± 20 %)	(± 10 %)
20	Graustein	-137	92,11%	(± 10 %)	(± 10 %)
21	Lübbenau	-1.209	92,97%	(± 10 %)	(± 10 %)
22	Vetschau	-470	94,45%	(± 10 %)	(± 10 %)
23	Spremberg	-596	97,22%	(± 10 %)	(± 10 %)
24	Tschernitz	150	110,36%	(± 20 %)	
25	Kolkwitz	484	111,22%	(± 20 %)	
26	Burg Dorf	1.182	117,34%	(± 20 %)	
27	Ströbitz	2.850	119,32%	(± 20 %)	
28	Spremberger Vorstadt	5.910	130,02%		
29	Friedrichshain	534	150,08%		
30	Turnow	681	174,06%		
31	Stadtmitte	9.806	189,20%		
32	Laubsdorf	1.556	194,63%		
33	Gahry	993	263,54%		
34	Madlow	5.298	296,04%		
35	Branitz	1.213	412,96%		
36	Kiekebusch	3.787	474,06%		
37	Dissenchen	1.522	2.038,81%		

Tab. 6: Effektiv kapazitierte Standorte im Ist-Zustand

In der Tabelle sind die effektiv kapazitierten Standorte in den letzten beiden Spalten markiert. Es ist zu erkennen, dass sich mit der Wahl des Referenzwertes auch die als effektiv eingestuften Standorte ändern. Bei einer Orientierung an einem Versorgungsgrad von 100% existieren vier Standorte innerhalb der „scharfen" Toleranzgrenzen, während zehn Standorte lediglich den „schwachen" Grenzen genügen.[504] Im Vergleich dazu gibt es acht Angebote im „scharfen" Toleranzbereich, wenn der Referenzwert dem VG_theo entspricht und sechs innerhalb der „schwachen" Grenzen. In den weiteren Betrachtungen wird die Orientierung am VG_theo genutzt, da eine hundertprozentige Erfüllung der Kapazitätsbedarfe aufgrund der verfügbaren Kapazitäten nicht möglich ist.[505]

Ein detaillierter Blick auf die Kapazitätsverteilung zeigt auf, dass die beschriebenen aktuellen Probleme im Testgebiet wiederzufinden sind. Das Zentrum Cottbus hat mehrere stark überversorgte Bedarfsflächen und das ländliche Umland ist zumeist unterversorgt.[506] Durch die Relation von der benötigten und der vorhandenen Kapazität ist eine vollständige Bedarfsabdeckung auch nicht möglich (VG_theo ≈ 91%).[507] Jedoch zeigt ein höherer Detaillierungsgrad deutliche Disparitäten im innerörtlichen Bereich von Cottbus auf. So sind die Abweichungen zwischen den Stadtgebieten teilweise enorm. Cottbus wird in der Bedarfsplanung als ein Planungsbereich aufgefasst[508] und daher ist den Ärzten, die Positionierung ihrer Praxis innerhalb der Stadtteile freigestellt. Die Kapazitätsauswertung zeigt auf, dass einige Stadtteile stark überversorgt sind (Tab. 6, Nr. 28, 31 und 34 - 37), während andere Bereiche an Unterversorgung leiden (Tab. 6, Nr. 1, 5, 7 und 12). Die beschriebenen Disparitäten sind nicht von dem Aspekt geprägt, dass für eine vollständige Bedarfsdeckung Kapazitäten fehlen, sondern sie sind auf zu schwache Verteilungsrestriktionen zurückzuführen.

---

[504] Die Toleranzgrenzen sind im Abschnitt 4.6 beschrieben.
[505] Eine Abbildung zur Häufigkeitsverteilung (zum VG_theo) befindet sich im Anhang A24.
[506] Vgl. auch Abb. 19, Seite 121.
[507] Vgl. Formel 29, Seite 120.
[508] Vgl. Bedarfsplanungsrichtlinie, Anlage 3.1.

Kapazitätsverteilung Ist-Zustand: Effizienz

Um nach der Kapazitätsbeurteilung die effektiven Standorte (VG_theo =91%) weiter unterscheiden zu können, erfolgt im Weiteren die Effizienzbetrachtung. Dazu wird Tab. 6 als Datenbasis genutzt und Abb. 20 erstellt.

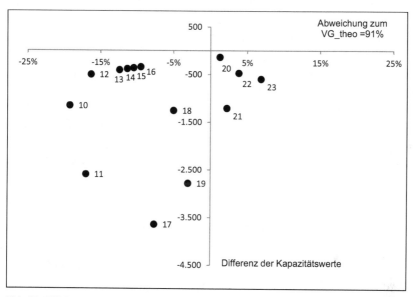

Abb. 20: Effizienz der Kapazitätsverteilung im Ist-Zustand

Für diese Veranschaulichung werden die Differenzen der Versorgungsgrade anhand von Formel 20, S. 125 bestimmt und auf der Abszisse abgetragen. Die Ordinatenwerte errechnen sich nach der Formel 21, S. 125.[509] Die Beschriftungen der Punkte entsprechen den laufenden Nummern der Tab. 6.

Es ist auffällig, dass die Standorte, welche eine positive Abweichung vom theoretischen Versorgungsgrad haben, im vierten Quadranten abgetragen sind. Dies ist der ungewichteten Betrachtung der Kapazitätseinheiten geschuldet - die Differenz der Versorgungsgrade ist mit dem VG_theo relativiert (vgl. Formel 20, S. 125). Es soll nicht der trügerische Eindruck entstehen, dass die generelle Unterversorgung nicht mehr besteht.

---

[509] Eine Übersicht über alle Werte der Abbildung wird im Anhang A14 gezeigt.

Die Effizienz der einzelnen Angebote ist heterogen. Der Standort Forst (Nr. 17) liegt zwar im scharfen Effektivitätsbereich, weicht aber um mehr als zwei volle Kapazitätsblöcke vom Ideal ab (-3.644 / 1.600 = 2,3). Welzow (Nr. 10) zeigt die größte noch effektive Abweichung vom theoretischen Versorgungsgrad, hat aber nur 1.155 Kapazitätseinheiten zu wenig. Diese Ausprägungen sind auf die absoluten Werte der Kapazitätsbedarfe in den Standorten zurückzuführen. Je größer der Kapazitätsbedarf ist, desto größer ist auch die absolute Abweichung der Kapazitätseinheiten bei einem konstanten theoretischen Versorgungsgrad. Nur das Angebot in Graustein (Nr. 20) kommt einer idealen Kapazitätsverteilung sehr nahe.

Nach der Bewertung der existierenden Versorgungsstruktur und der Kapazitätsverteilung mit den entwickelten Gütekriterien erfolgt im nächsten Abschnitt eine detaillierte Auswertung und Zusammenfassung des Ist-Zustandes.

5.4 Die Zusammenfassung der aktuellen Versorgung

Für die Auswertung der aktuellen Versorgungssituation zeigt Tab. 7 eine Übersicht über die ermittelten Werte bezüglich der Versorgungsstruktur. Für den Großteil der Versorgungsbedarfsflächen kann von einer effektiven Versorgung ausgegangen werden, da mindestens ein Hausarzt innerhalb von 15 Minuten erreicht werden kann. Allerdings gelten 41 Versorgungsbedarfsflächen als nicht versorgt und die betroffenen 6.228 Einwohner leben zumeist im ländlichen Umland der urbanen Zentren. Dies spiegelt die aktuelle Problemstellung der hausärztlichen Verteilungsdisparitäten wider.

Die Effizienzbeurteilung der Versorgungstruktur erfolgt mit den durchschnittlichen Distanzen zum Hausarzt (ØVD). Die Übersicht in Tab. 7 zeigt die starken Abweichungen für Versorgte und Nichtversorgte auf. Die durchschnittliche Versorgungsdistanz für Nichtversorgte ist dabei ca. sechsmal größer als die der Versorgten.[510]

---

[510] Rechnung: 18,67 min / 3,28 min ≈ 6.

Gütekriterien	Versorgte	Nichtversorgte
Anzahl der VBF	255	41
Anzahl der EW	275.199	6.228
Ø VD VBF Minimum	0,00 min	15,20 min
Ø VD VBF Maximum	14,82 min	41,72 min
Ø VD	3,28 min	18,67 min
Ø VD gesamt	3,62 min	

Tab. 7: Gütekriterien zur Ist-Versorgungsstruktur bei S=15 min

Da es keine (gesetzlichen) Vorgaben für die Gütekriterien gibt, können die Werte in Tab. 7 noch nicht abschließend bewertet werden. Hingegen ist deutlich zu erkennen, dass die durchschnittliche Distanz zum Hausarzt für die Nichtversorgten ein Mehrfaches der der Versorgten beträgt. Von einer systemweiten gleichmäßigen Versorgungsstruktur kann somit nicht ausgegangen werden.

Die Auswertung der Kapazitätsverteilung des Ist-Zustandes ergibt einen heterogenen Zustand, welcher in Tab. 8 zusammenfassend dargestellt ist.

Gütekriterien	Minimum	Maximum	Summe
Überkapazität [EW]	150	9.806	35.966
Unterkapazität [EW]	-137	-12.539	-61.393
Versorgungsgrad	34%	2.039%	
Anzahl effektiver Standorte bei einem VG_theo=91% und Effektivitätsgrenzen von ±10%	8		
Anzahl effektiver Standorte bei einem VG_theo=91% und Effektivitätsgrenzen von ±20%	14		

Tab. 8: Auswertung Kapazitätsverteilung im Ist-Zustand

Bei einem theoretischen (gleichmäßigen) Versorgungsgrad von 91% wäre der „gerechte" Zustand gefunden, wenn alle Standorte annähernd diese Bedarfsabdeckung aufweisen. Es besteht jedoch aufgrund der Unteilbarkeit der Kapazitätsblöcke nur in sehr wenigen Fällen die Möglichkeit den Kapazitätsbedarf genau abzudecken.

Die aktuelle Kapazitätsverteilung zeigt sehr deutliche Über- und Unterkapazitäten von teilweise mehreren Kapazitätsblöcken auf. Die Versorgungsgrade betragen zwischen 34% und 2.039%. Weiterhin können nur acht effektive Angebote in den „scharfen" Effektivitätsschranken und weitere sechs Angebote in den weniger „scharfen" Begrenzungen ausgemacht werden. Innerhalb dieser effektiven Zustände repräsentiert kein Standort eine Übererfüllung des Kapazitätsbedarfs. Es gibt jedoch Standorte, welche eine Überkapazität aufweisen. Diese ist jedoch so stark, dass die betreffenden Standorte außerhalb des Effektivitätsbereiches liegen.[511]

Das parallele Vorhandensein von starken Über- und Unterkapazitäten legt nahe, dass die unbefriedigende Kapazitätsverteilung durch einen zu großen Spielraum in der Bedarfsplanungsrichtlinie entstanden ist. Somit ist eine Verteilungsplanung erforderlich, welche eine möglichst gleichmäßige Berücksichtigung der Standorte bei der Kapazitätszuweisung gewährleistet.

Zusammenfassend ergibt sich, dass

- sich die existierenden Standorte zu einem Großteil in den bevölkerungsreichen Versorgungsbedarfsflächen befinden,
- ca. 6.000 Einwohner außerhalb der wünschenswerten Versorgungsdistanz leben,
- die gesamte vorhandene Kapazität den Kapazitätsbedarf nicht decken kann und
- dass es sehr markante Ungleichverteilungen der Ärzte in den Versorgungsbedarfsflächen (besonders in der Stadt Cottbus) gibt.

---

[511] Vgl. Anhang A14.

Somit wird konstatiert, dass das vorgestellte Testgebiet die existierenden Problemstellungen in der vertragsärztlichen Versorgung widerspiegelt und folglich genügend Verbesserungspotenzial aufweist. Darauf aufbauend stellt sich die Frage, ob sich mit dem Einsatz der vorgestellten Modelle zur Standort- und Kapazitätsplanung (bei der Verwendung derselben Ressourcen) ein besserer Versorgungszustand erzeugen lässt.

In den weiteren Betrachtungen dienen die ausgearbeiteten Kennwerte des Ist-Zustandes als Referenzmaß für die ermittelten Ergebnisse.

6 Numerische Ergebnisse

6.1 Einführung

Die Wirksamkeit der entwickelten Modelle zur Standort- und Kapazitätsverteilung wird in vier Szenarien gezeigt. In den ersten beiden Szenarien erfolgt die Umverteilung der real existierenden Ressourcen. Zunächst wird die Anzahl der vorhandenen Standorte neu positioniert und anschließend erfolgt die Zuweisung der Hausärzte. Beide Szenarien beantworten die Frage, ob mit den vorgestellten Modellen eine bessere Versorgungsstruktur und Kapazitätsverteilung als mit der Bedarfsplanungsrichtlinie ermöglicht werden.

Anschließend wird der ideale Versorgungszustand ermittelt (drittes Szenario). Dieser setzt sich aus der bestmöglichen Versorgungsstruktur und der Verteilung einer bedarfsdeckenden Anzahl an Hausärzten zusammen. Der Idealzustand liefert bezüglich der Gütekriterien Referenzwerte, welche als anzustrebende Vorgaben angesehen werden können.

Eine Annahme der ersten drei Szenarien ist, dass es keine bestehenden Standorte und keine Ärzteverteilung zu berücksichtigen gibt. Beide Planungen werden somit unabhängig von der aktuellen Versorgungssituation durchgeführt, um einen wünschenswerten Soll-Zustand zu erzeugen. Diese Eingrenzung wird im vierten Szenario (Abschnitt 6.5) aufgehoben und damit aufgezeigt, dass bestehende Strukturen auch berücksichtigt werden können. Auf diese Weise können Lücken im bestehenden „Versorgungsnetz" identifiziert werden und somit wird eine wertvolle Entscheidungshilfe in realen Versorgungsplanungen bereitgestellt.

6.2 Szenario „Umverteilung"

6.2.1 Ausgangswerte und Zielstellung

Die erste Anwendung der vorgestellten Modelle erfolgt mit den Parameterwerten des Ist-Zustandes. Dadurch soll geprüft werden, ob es mit einer Umverteilung der Standorte möglich ist, dass alle Einwohner des Testgebietes innerhalb der wünschenswerten Versorgungsdistanz (S_i=15 Minuten) einen Hausarzt erreichen können. Darauf aufbauend erfolgt die Verteilung der Ärzte auf die ermittelten Standorte und das erhaltene Ergebnis dieser Kapazitätsverteilung wird dann ebenfalls mit den Werten des Ist-Zustandes abgeglichen. Die verwendeten Parameter sind in Tab. 9 aufgeführt.

Versorgungsbedarfsflächen (i bzw. k)	296
Einwohner (VB_i bzw. Att_k)	281.427
Servicedistanz (S_i)	15 min
Mindestinteraktionswahrscheinlichkeit (γ)	1%
Standorte (P)	37
Reisezeiten (D_{ik})	in min
Hausärzte (Anz_Kap_Bl)	160
Arzt-Einwohner-Verhältnis (Kap_Bl)	1 : 1.600
Zulässige Überkapazität (VG_max_zul)	120%

Tab. 9: Parameter Szenario „Umverteilung"

6.2.2 Versorgungsstruktur

Zur Bestimmung der Versorgungsstruktur wird das Modell aus Abschnitt 4.4.1 verwendet. Dabei wird zunächst keine Mindestkapazität der Standorte (sechste Nebenbedingung: Min_Kap = 0) gefordert, um die Standortplanung zunächst frei von Kapazitätsrestriktionen durchführen zu können.

Die Berechnungen erfolgen mit Hilfe der Software GAMS. GAMS steht für „General Algebraic Modeling System". Alle Berechnungen erfolgen mit der Version 23.8 unter Verwendung des Cplex Solvers Version 12.4. Weiterhin wird ein Windows Vista 32 Bit-Betriebssystem mit einem Intel Core 2 Prozessor mit jeweils 2,4 GHz verwendet.[512]

---

[512] Die Rechenzeit beträgt ca. 109 Sekunden. Der Zielfunktionswert weist ein relatives GAP von 0% auf.

Das Ergebnis positioniert die zur Verfügung stehenden Standorte so, dass es für jeden Einwohner im Testgebiet möglich ist, eines dieser Angebote in 15 Minuten zu erreichen. Die ermittelten Standorte sind in Abb. 21 aufgezeigt.[513]

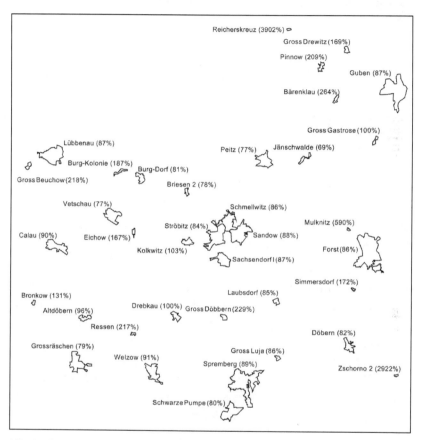

Abb. 21: Standorte Szenario „Umverteilung"

In der Abb. 21 fällt auf, dass die Standorte im Gegensatz zum Ist-Zustand vermehrt im peripheren Raum liegen. Weiterhin sind nicht mehr alle Bedarfsflächen der Stadt Cottbus als Arztstandorte vorgesehen. Die Umverteilung baut somit die hohe Standortdichte des Zentrums Cottbus ab und erhöht die Standortanzahl in den dünner besiedelten Regionen des Testgebietes.

---

[513] Eine vollständige tabellarische Übersicht der Standorte befindet sich im Anhang A15.

Die Auswertung der Versorgungsstruktur zeigt die Tab. 10. In dieser Übersicht sind die erreichten Werte der Effektivitäts- und Effizienzkriterien den entsprechenden Werten des Ist-Zustandes gegenübergestellt.

Gütekriterien	Szenario "Umverteilung"		Ist-Zustand	
	Versorgte	Nichtversorgte	Versorgte	Nichtversorgte
Anzahl der VBF	296	0	255	41
Anzahl der EW	281.427	0	275.199	6.228
Ø VD VBF Minimum	0,00 min	-	0,00 min	15,20 min
Ø VD VB Maximum	14,95 min	-	14,82 min	41,72 min
Ø VD	3,35 min	-	3,28 min	18,67 min
Ø VD gesamt	3,35 min		3,62 min	

Tab. 10: Bewertung der Versorgungsstruktur Szenario „Umverteilung"

Die Umverteilung erzeugt für alle Einwohner eine effektive Versorgungsstruktur und somit befindet sich kein Einwohner mehr außerhalb der 15-min-Grenze. Neben dieser positiven Veränderung kann auch die Effizienz gesteigert werden und die gesamte durchschnittliche Versorgungsdistanz verringert sich von 3,62 min auf 3,35 min. Wird die Differenz dieser Werte mit der gesamten Einwohnerzahl multipliziert, ergibt sich eine Effizienzsteigerung von ca. 54 Tagen.[514] Anhand der vorgestellten Werte kann somit von einer Verbesserung der Versorgungsstruktur ausgegangen werden.[515]

6.2.3 Kapazitätsverteilung

Im zweiten Schritt erfolgt die Zuweisung der verfügbaren hausärztlichen Kapazität zu den gefundenen Standorten. Dafür wird das Modell aus dem Abschnitt

---

[514] Die Berechnung erfolgt mit den ungerundeten Werten. Rechnung: (3,62 min/Einwohner - 3,35 min/Einwohner) * 281.427 Einwohner / (60 * 24) ≈ 54 d.
[515] Eine Abbildung zur Häufigkeitsverteilung befindet sich im Anhang A23.

4.5.1 verwendet und ebenfalls mit der Software GAMS gelöst.[516] Die Tab. 11 zeigt die Übersicht der Kapazitätsgütekriterien in einer Gegenüberstellung zum Ist-Zustand.

Auch für die Umverteilung gilt der theoretische Versorgungsgrad von ca. 91%. Demnach steht auch nach der Umverteilung nicht genügend Kapazität für alle Einwohner zur Verfügung. Jedoch sind die Summen der Über- und Unterkapazitäten sowie die minimalen und maximalen Abweichungen vom Kapazitätsbedarf der Standorte deutlich kleiner, was für eine gleichmäßigere Kapazitätsverteilung spricht. Weiterhin ist für eine gesteigerte Verteilungsqualität die höhere Anzahl der effektiv kapazitierten Standorte sowohl im „scharfen ±10%" Toleranzbereich (+6 Standorte bzw. +75%) als auch in den größeren (±20%) Effektivitätsgrenzen (+9 Standorte bzw. +64%) kennzeichnend. Ein geteiltes Bild liefert der Versorgungsgrad. Zum einen kann der minimale Versorgungsgrad gegenüber dem Ist-Zustand verdoppelt werden und somit ist der Kapazitätsbedarf in jedem Standort zu mindestens 69% (statt 34% im Ist-Zustand) gedeckt. Zum anderen erhöht sich der maximale Versorgungsgrad von 2.039% auf 3.902%. Diese Erhöhung ist die einzige negative Änderung gegenüber dem Ist-Zustand.[517]

VG_theo = 91%	Szenario "Umverteilung"			Ist-Zustand		
Gütekriterien	Minimum	Maximum	Summe	Minimum	Maximum	Summe
Überkapazität [EW]	7	1.559	12.121	150	9.806	35.966
Unterkapazität [EW]	-23	-4.395	-37.548	-137	-12.539	-61.393
Versorgungsgrad	69%	3.902%		34%	2.039%	
Effektive SO (±10%)	14			8		
Effektive SO (±20%)	23			14		

Tab. 11: Bewertung der Kapazitätsverteilung Szenario „Umverteilung"

---

[516] Die Rechenzeit beträgt ca. 1 Sekunde. Der Zielfunktionswert weist ein relatives GAP von 0% auf.
[517] Eine vollständige Übersicht über alle Werte befindet sich im Anhang A15. Eine Abbildung zur Häufigkeitsverteilung befindet sich im Anhang A24.

Die Effizienz der Kapazitätsverteilung wird in Abb. 22 dargestellt.

In der Abbildung sind alle effektiven (23 von 37) Standorte[518] dargestellt und genau wie im Ist-Zustand befindet sich der Großteil der Angebote im dritten Quadranten des Diagramms. Jedoch befinden sich einige Standorte dichter an der Ordinatenachse und sind damit von dem gleichmäßigen Referenzwert (VG_theo) nicht weit entfernt.[519]

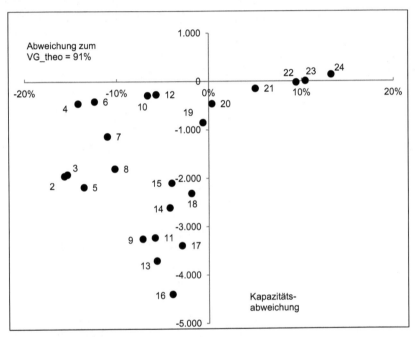

Abb. 22: **Effizienz der Kapazitätsverteilung Szenario „Umverteilung"**

---

[518] Die Bezeichnung der Punkte in der Abbildung entspricht der Benummerung der Standorte im Anhang A15.
[519] Die Werte der Effizienzbetrachtung befinden sich im Anhang A15.

6.2.4 Auswertung

Nach der Umverteilung der Standorte und Kapazitäten lässt sich feststellen, dass es mit der existierenden Anzahl an Angeboten für alle Einwohner möglich ist, einen Hausarzt innerhalb von 15 Minuten Reisezeit zu erreichen. Weiterhin ist ein Abbau der starken Über- und Unterkapazitäten durch die Kapazitätsverteilungsplanung möglich und die Anzahl der effektiv kapazitierten Standorte steigt.
Im Folgenden wird die Ursache für die Verschlechterung des maximalen Versorgungsgrades gesucht. Die Tab. 12 zeigt jene Standorte, welche einen besonders niedrigen oder sehr hohen Versorgungsgrad aufweisen.

Nr.	Standort	Kapazitäts-bedarf	Kapazität Soll	Kapazitäts-abweichung	VG	Δ VG (in Bezug auf VG_theo)
1	Jänschwalde	2.332	1.600	-732	69%	-25%
	...					
25	Bronkow	1.222	1.600	378	131%	44%
26	Eichow	956	1.600	644	167%	84%
27	Gross Drewitz	948	1.600	652	169%	85%
28	Simmersdorf	928	1.600	672	172%	89%
29	Burg Kolonie	857	1.600	743	187%	105%
30	Pinnow	767	1.600	833	209%	129%
31	Ressen	738	1.600	862	217%	138%
32	Gross Beuchow	734	1.600	866	218%	140%
33	Gross Döbbern	700	1.600	900	228%	151%
34	Bärenklau	606	1.600	994	264%	190%
35	Mulknitz	271	1.600	1.329	590%	548%
36	Zschorno 2	55	1.600	1.545	2.922%	3.112%
37	Reicherskreuz	41	1.600	1.559	3.902%	4.190%

Tab. 12: Versorgungsgrade der Standorte Szenario „Umverteilung"

Die Suche nach der Ursache beginnt bei den Standorten, welche eine deutliche Überkapazität aufweisen. Dabei handelt es sich um Standorte mit einem verhältnismäßig kleinen Kapazitätsbedarf. Die Kapazitätsverteilungsplanung erfordert jedoch in der zweiten Nebenbedingung des Modells eine Pflichtversorgung mit einem Kapazitätsblock je Standort.[520] Somit müssen auch „kleine" Standorte wie Reicherskreuz (Nr. 37) und Zschorno 2 (Nr. 36) einen Hausarzt zugewiesen bekommen und die Übererfüllung ist dadurch sehr hoch. Der niedrige Kapazitätsbedarf ergibt sich aus der geografischen Lage der Orte und der damit benötigten Reisezeit zu einem anderen (Stand)Ort und darauf aufbauend können in dünnbesiedelten Gebieten nur wenige Versorgungsbedarfe zu einem Kapazitätsbedarf zusammengezogen werden.

Eine Möglichkeit dem entgegenzuwirken, besteht in der Forderung eines Mindestkapazitätsbedarfes für einen Standort.[521] Jedoch kann ein einziger Ort für die Lösbarkeit des Modells entscheidend sein. So liegt beispielsweise Reicherskreuz (Nr. 37, Tab. 12) so weit abgelegen, dass lediglich der Ort selber innerhalb von 15 Minuten erreicht werden kann und sich somit selbst versorgen muss - Reicherskreuz wird selbst ein Standort. Folglich entspricht dann der Kapazitätsbedarf in Reicherskreuz dem Versorgungsbedarf von 41 Einwohnern und führt durch die Pflichtzuweisung eines Hausarztes automatisch zu der beschriebenen Überkapazität.

Als Ausweg bietet es sich an, die zulässigen Versorgungsdistanz für weit abgelegene und dünnbesiedelte Gebiete zu erhöhen. Auf diese Weise kann auch der Forderung nach einer wirtschaftlich vertretbaren Sicherstellung der vertragsärztlichen Versorgung nachgekommen werden.[522] Dieser Schritt darf jedoch nicht zu einer unvertretbaren Benachteiligung der betroffenen Einwohner führen.

Weiterhin stellt die Planung von halben Zulassungen zur vertragsärztlichen Versorgung ein Hilfsmittel dar, um den Kapazitätsbedarf ressourceneffizienter abzudecken.[523]

Zur Demonstration der Wirksamkeit der halben Zulassungen kann der Standort Jänschwalde (Nr. 1, Tab. 12) herangezogen werden, welcher die geringste prozentuale Kapazitätsabdeckung aufweist. Die Zielfunktion der Kapazitätsverteilung versucht zwar, den Versorgungsgrad zu maximieren, wird jedoch von den Forderungen der fünften Nebenbedingung, den maximal zulässigen Versorgungsgrad (hier: $VG\_max\_zul = 120\%$) nicht zu überschreiten, „ausge-

---

[520] Vgl. zweite Nebenbedingung der Kapazitätsverteilungsplanung im Abschnitt 4.5.1.
[521] Vgl. sechste Nebenbedingung im Abschnitt 4.4.1.
[522] Vgl. §72 Abs. 2 SGB V.
[523] Vgl. § 19a Ärzte-ZV. Weiterhin können auch Zweigpraxen zugelassen werden. Vgl. § 24 Abs. 3 Ärzte-ZV.

bremst".[524] Wenn Jänschwalde einen weiteren (ganzen) Hausarzt erhalten sollte, betrüge der Versorgungsgrad 137% und würde somit eine unzulässige Lösung darstellen.[525] Wird hingegen mit halben Zulassungen geplant, kann dieser Standort einen Versorgungsgrad von 103% erreichen.[526] Zusätzlich würden die Überkapazitäten der „kleinen" Standorte bei der Verwendung von halben Zulassungen deutlich sinken. Die Vorteilhaftigkeit der Verwendung dieser Möglichkeit ist somit offensichtlich.

Somit sind drei Modifikationen identifiziert, mit denen die gesamte Versorgungsplanung weiter verbessert werden kann:

1. Die Orientierung der maximalen Versorgungsdistanz (S_i) an dem Versorgungsbedarf (Einwohner) der Bedarfsflächen,
2. die Forderung einer Mindestkapazität in den Standorten sowie
3. die Verteilung von halben Zulassungen auf die Standorte.

6.3 Szenario „Umverteilung 2"

6.3.1 Ausgangswerte und Zielstellung

In diesem Abschnitt wird die Umverteilung der 37 Standorte und der 160 Hausärzte mit den im vorherigen Abschnitt vorgestellten Modifikationen erneut durchgeführt. Dafür gelten die Parameter, welche in Tab. 13 aufgeführt sind. Ziel ist, die teilweise ungeeignetere Kapazitätsverteilung des Szenarios „Umverteilung" gegenüber dem Ist-Zustand zu verbessern und weiterhin aufzuzeigen, dass mit den vorhandenen Ressourcen eine wohnortnahe Versorgung möglich ist.

Die Servicedistanzen werden an die Versorgungsbedarfe der Bedarfsflächen angepasst. Für alle Ortschaften mit einem kleineren Versorgungsbedarf als 200 Einwohner erfolgt eine gestaffelte Erhöhung der zulässigen Versorgungsdistanz um 2,5 min je 50 Einwohner.[527]

---

[524] Vgl. fünfte Nebenbedingung im Abschnitt 4.5.1.
[525] Rechnung: (2 * 1.600 Einwohner / 2.332 Einwohner) * 100% ≈ 137%.
[526] Rechnung: (3 * 800 Einwohner / 2.332 Einwohner) * 100% ≈ 103%.
[527] Diese Abstufung wird derzeit von der Kassenärztliche Bundesvereinigung als eine vertretbare und zumutbare Distanz zwischen Wohnort und hausärztlichen Versorgung angesehen. Vgl. Schöpe, P. (2012b).

Die geforderte Mindestkapazität eines Standortes wird auf 800 Einheiten festgelegt und entspricht so dem Leistungsvolumen einer halben Zulassung. Somit kann kein Standort mehr ein Element der Lösung sein, welcher einen geringeren Kapazitätsbedarf aufweist. Die Problematik der „kleinen" Standorte soll somit verhindert werden.

Versorgungsbedarfsflächen (i bzw. k)	296
Einwohner (VB_i bzw. Att_k)	281.427
Servicedistanz (S_i) für $\quad\quad\quad VB_i \geq 200$ Einwohner	15,0 min
Servicedistanz (S_i) für $\,$ 200 EW > $VB_i \geq 150$ Einwohner	17,5 min
Servicedistanz (S_i) für $\,$ 150 EW > $VB_i \geq 100$ Einwohner	20,0 min
Servicedistanz (S_i) für $\,$ 100 EW > $VB_i \geq 50$ Einwohner	22,5 min
Servicedistanz (S_i) für $\quad$ 50 EW > VB_i	25,0 min
Mindestinteraktionswahrscheinlichkeit (γ)	1%
Mindestkapazität (Min_Kap)	800
Standorte (P)	37
Reisezeiten (D_{ik})	in min
Hausärzte (Anz_Kap_Bl) halbe Zulassungen	320
Arzt-Einwohner-Verhältnis (Kap_Bl)	1 : 800
Zulässige planbare Überkapazität (VG_max_zul)	120%

Tab. 13: Parameter Szenario „Umverteilung 2"

6.3.2 Versorgungsstruktur

Die Versorgungsstruktur wird erneut mit dem entwickelten Standortplanungsmodell bestimmt[528] und lokalisiert die Standorte, wie sie in Abb. 23 gezeigt sind.[529] Die Werte in den Klammern stehen für den erreichten Versorgungsgrad und stellen bereits die Ergebnisse der Kapazitätsverteilung (vgl. Abschnitte 6.3.3) dar.

---

[528] Die Rechenzeit beträgt ca. 213 Sekunden. Der Zielfunktionswert weist ein relatives GAP von 0% auf.
[529] Eine vollständige tabellarische Übersicht über die Standorte befindet sich im Anhang A16.

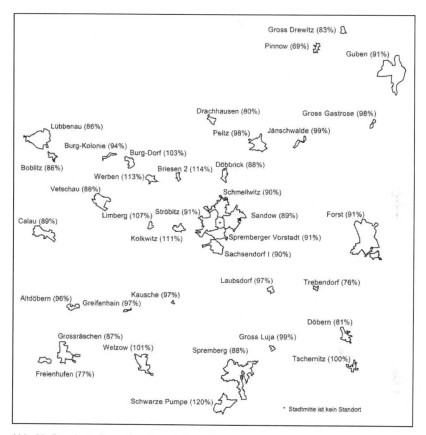

Abb. 23: Standorte Szenario „Umverteilung 2"

In der Abb. 23 sind gegenüber dem ersten Szenario (vgl. Abb. 21, S. 153) einige Standortverlagerungen zu erkennen. So hat sich die hohe Standortdichte im Nordosten mit den vierstelligen Versorgungsgraden aufgelöst. Im Stadtgebiet Cottbus ist die Spremberger Vorstadt als weiterer Angebotsort vorgesehen.

Tab. 14 zeigt die Effektivität und Effizienz der „neuen" Versorgungsstruktur auf und ermöglicht den Vergleich mit dem ersten Szenario.

Gütekriterien	Szenario "Umverteilung 2" Versorgte	Szenario "Umverteilung" Versorgte
Anzahl der VBF	296	296
Anzahl der EW	281.427	281.427
Ø VD VBF Minimum	0,00 min	0,00 min
Ø VD VBF Maximum	23,40 min	14,95 min
Ø VD gesamt	3,31 min	3,35 min

Tab. 14: Bewertung der Versorgungsstruktur Szenario „Umverteilung 2"

In Tab. 14 ist zu erkennen, dass sich das Maximum der Versorgungsdistanz erhöht hat. Trotzdem verringerte sich die gesamte durchschnittliche Versorgungsdistanz um ca. 2,5 Sekunden. Diese Verbesserung erklärt sich durch die Erweiterung der Versorgungsdistanz der bevölkerungsärmeren Flächen, welche jetzt innerhalb eines größeren Gebietes „zusammengeschlossen" werden können und damit weniger Standorte benötigen.[530] Diese „frei werdenden" Standorte können somit dichter an bevölkerungsreiche Flächen positioniert werden und folglich sinkt die durchschnittliche systemweite Versorgungsdistanz.

6.3.3 Kapazitätsverteilung

Die Ergebnisse der Kapazitätsverteilung im Szenario „Umverteilung 2" werden in Tab. 15 aufgezeigt.[531, 532]
Im Vergleich zum Szenario „Umverteilung" kann beim aktuellen Szenario die Kapazitätsverteilung noch effektiver gestaltet werden. Zum einen sinkt die Summe der Kapazitätsüberschreitung sowie der -unterschreitung. Zum anderen liegt der maximale Versorgungsgrad im unteren dreistelligen Bereich. Dies

---

[530] Eine Abbildung zur Häufigkeitsverteilung befindet sich im Anhang A23.
[531] Die Übersicht über alle Werte befindet sich im Anhang A16.
[532] Die Rechenzeit beträgt ca. 1 Sekunde. Der Zielfunktionswert weist ein relatives GAP von 0% auf.

zeigt die Wirksamkeit der geforderten Mindestkapazität in den Standorten[533] und der Forderung nach einer maximal zulässigen Überschreitung des Kapazitätsbedarfs um 20% bei der Zuteilung der Ärzte.[534] Der letzte Aspekt zeigt auf, dass die Problematik der „kleinen" Standorte erfolgreich innerhalb des Handlungsspielraumes der Verantwortlichen gelöst werden kann. Weiterhin steigt die Anzahl der effektiv kapazitierten Standorte von 14 auf 24 im strengen Bereich (±10%) und in den weiteren Effektivitätsgrenzen (±20%) kann die Anzahl um neun Angebote erhöht werden.[535]

VG_theo=91%	Szenario "Umverteilung 2"			Szenario "Umverteilung"		
Gütekriterien	Minimum	Maximum	Summe	Minimum	Maximum	Summe
Überkapazität [EW]	7	392	1.559	7	1.559	12.121
Unterkapazität [EW]	-13	-2.660	-26.986	-23	-4.395	-37.548
Versorgungsgrad	69%	120%		69%	3.902%	
Effektive Standorte (±10%)	24			14		
Effektive Standorte (±20%)	32			23		

Tab. 15: Effektivität Kapazitätsverteilung Szenario „Umverteilung 2"

Abb. 24 gibt einen Überblick über die Effizienz der erreichten Ressourcenverteilung.

Im Gegensatz zur Effizienzbetrachtung des Szenarios „Umverteilung" befinden sich die Standorte im Szenario „Umverteilung 2" viel dichter an den Koordinatenachsen. Dies belegt, dass die Abweichungen von der wünschenswerten Gleichverteilung geringer sind. Alle Punkte, die dicht an der Abszisse liegen, sind zumeist Standorte mit kleinerem Kapazitätsbedarf. Diese haben durch die

---

[533] Vgl. sechste Nebenbedingung im Abschnitt 4.4.1.
[534] Vgl. fünfte Nebenbedingung im Abschnitt 4.5.1.
[535] Eine Abbildung zur Häufigkeitsverteilung befindet sich im Anhang A24.

Ärztezuweisungen nur noch geringe absolute Abweichungen zur (91%igen) Bedarfsabdeckung, welche jedoch einer verhältnismäßig großen prozentualen Abweichung entspricht. Alle Standorte mit größerem Kapazitätsbedarf orientieren sich eher an der Ordinate. Dies drückt aus, dass die prozentuale Abweichung vom VG_theo nur noch gering ist. Allerdings ist dabei die absolute Abweichung, begründet durch den hohen Kapazitätsbedarf, entsprechend groß.

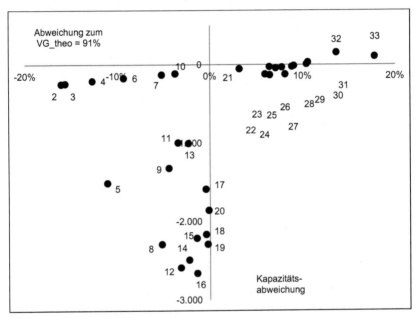

Abb. 24: Effizienz der Kapazitätsverteilung Szenario „Umverteilung 2"

6.3.4 Auswertung

Durch die Anpassung der zulässigen Versorgungsdistanz an die Einwohneranzahl, der Forderung einer Mindestkapazität in den Standorten und der Planung von halben Zulassungen zur hausärztlichen Versorgung kann die Effektivität und Effizienz der Versorgungstruktur sowie der Kapazitätsverteilung weiter gesteigert werden. Dies gilt beispielsweise für die Senkung der erwarteten durchschnittlichen Versorgungsdistanz im Szenario „Umverteilung 2", obwohl für einige Versorgungsbedarfsflächen eine vertretbare Steigerung der durchschnittlichen Distanzen zu verzeichnen ist. Diese Steigerungen bleiben jedoch weit hinter dem Maximalwert des Ist-Zustandes zurück.[536] Die Anzahl der effektiven Standorte und die Reduktion der Kapazitätsabweichungen vom Kapazitätsbedarf (je Standort und auch in der Summe) zeigen die gesteigerte Qualität des Szenarios „Umverteilung 2" gegenüber dem ersten Szenario auf. Die generelle Unterversorgung kann im Testgebiet durch die Umverteilung nicht ausreichender Ressourcen nicht behoben werden. Eine wohnortnähere Versorgung und eine gleichmäßigere Verteilung der Leistungserbringer sind allerdings möglich. Somit zeigen die angefertigten Modelle ihr Potenzial zur Verbesserung der vertragsärztlichen Versorgung deutlich auf.

Nachdem die Umverteilungen der vorhandenen Ressourcen für einen generellen unterversorgten Zustand durchgeführt sind, stellt sich die Frage nach dem „idealen" Versorgungszustand im Testgebiet. Der nächste Abschnitt widmet sich der Beantwortung dieser Fragestellung.

6.4 Szenario „Idealzustand"

6.4.1 Ausgangswerte und Zielstellung

Die folgenden Ausführungen zielen auf die Ermittlung der bestmöglichen Versorgungsstruktur ab, in welcher zusätzlich eine bedarfsdeckende Anzahl von Hausärzten zur Verfügung steht.

Der ideale Versorgungszustand basiert auf der „richtigen" Anzahl von Standorten. Diese ist im Vorhinein nicht bekannt. In einer iterativen Suche kann ein Intervall ermittelt werden, welches die Anzahl der Standorte für das Testgebiet zumindest begrenzt. Die Einhaltung der maximalen Versorgungsdistanz terminiert die untere Intervallgrenze mit 27 Standorten.[537] Die obere Grenze ergibt sich (zunächst) durch die begrenzte Rechenkapazität der verfügbaren Technik und beträgt 46 Standorte.[538] Die Entwicklung der Rechenzeit des Standortpla-

---

[536] Vgl. Tab. 7 und Tab. 14.
[537] Diese Grenze kann auch mit einem SCLP-Modell ermittelt werden. Vgl. Abschnitt 3.5.2. Dazu bedarf es der Anpassung der Servicedistanz.
[538] Speicherüberlauf während der Suche nach einer Versorgungsstruktur mit 47 Standorten.

nungsmodells in Minuten in Abhängigkeit der vorgegebenen Anzahl an Standorten zeigt Abb. 25.[539] Für den 47. Standort konnte keine Lösung ermittelt werden, welche eine mit den anderen Lösungen vergleichbare (tolerierbare) Abweichung zum relaxierten Zielfunktionswert des Modells aufweist.[540]

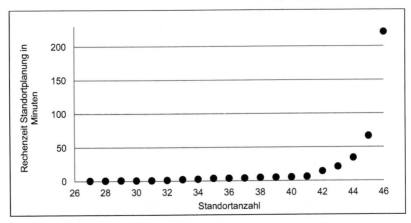

Abb. 25: Rechenzeit Standortplanungsmodell Szenario „Idealzustand"

Die bedarfsdeckende Anzahl von Hausärzten bedeutet in den folgenden Ausführungen nicht, dass alle Standorte eine 100%ige Kapazitätsabdeckung erfahren. Es geht vielmehr um die Verteilung von so vielen Kapazitätsblöcken, dass diese in einer Gesamtbetrachtung für das Testgebiet eine rechnerische 100%ige Versorgung ermöglichen. Bei 281.427 Einwohnern und einem Leistungsvolumen von 800 Einwohnern je halber hausärztlicher Zulassung werden 352 Kapazitätsblöcke benötigt. Damit beträgt der VG_theo ca. 100%.[541]

Alle weiteren benötigten Parameter bleiben bestehen. Eine Übersicht bietet Tab. 16.

---

[539] Die Werte zur Abbildung befinden sich im Anhang A17.
[540] Alle Berechnungen von 27 bis (inkl.) 46 Standorten werden mit einem GAP von 0% gelöst. Für 47 Standorte bricht das Lösungsverfahren bei einem GAP von ca. 3% ab. Der so ermittelte Zielfunktionswert ist schlechter als der, der bei der Lösung des Modells mit 46 Standorten ermittelt wird. Durch jeden weiteren zu planenden Standort erhöht sich die Komplexität stark - vgl. Abschnitt 4.4.3.
[541] Rechnung: (281.427 Einwohner / (800 Einwohner * 352) * 100% = 100,06%.

Versorgungsbedarfsflächen (i bzw. k)	296
Einwohner (VB_i bzw. Att_k)	281.427
Servicedistanz (S_i) für $VB_i \geq 200$ Einwohner	15,0 min
Servicedistanz (S_i) für 200 EW > $VB_i \geq 150$ Einwohner	17,5 min
Servicedistanz (S_i) für 150 EW > $VB_i \geq 100$ Einwohner	20,0 min
Servicedistanz (S_i) für 100 EW > $VB_i \geq 50$ Einwohner	22,5 min
Servicedistanz (S_i) für 50 EW > VB_i	25,0 min
Mindestinteraktionswahrscheinlichkeit (γ)	1%
Mindestkapazität (Min_Kap)	800
Standorte (P)	$27 \leq P \leq 46$
Reisezeiten (D_{ik})	in min
Hausärzte (Anz_Kap_Bl) halbe Stellen	352
Arzt-Einwohner-Verhältnis (Kap_Bl)	1 : 800
Zulässige planbare Überkapazität (VG_max_zul)	120%

Tab. 16: Parameter Szenario „Idealzustand"

6.4.2 Versorgungsstruktur

Für jede Standortanzahl in dem gefundenen Intervall (27 bis 46) ergibt sich eine eigene Versorgungsstruktur und somit sind 20 Anordnungen zu finden. Alle diese Standortplanungen sind effektiv und versorgen alle Einwohner in den zulässigen Versorgungsdistanzen. Bei jeder Variante beträgt das Minimum der Versorgungsdistanz Null Minuten und das Maximum entspricht 23,4 Minuten. Die Entwicklung der Effizienz (gesamte durchschnittliche Versorgungsdistanz) in Abhängigkeit der ermittelten Standorte zeigt Abb. 26.

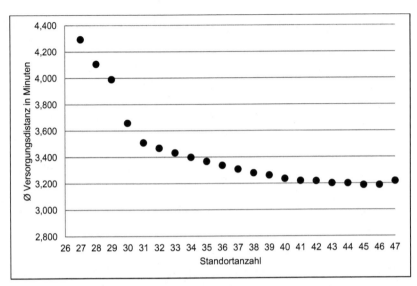

Abb. 26: Durchschnittliche Versorgungsdistanz Szenario „Idealzustand"

Bei der Betrachtung der abgebildeten Kurve ist zu vermuten, dass eine höhere Anzahl von Standorten einen weiter sinkenden Effizienzwert ermöglicht. Bei der Interpretation der Abbildung gilt es zu beachten, dass der abgebildete Zielfunktionswert für den 47. Standort mit einem GAP von ca. 3% ermittelt werden konnte. Für alle anderen Werte beträgt das GAP 0%. Allerdings begrenzt die geforderte Mindestkapazität in den Standorten deren Anzahl, um zulässige Lösungen zu erhalten. Erklärung: Bei einer steigenden Anzahl von zu lokalisierenden Standorten wird es zunehmend schwieriger, eine geforderte (konstante) Mindestkapazität zu erreichen, da die Versorgungsbedarfe (teilweise anteilig) nur einmal einem Standort zugerechnet werden. Eine Ausnahme wäre gegeben, wenn der Versorgungsbedarf in allen Versorgungsflächen mindestens der Mindestkapazität entspricht und die zulässige Versorgungsdistanz so klein ist, dass jeder Ort sich selber versorgen muss - dann kann die Anzahl der Standorte der Anzahl der potenziellen Standorte entsprechen und die systemweite durchschnittliche Versorgungsdistanz betrüge Null Minuten. Somit wird es auch weiterhin eine (Intervall)Obergrenze geben, welche die Anzahl der zu lokalisierenden Angebote einschränkt. Der Abgleich der einzelnen ermittelten Werte zeigt auf, dass sich der Effizienzwert für 46 Standorte (Ø Versorgungsdistanz = 3,187 min) zum Effizienzwert mit 45 Standorten (Ø Versorgungsdistanz = 3,186 min) verschlechtert.[542] Somit weist die Versorgungsstruktur mit 45 Standorten den minimalen gefundenen Effizienzwert auf und wird deshalb im folgenden Verlauf als die ideale Versorgungsstruktur angenommen.[543]

Die Positionen der Angebote für diese Versorgungsstruktur zeigt Abb. 27.

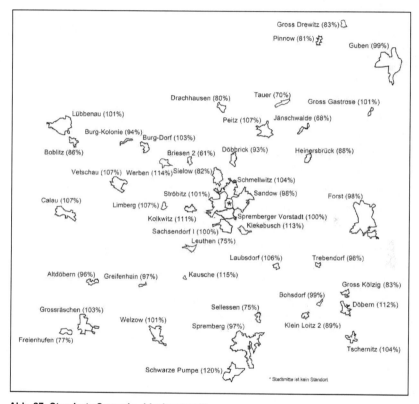

Abb. 27: Standorte Szenario „Idealzustand"

---

[542] Die Werte befinden sich im Anhang A17. Eine Abbildung zur Häufigkeitsverteilung aller durchschnittlichen Versorgungsdistanzen befindet sich im Anhang A23.
[543] Die Rechenzeit beträgt ca. 67 Minuten. Der Zielfunktionswert weist ein relatives GAP von 0% auf.

Die Abbildung zeigt ein relativ dichtes Versorgungsnetz, in welchem sowohl bevölkerungsreiche als auch bevölkerungsarme Versorgungsbedarfsflächen Standorte sind. Es ist auffällig, dass dabei das Zentrum von Cottbus („Stadtmitte") kein Standort ist - dafür aber die dichtbesiedelten umliegenden Stadtgebiete.

6.4.3 Kapazitätsverteilung

Die Gütekriterien für den Idealzustand mit 45 Standorten zeigt Tab. 17.[544]

Die Kapazitätsabweichungen in den einzelnen Standorten können nur noch einen Kapazitätsblock von der 100%igen Abdeckung entfernt liegen und die Werte bestätigen dies.[545] Die Summen der Abweichungen sind annähernd gleich und repräsentieren eine gleichmäßige Verteilung der halben hausärztlichen Zulassungen. Der Versorgungsgrad kann aufgrund der gesetzten Restriktionen nicht mehr 120% betragen.[546] Der kleinste Versorgungsgrad von 61% betrifft den Standort „Briesen 2" mit einem Kapazitätsbedarf von 1.315 Einwohnern. Wenn diesem Standort eine weitere halbe Zulassung zugerechnet würde, betrüge der Versorgungsgrad 122% und dies stellt keine zulässige Lösung dar. Durch die ausgeschlossene Teilbarkeit der Kapazitätsblöcke ergeben sich bei kleineren Kapazitätsbedarfen große prozentuale Sprünge beim Wert des Versorgungsgrades, wenn die Anzahl der zugewiesenen Kapazitätsblöcke geändert wird. In solchen Fällen kann eine nachgelagerte Entscheidung mit starkem Regionalbezug des verantwortlichen Planers erforderlich sein. Dabei können die Möglichkeiten des gesetzlichen Rahmens genutzt werden.[547]

---

[544] Alle Werte der Kapazitätsverteilung befinden sich im Anhang A18. Die Rechenzeit beträgt ca. 1 Sekunde. Der Zielfunktionswert weist ein relatives GAP von 0% auf.
[545] Vgl. dritte und vierte Nebenbedingung der Kapazitätsverteilungsplanung im Abschnitt 4.4.1.
[546] Eine Abbildung zur Häufigkeitsverteilung befindet sich im Anhang A24.
[547] Die Zulassung von Zweigpraxen bereits zugelassener Vertragsärzte stellt eine Möglichkeit dar, „kleine" Kapazitätsbedarfe zu decken. Vgl. § 24 Abs. 3 Ärzte-ZV.

VG_theo=100%	Szenario "Idealzustand" (45 Standorte)		
Gütekriterien	Minimum	Maximum	Summe
Überkapazität [EW]	14	789	5.993
Unterkapazität [EW]	-8	-647	-5.820
Versorgungsgrad	61%	120%	
Effektive Standorte (±10%)		25	
Effektive Standorte (±20%)		38	

Tab. 17: Bewertung der Kapazitätsverteilung Szenario „Idealzustand"

Im vorgestellten Idealzustand sind 25 Standorte (56%) in den engen Effektivitätsgrenzen effektiv und 38 Standorte (84%) in den weiteren Grenzen.

Abb. 28 zeigt die Effizienzbetrachtung der Kapazitätsverteilung für die 45 Standorte im Szenario „Idealzustand". Auf die Nummerierung der Punkte wird zur Wahrung der Übersichtlichkeit verzichtet. In der Abbildung ist eine Bündelung von Standorten in der Nähe des Schnittpunktes der Koordinatenachsen erkennbar. Somit gelten diese Standorte als sehr effizient.[548] Neu sind die Standorte, welche im ersten Quadranten abgebildet werden und somit jeweils einen Kapazitätsüberschuss aufweisen. Durch die höhere Anzahl an verfügbaren Kapazitätsblöcken (VG_theo≈100%) hat sich auch die Lage der Punkte im Effizienzdiagramm nach „oben" verschoben und eine begrenzte Überversorgung ermöglicht.

---

[548] Die Bedeutung der Punkte in der Nähe der Abszissen- und Ordinatenachse sind im Abschnitt 6.3.3 bereits erläutert.

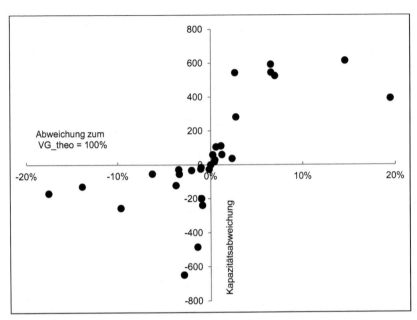

Abb. 28: Effizienz der Kapazitätsverteilung Szenario „Idealzustand"

6.4.4 Auswertung

Das Finden einer idealen Versorgungsstruktur bedarf der Fixierung der Standortanzahl. Für das Szenario „Idealzustand" ist dafür ein Intervall bestimmt, welches zumindest eine obere und untere Schranke angibt. Wenn sich die benötigte Anzahl nicht aus den realen Gegebenheiten ableiten lässt, sollte innerhalb des Intervalls die Anzahl gewählt werden, welche den besten Effizienzwert der Standortplanung (geringste durchschnittliche Versorgungsdistanz) ermöglicht. Im gezeigten Idealzustand beträgt die durchschnittliche Versorgungsdistanz für alle Einwohner des Testgebietes 3,186 Minuten.

Ob die Standortanzahl dem tatsächlichen Ideal entspricht, kann nicht mit Sicherheit gesagt werden. Tendenziell führen mehr Standorte zwar zu kürzeren Anbindungen der Einwohner und damit zu einem dichteren Versorgungsnetz, aber die Anzahl der geplanten Standorte wird selten der Anzahl der potenziellen Standorte entsprechen. Zum einen wirkt das Standortplanungsmodell dem entgegen, indem eine Mindestkapazität berücksichtigt wird. Da die Standorte so eine bestimmte „Größe" haben müssen und jeder Versorgungsbedarf (Einwohner) nur einmal einem Standort zugewiesen werden darf, wird eine unkontrolliert anwachsende Anzahl von Angebotsorten verhindert. Zum anderen begrenzen die realen Gegebenheiten die Anzahl der Standorte, da maximal nur so viele Angebote lokalisiert werden können, wie es verfügbare halbe oder ganze Zulassungen (oder Hausärzte) gibt.

Weiterhin kann der Zielfunktionswert der Standortplanung (Transportleistung) durch das Erweitern der Standortanzahl auch wieder steigen (vgl. Abb. 29). Wenn ein weiterer Standort (SO 2) innerhalb der zulässigen Versorgungsdistanz eröffnet wird, welcher weiter entfernt ist als die zuvor eröffneten Angebote (SO 1), dann wird auch ein Teil der Einwohner den neuen Standort nutzen. Im Modell wird dies durch die Interaktionswahrscheinlichkeit abgebildet. Somit werden einige Einwohner, die zuvor ein dichteres Angebot wählten, den neuen entfernteren Arzt aufsuchen und damit die durchschnittliche Versorgungsdistanz erhöhen. Dieser Effekt kann die minimale Verschlechterung des Effizienzkriteriums bei der Planung des 46. Standortes erklären.[549]

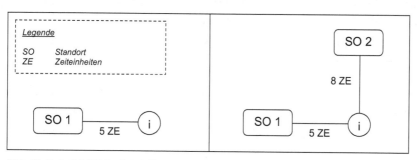

Abb. 29: Beispiel Abhängigkeit Transportleistung von der Standortanzahl

Die Kapazitätsverteilung disponiert so viele halbe Zulassungen, wie es für eine systemweite vollständige Versorgung notwendig ist. Die maximale Abweichung vom Referenzwert beträgt einen Kapazitätsblock und in der Gesamtbetrachtung kann von einer annähernd gleichmäßigen Ressourcenallokation gesprochen werden. Im Ergebnis gibt es weiterhin über- und unterversorgte Standorte, jedoch sind diese Abweichungen deutlich geringer als im Ist-

---

[549] Vgl. Abschnitt 6.4.2 und Anhang A17.

Zustand.[550] Die Bedarfsplanungsrichtlinie hat folglich - trotz geringerer Gesamtkapazität im Ist-Zustand - größere Kapazitätsabweichungen zugelassen. Somit ist das entwickelte Modell zur Kapazitätsverteilung in der Planung zu bevorzugen.
Der beschriebene Idealzustand ist jedoch nur von theoretischem Nutzen, wenn seine Umsetzung durch die bereits bestehenden Strukturen beeinträchtigt ist. Mit diesem Aspekt beschäftigt sich der nächste Abschnitt.

6.5 Szenario „Zusammenführung"

6.5.1 Ausgangswerte und Zielstellung

Nach der Ermittlung des Idealzustandes stellt sich die Frage, wie dieser erreicht werden kann, wenn bereits eine Versorgungsstruktur existiert. Dazu müsste die bestehende Versorgungsstruktur an die wünschenswerte Standortkonstellation angepasst werden. Auf welche Art und Weise eine solche Umstrukturierung durchzuführen ist, liegt im Aufgabenbereich und Ermessensspielraum der Verantwortlichen. Eine hundertprozentige Überführung der aktuellen Versorgungssituation in den ermittelten Soll-Zustand wird aufgrund des Bestandsschutzes[551] der bestehenden Arztpraxen nicht möglich sein und auch nicht in kurzer Zeit vollzogen werden können. Jedoch kann das Standortplanungsmodell genutzt werden, um Lücken in der vorhandenen Versorgungsstruktur zu finden. Allerdings bleibt bei einer solchen Vorgehensweise die teilweise ungeeignete Versorgungstruktur zunächst erhalten.[552]

Für die weiteren Betrachtungen werden die real bestehenden 37 Standorte (vgl. Abschnitt 5.2) übernommen und weitere acht Standorte lokalisiert. Damit ergeben sich insgesamt 45 Standorte, für welche anschließend die Kapazitätsverteilung durchgeführt wird. Die Ergebnisse des Szenarios „Zusammen-

---

[550] Vgl. Abschnitt 5.3.
[551] Für eine erteilte Zulassung zur vertragsärztlichen Versorgung gilt der Artikel 14 des Grundgesetzes („Recht auf Eigentum"). Vgl. Bundessozialgericht (1957); vgl. Schallen, R. (2012), Rn 35 zu §16b; vgl. Quaas, M. et al. (2008), Rn 21 zu § 19.
[552] Der Begriff „ungeeignet" bezieht sich lediglich auf das Gütekriterium (durchschnittliche Versorgungsdistanz). Für die Einwohner einer Region mit einer hohen Standortdichte bleibt dieser privilegierte Zustand zunächst erhalten.

führung" werden anschließend mit den Gütekriterien des „Idealzustand" (vgl. Abschnitt 6.4.2) verglichen. Dabei sind die Abweichungen zu erkennen, welche auf die Berücksichtigung der bestehenden Versorgungstruktur zurückzuführen sind.

Die Ausgangswerte für das Szenario „Zusammenführung" zeigt Tab. 18.

Versorgungsbedarfsflächen (i bzw. k)	296
Einwohner (VB_i bzw. Att_k)	281.427
Servicedistanz (S_i) für $VB_i \geq 200$ Einwohner	15,0 min
Servicedistanz (S_i) für 200 EW > $VB_i \geq 150$ Einwohner	17,5 min
Servicedistanz (S_i) für 150 EW > $VB_i \geq 100$ Einwohner	20,0 min
Servicedistanz (S_i) für 100 EW > $VB_i \geq 50$ Einwohner	22,5 min
Servicedistanz (S_i) für 50 EW > VB_i	25,0 min
Mindestinteraktionswahrscheinlichkeit (γ)	1%
Mindestkapazität (Min_Kap)	650
Standorte (P) bereits vorhanden	37
neu zu lokalisieren	8
Reisezeiten (D_{ik})	in min
Hausärzte (Anz_Kap_Bl) halbe Zulassungen	352
½Arzt-Einwohner-Verhältnis (Kap_Bl)	1 : 800
Zulässige planbare Überkapazität (VG_max_zul)	120%

Tab. 18: Parameter Szenario „Zusammenführung"

Für die bestehenden Standorte kann keine Mindestkapazität gefordert werden, da es sich um einen fixierten Ausgangszustand handelt. Die Mindestkapazität von 650 Patienten gilt nur für die neu zu findenden Standorte. Eine iterative Suche ermöglicht die Ermittlung dieses Wertes. Die Forderung eines deutlich höheren Wertes von beispielsweise 800 Einwohnern ist aufgrund der bestehenden Standortstruktur nicht möglich. Um eine geforderte Mindestkapazität zu erreichen, muss die Summe der Versorgungsanteile im Standort entsprechend groß sein. Der Versorgunganteil für eine einzelne Versorgungsfläche orientiert sich jedoch an dem festen Verhältnis der Versorgungsrelationen für alle anderen Versorgungsanteile aus dieser Fläche.[553] Wenn die Mindestkapazität einen hohen Versorgungsanteil eines zu versorgenden Ortes verlangt und dieser so hoch ist, dass die Relation aller Versorgungsanteile dieses Ortes (zu anderen Standorten) nicht eingehalten werden kann, gibt es keine zulässige Lösung. Somit wird für die neuen Standorte eine Mindestkapazität von 650 Einheiten gefordert.[554]

6.5.2 Versorgungsstruktur

Für die Berechnung der Versorgungsstruktur bedarf es einer Erweiterung der Indizierung (vgl. Abschnitt 4.3) dahingehend, dass eine Unterscheidung in bestehende und neu zu lokalisierende Standorte möglich ist.

Indizes und Indexmenge

$k \in I$ k ist ein Element der Menge der potenziellen Standorte I
$k\_SO \in I$ k_SO ist ein Standort und Element der Menge I
$k\_a \in I$ k_a ist ein alter Standort und Element der Menge I
$k\_n \in I$ k_n ist ein neuer Standort und Element der Menge I

Der Index k beschreibt weiterhin alle potenziellen Standorte. Für die bestehenden (alten) Standorte wird der Index k_a eingeführt, wofür die binäre Standortvariable y_{k_a} auf 1 fixiert ist (Standort existiert). Die acht neu zu positionierenden Standorte sind dann aus den verbleibenden Elementen der Menge I auszuwählen und werden mit k_n indiziert. Die alten und neuen Standorte werden im Index k_SO zusammengefasst, wobei $y_{k\_SO}=1$ ist. Mit der vorgestellten Erweiterung können die neuen, die alten oder alle Standorte eindeutig ausgewählt werden.

Zur Planung der Versorgungsstruktur ist das vorgestellte Standortplanungsmodell weitestgehend zu übernehmen (vgl. Abschnitt 4.4.1). Anzupassen ist

---

[553] Vgl. vierte Nebenbedingung Standortplanung im Abschnitt 4.4.1.
[554] Die höchstmögliche Mindestkapazität liegt in diesem Beispiel bei 665,73 Kapazitätseinheiten. Um eine einfache Darstellung zu gewährleisten, wird der abgerundete Wert von 650 Einheiten verwendet.

die sechste Nebenbedingung des Modells, welche die Mindestkapazität der Standorte fordert. Diese gilt nur für die neu zu suchenden Standorte.

(NB 6 SOP)* $\quad \sum_{i \in Ü_{k\_n}} x_{i\,k\_n} * VB_i \geq Min\_Kap * y_{k\_n} \qquad \forall\, k\_n \in I$

Alle anderen Nebenbedingungen der Standortplanung gelten für die alten und neuen Standorte gleichermaßen.

Die bestehenden und neuen Angebotsorte sind in Abb. 30 aufgezeigt.[555]

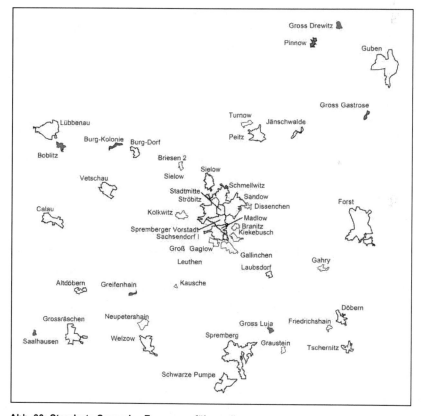

Abb. 30: Standorte Szenario „Zusammenführung"

---

[555] Die Rechenzeit beträgt ca. 25 Sekunden. Der Zielfunktionswert weist ein relatives GAP von 0% auf.

Die grauen Standorte in der Abbildung sind die der aktuellen Konstellation hinzugefügten Angebote. Die gefüllten Lücken in der Versorgungsstruktur befinden sich in den ländlich geprägten Bereichen im Testgebiet. Durch das Hinzufügen der acht neuen Angebote können alle Einwohner innerhalb der zulässigen Versorgungsdistanzen einen Standort erreichen und eine effektive Versorgungsstruktur ist somit gefunden.[556]

Die Gütekriterien für das aktuelle Szenario sind in Tab. 19 zusammengefasst.

Gütekriterien	Szenario "Zusammenführung" Versorgte	Szenario "Idealzustand" Versorgte
Anzahl der VBF	296	296
Anzahl der EW	281.427	281.427
Ø VD VBF Minimum	0,00 min	0,00 min
Ø VD VBF Maximum	23,40 min	23,40 min
Ø VD gesamt	3,372 min	3,186 min

Tab. 19: Bewertung der Versorgungsstruktur „Zusammenführung"

Der Vergleich der Effektivitätskriterien im aktuellen Szenario zeigt keine Veränderungen gegenüber dem Szenario „Idealzustand" auf. Das Effizienzmaß offenbart hingegen eine Verschlechterung der durchschnittlichen Versorgungsdistanzen. Diese Abweichung ist auf die Berücksichtigung der existierenden (teilweise ungünstig positionierten) Standorte zurückzuführen.

---

[556] Eine Abbildung zur Häufigkeitsverteilung befindet sich im Anhang A23.

6.5.3 Kapazitätsverteilung

Die im Abschnitt 6.5.2 ermittelte Versorgungsstruktur bildet die Grundlage für die folgenden Ausführungen. Die Kapazitätsbetrachtung wird in drei voneinander unabhängigen Schritten durchgeführt.

Im ersten Schritt werden alle (alten und neuen) Standorte als unkapazitiert angenommen. Mit Hilfe der Kapazitätsverteilungsplanung erfolgt die Ermittlung der idealen Anzahl von Kapazitätsblöcken je Standort für einen durchschnittlichen theoretischen Versorgungsgrad von 100%. Dieses Ergebnis stellt die bestmögliche Kapazität der Standorte unter Beachtung der bestehenden Versorgungsstruktur dar und dient als Referenzmaß für die weiteren Betrachtungen.

Anschließend werden die vorhandenen Hausärzte in die Betrachtungen einbezogen. Zunächst erfolgt die ausschließliche Betrachtung der existenten Kapazitäten in den alten Standorten in der neuen Versorgungsstruktur und den damit erreichbaren Versorgungsgraden (Schritt 2). Die so ermittelten Über- und Unterversorgungen zeigen den aktuell nötigen Handlungsbedarf in Bezug auf die Standortkapazität auf.

Im dritten Schritt werden auf die neuen und unterversorgten alten Standorte weitere halbe Zulassungen verteilt, sodass eine durchschnittliche Versorgung von 100% möglich wäre. Dies wird mit einem modifizierten Modell zur Kapazitätsplanung erreicht. Die Ergebnisse des dritten Schrittes zeigen die bestmögliche Kapazitätsverteilung unter Beachtung der bestehenden Verteilung der Hausärzte.

<u>Szenario Zusammenführung - Kapazitätsverteilung Schritt 1</u>

Die Kapazitätsverteilung für 352 halbe Zulassungen ist von der bestehenden Standortkonstellation geprägt.[557] Die Zusammenfassung der Effektivitätskriterien ist in Tab. 20 dargestellt und den entsprechenden Werten des Szenarios „Idealzustand" gegenübergestellt.

---

[557] Die Rechenzeit beträgt ca. 1 Sekunde. Der Zielfunktionswert weist ein relatives GAP von 0% auf.

VG_theo=100%	Szenario "Zusammen-führung" (Kapazitätsverteilung Schritt 1)			Szenario "Idealzustand"		
Gütekriterien	Minimum	Maximum	Summe	Minimum	Maximum	Summe
Überkapazität [EW]	25	733	8.491	14	789	5.993
Unterkapazität [EW]	-23	-767	-8.318	-8	-647	-5.820
Versorgungsgrad	64%	1.196%		61%	120%	
Effektive Standorte (±10%)		22			25	
Effektive Standorte (±20%)		37			38	

Tab. 20: Effektivität Kapazitätsverteilung „Zusammenführung - Schritt 1"

Die Über- und Unterkapazitäten der beiden Szenarien unterscheiden sich für die einzelnen Angebote nicht wesentlich. Sowohl die minimale als auch die maximale Abweichung beträgt höchstens einen Kapazitätsblock. Allerdings ist die Summe der Abweichungen gegenüber dem Idealzustand gestiegen, was auf eine ineffektivere (bzw. ineffizientere) Ressourcenverteilung hindeutet. Die minimalen Versorgungsgrade der beiden Szenarien weisen keine gravierenden Abweichungen auf. Ein anderes Bild zeigt allerdings der maximale Versorgungsgrad. Im Szenario „Zusammenführung - Kapazitätsverteilung Schritt 1" übersteigt die zugewiesene Kapazität den Bedarf um ein Vielfaches. Dies ist ebenfalls auf die Berücksichtigung der etablierten Standorte zurückzuführen. Der maximale Versorgungsgrad betrifft die Versorgungsfläche „Dissenchen" und dieser Fall wird bereits im Szenario „Ist-Zustand" beschrieben.[558] Es weisen insgesamt fünf Standorte einen Versorgungsgrad über 120% auf.[559] Vier dieser Angebote sind bereits existierende Standorte für die die Forderung nach einer Mindestkapazität bei der Lösung des Modells nicht galt.[560]

---

[558] Vgl. Abschnitt 5.3.
[559] Eine Abbildung zur Häufigkeitsverteilung befindet sich im Anhang A24.
[560] Die vollständigen Werte befinden sich im Anhang A19.

Die Anzahl der effektiv kapazitierten Angebote liegt (knapp) unterhalb der des idealen Zustandes. Die bestmögliche Kapazitätsverteilung im Szenario „Zusammenführung - Kapazitätsverteilung Schritt 1" unterliegt somit bei einigen Gütekriterien dem Szenario „Idealverteilung".

Die 37 effektiv versorgten Standorte zeigt Abb. 31. Sie stellt außerdem die erreichte Effizienz der einzelnen Angebote dar.

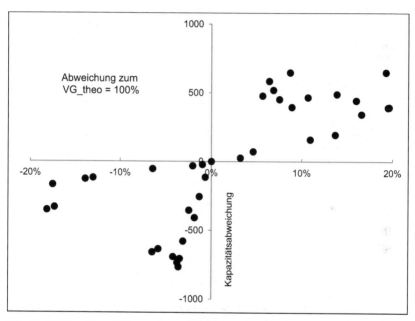

Abb. 31: Effizienz Kapazitätsverteilung „Zusammenführung - Schritt 1"

Szenario Zusammenführung - Kapazitätsverteilung Schritt 2
Als nächstes wird den alten Standorten die bereits vorhandene Kapazität zugerechnet und dieser Fall der zuvor ermittelten bestmöglichen Kapazitätsverteilung (Schritt 1) gegenübergestellt.[561] Dieser Schritt stellt auf das Aufzeigen der bestehenden Abweichungen ab und soll weiterhin verdeutlichen, welche Umverteilungen nötig wären, um eine „gute" Kapazitätsverteilung zu ermöglichen.

---

[561] Die Kapazitäten der vorhandenen Standorte sind im Anhang A13 aufgeführt.

Die Gegenüberstellung der Werte erfolgt (auszugsweise) in Tab. 21.[562]

Nr.	Standort	Kapazi-tätsbedarf	Kapazität Ist	Kapazität Soll	Δ Kapazität	Δ halbe Zulassungen
1	Sandow	18.980	6.400	18.400	-12.000	-15
2	Schmellwitz	18.515	8.000	18.400	-10.400	-13
3	Sachsendorf 1	20.707	11.200	20.000	-8.800	-11
4	Döbern	7.481	3.200	8.000	-4.800	-6
5	Forst	22.810	19.200	22.400	-3.200	-4
6	Peitz	7.354	4.800	8.000	-3.200	-4
7	Altdöbern	3.353	1.600	4.000	-2.400	-3
8	Kausche	3.511	1.600	4.000	-2.400	-3
9	Calau	9.016	8.000	9.600	-1.600	-2
10	Gross Gastrose	1.633	0	1.600	-1.600	-2
11	Grossräschen	10.259	8.000	9.600	-1.600	-2
12	Welzow	4.405	3.200	4.800	-1.600	-2
13	Boblitz	928	0	800	-800	-1
14	Burg Kolonie	855	0	800	-800	-1
15	Gallinchen	2.005	1.600	2.400	-800	-1
...						
36	Graustein	491	1.600	800	800	1
37	Guben	20.257	20.800	20.000	800	1
38	Turnow	919	1.600	800	800	1
39	Burg Dorf	5.948	8.000	6.400	1.600	2
40	Laubsdorf	1.406	3.200	1.600	1.600	2
41	Ströbitz	14.756	17.600	14.400	3.200	4
42	Kiekebusch	1.000	4.800	800	4.000	5
43	Madlow	2.757	8.000	3.200	4.800	6
44	Spremberger Vorstadt	19.937	25.600	19.200	6.400	8
45	Stadtmitte	11.036	20.800	10.400	10.400	13

Tab. 21: Kapazitätsabgleich „Zusammenführung - Schritt 2"

Die Standorte sind nach der Kapazitätsabweichung zwischen dem Soll- und Ist-Zustand sortiert und die neuen Standorte sind grau hinterlegt. Die aufgeführten Kapazitätsbedarfe entsprechen den Ergebnissen der Standortplanung im aktuellen Szenario „Zusammenführung" (VG_theo≈100%). Die Soll-Kapazitäten sind die Ergebnisse des Szenarios „Zusammenführung - Kapazitätsverteilung Schritt 1".

---

[562] Die vollständige Übersicht befindet sich im Anhang A20.

Die Abweichungen liegen zwischen einer Unterdeckung von -12.000 bis zu einer Überdeckung von 10.400 Einwohnern. Die größten betragsmäßigen Abweichungen befinden sich im Stadtgebiet Cottbus und spiegeln die beschriebenen bereits bestehenden innerörtlichen Disparitäten wider.[563]
Eine tendenzielle Unterdeckung ist durch die nicht ausreichenden Anzahl an hausärztlichen Zulassungen im Testgebiet (VG_theo=91%) begründet. Im Detail betrachtet fehlt in insgesamt 24 von 45 Standorten (Nr. 1-24) mindestens ein Kapazitätsblock. Allerdings sind darin auch die acht neuen Standorte enthalten, welche noch keine hausärztliche Versorgung bereitstellen können. Die neuen Standorte (Nr. 10, 13-14, 16-17, 19, 21-22) gehören zu den „kleinen" Standorten, welche die strukturellen Lücken in den ländlichen Regionen füllen und nicht mehr als zwei halbe Zulassungen für die hausärztliche Versorgung benötigen. Für sieben Standorte (Nr. 25-31) bedarf es keiner Veränderung der hausärztlichen Versorgung, da die Abweichungen vom Kapazitätsbedarf innerhalb der Toleranzgrenzen liegen. In den verbleibenden 14 Standorten (Nr. 32-45) herrscht ein Kapazitätsüberschuss. Damit sind die Standorte identifiziert, für die Handlungsbedarf bezüglich der vorhandenen Leistungsvolumina besteht.

Aus Sicht einer verantwortlichen Institution erscheint nach dieser Auswertung die „Umlagerung" der Überkapazitäten in die Standorte mit zu geringer Versorgung angebracht. In der vertragsärztlichen Versorgung ist allerdings die Besonderheit des Bestandsschutzes[564] der bereits niedergelassenen Mediziner zu berücksichtigen und die Umlagerung kann nur beschränkt angestrengt werden. Daher wird ein zeitnaher Abbau der Überkapazität(en) nur mit sehr großer Überzeugungsarbeit der verantwortlichen Planer möglich sein.

Für den weiteren Verlauf der Betrachtungen wird davon ausgegangen, dass die bestehenden Überkapazitäten unveränderlich sind („remanente Kapazität") und lediglich die Versorgungssituation der neuen und unterversorgten bestehenden Standorte verbessert werden kann. Das Erreichen der idealen Kapazitätsverteilung (Schritt 1) mit demselben Mitteleinsatz ist so nicht mehr möglich.

---

[563] Vgl. Abschnitt 5.3.
[564] Für eine erteilte Zulassung zur vertragsärztlichen Versorgung gilt der Artikel 14 des Grundgesetzes („Recht auf Eigentum"). Vgl. Bundessozialgericht (1957); vgl. Schallen, R. (2012), Rn 35 zu §16b; vgl. Quaas, M. et al. (2008), Rn 21 zu § 19.

Für einen durchschnittlichen Versorgungsgrad von 100% bedarf es neben den bereits etablierten Kapazitätsblöcken noch 32 weiterer halber hausärztlicher Zulassungen.[565] Die Verteilung dieser Differenz steht im Fokus der folgenden Ausführungen.

Szenario Zusammenführung - Kapazitätsverteilung Schritt 3
In der Kapazitätsverteilung des dritten Schrittes werden nur unterversorgte Standorte berücksichtigt. Die bereits überversorgten Standorte sind nicht zu betrachten, da sie ausreichende ärztliche Kapazität vorhalten. Zunächst wird die Indizierung (vgl. Abschnitt 4.3) für die Kapazitätsverteilungsplanung erweitert, um die (alten und neuen) unterversorgten Standorte gezielt berücksichtigen zu können.

Index und Indexmengen

$k\_uv \in I$ k_uv ist Element aller unterversorgten, alten und neuen Standorte der Menge I

Für die weiteren Betrachtungen werden die folgenden Parameter benötigt:

Parameter

$Kap\_vor_{k\_SO}$ vorhandene Kapazität im Standort k_SO
$Kap\_Bed\_uv_{k\_uv}$ Kapazitätsbedarf der unterversorgten Standorte k_uv
VG_theo_uv theoretischer systemweiter durchschnittlicher Versorgungsgrad für unterversorgte Standorte

Die vorhandene Kapazität ($Kap\_vor_{k\_SO}$) ist bereits aus dem Ist-Zustand bekannt.[566] Die weiteren Parameter müssen in einer Zwischenrechnung ermittelt werden. Der noch zu deckende Kapazitätsbedarf der unterversorgten Standorte bestimmt sich aus der Subtraktion des gesamten Kapazitätsbedarfs und der vorhandenen Kapazität in den Angebotsorten (vgl. Formel 30).

---

[565] Für eine theoretische vollständige Versorgung werden 352 halbe Zulassungen benötigt (vgl. Abschnitt 6.4.1). Es sind bereits 320 halbe Zulassungen positioniert (vgl. Abschnitt 5.2) und somit verbleiben noch 32 halbe Zulassungen, welche zu verteilen sind.
[566] Vgl. Anhang A6.

Formel 30 $Kap\_Bed\_uv_{k\_uv} = Kap\_Bed_{k\_SO} - Kap\_vor_{k\_SO}$

$\forall\, k\_SO \in I \mid y_{k\_SO} = 1 \wedge Kap\_Bed_{k\_SO} > Kap\_vor_{k\_SO}$

Der Parameter Kap_Bed_uv$_{k\_uv}$ enthält somit nur Werte, wenn die vorhandene eingerichtete Kapazität den geforderten Kapazitätsbedarf der Standorte nicht decken kann.

Da in der Kapazitätsverteilung nur die unterversorgten Standorte berücksichtigt werden, wird der Parameter VG_theo_uv eingeführt und mit der Formel 31 berechnet. Dieser Wert dient als Orientierung für eine gleichmäßige Verteilung der Ressourcen auf die unterversorgten Standorte.

Formel 31 $VG\_theo\_uv = \frac{Anz\_Kap\_Bl * Kap\_Bl}{\sum_{k\_uv} Kap\_Bed\_uv_{k\_uv}}$ $\forall\, k\_uv \in I$

Weiterhin wird das Kapazitätsmodell auf die Berücksichtigung der zuvor definierten Indizes eingestellt. Die angepasste Zielfunktion lautet:

(ZF KVP)* max $z^{VG} = \sum_{k\_uv \in I} \frac{w_{k\_uv} * Kap\_Bl}{Kap\_Bed\_uv_{k\_uv}}$.

Sie maximiert den Versorgungsgrad nur für die unterversorgten Standorte - die überversorgten Standorte bleiben unverändert.

Die Lösung des Modells ist unter Beachtung der folgenden angepassten Nebenbedingungen zu ermitteln.

(NB 1 KVP)* $\sum_{k\_uv \in I} w_{k\_uv} \leq Anz\_Kap\_Bl$

(NB 2 KVP)* $w_{k\_n} \geq 1$ $\forall\, k\_n \in I$

(NB 3 KVP)* $w_{k\_uv} \leq \left[VG\_theo\_uv * \frac{Kap\_Bed\_uv_{k\_uv}}{Kap\_Bl} \right]$ $\forall\, k\_uv \in I$

(NB 4 KVP)* $w_{k\_uv} \geq \left[VG\_theo\_uv * \frac{Kap\_Bed\_uv_{k\_uv}}{Kap\_Bl} \right]$ $\forall\, k\_uv \in I$

(NB 5 KVP)* $\quad \frac{w_{k\_uv} * Kap\_Bl + Kap\_vor_{k\_SO}}{Kap\_Bed_{k\_SO}} * 100\% \leq VG\_max\_zul$

$\forall\ k\_uv \in I \land Kap\_Bed_{k\_SO} > Kap\_Bl$

Die erste Nebenbedingung betrachtet ausschließlich die unterversorgten Angebote und lässt maximal die Vergabe der verfügbaren Kapazitätsblöcke (hier: Anz_Kap_Bl = 32) zu. Es wird weiterhin nur für die neuen Standorte die Zuweisung von mindestens einer halben Zulassung gefordert, um die Standorte auch nutzen zu können. Für die alten unterversorgten Standorte ist diese Forderung nicht zwangsläufig erforderlich, da sie - auch wenn unterversorgt - bereits genutzt werden können. Die dritte und vierte Nebenbedingung ermitteln die obere und untere Anzahl der zuzuweisenden Kapazitätsblöcke und orientieren sich dabei an dem theoretischen Versorgungsgrad für die unterversorgten Standorte (VG_theo_uv). Die fünfte Nebenbedingung verhindert eine Überversorgung über den maximal zulässigen Versorgungsgrad hinaus. Dabei gilt es zu beachten, dass der gesamte Kapazitätsbedarf sowie die „alte" und „neue" zugewiesene Kapazität berücksichtigt werden.

Aufgrund der geringen Anzahl von 32 halben Zulassungen, wird der maximal zulässige Versorgungsgrad auf 100% gesetzt. Somit werden keine Ressourcen für eine weitere Überversorgung verwendet.

Tab. 22 stellt die Gütekriterien der Kapazitätsverteilung unter Beachtung der bestehenden Versorgungsstruktur und deren Kapazität den Werten der „idealen" Zusammenführung gegenüber, welche nur die bestehende Versorgungsstruktur beachten (Schritt 1 Kapazitätsverteilung).[567]

Die Minima der Über- und Unterkapazität sind in beiden Szenarien gleich. Alle anderen aufgeführten Effektivitätskriterien weisen durchweg schlechtere Werte auf, wenn die aktuelle hausärztliche Versorgung (speziell die Überversorgung) berücksichtigt werden muss.
Allerdings überdeckt dieser Gesamtüberblick die (teilweise) Verbesserung der Versorgungssituation der zuvor unterversorgten Standorte. Die detaillierten Ergebnisse zeigt Tab. 23. Es werden nur die unterversorgten Standorte aufge-

---

[567] Die vollständige Übersicht über alle Werte befindet sich im Anhang A21. Die Rechenzeit beträgt ca. zwei Sekunden. Der Zielfunktionswert weist ein relatives GAP von 0% auf.

zeigt und die sind nach dem Versorgungsgrad vor der Verteilung der 32 halben Zulassungen sortiert.[568]

VG_theo=100%	Szenario "Zusammenführung" (Kapazitätsverteilung Schritt 3)			Szenario "Zusammenführung" (Kapazitätsverteilung Schritt 1)		
Gütekriterien	Minimum	Maximum	Summe	Minimum	Maximum	Summe
Überkapazität [EW]	25	9.764	38.728	25	733	8.491
Unterkapazität [EW]	-23	-7.780	-38.555	-23	-767	-8.318
Versorgungsgrad	46%	2.393%		64%	1.196%	
Effektive Standorte (±10%)	10			22		
Effektive Standorte (±20%)	19			37		

Tab. 22: Effektivität Kapazitätsverteilung „Zusammenführung - Schritt 3"

Jeder der neuen Standorte (grau hervorgehoben, Nr. 1 bis 8) erhält eine halbe Zulassung und kann somit zur Bedarfsbefriedigung beitragen. Die vollständige Aufteilung der Leistungserbringer kann der Tabelle entnommen werden. Insgesamt erhalten 19 Angebote zusätzliche Kapazität und der jeweilige Versorgungsgrad (VG) erhöht sich.[569] Für neun Angebote kann aufgrund der begrenzten Mittel keine Verbesserung erreicht werden und die Versorgungsgrade bleiben unverändert. Trotz der aufgeführten Aufstockung gibt es weiterhin noch ungedeckte Kapazitätsbedarfe in den unterversorgten Standorten (außer Nr. 1 und 4).

---

[568] Die vollständige Übersicht über alle Werte befindet sich im Anhang A22.
[569] Eine Abbildung zur Häufigkeitsverteilung der Versorgungsgrad befindet sich im Anhang A24.

Nr.	Standorte	Kapazitätsblöcke			VG vorher	VG nachher	weiterer Kapazitätsbedarf
		„alt"	„neu"	gesamt			
1	Saalhausen	0	1	1	0%	103%	
2	Boblitz	0	1	1	0%	86%	128
3	Burg Kolonie	0	1	1	0%	94%	55
4	Greifenhain	0	1	1	0%	120%	
5	Gross Drewitz	0	1	1	0%	83%	169
6	Gross Gastrose	0	1	1	0%	49%	833
7	Pinnow	0	1	1	0%	69%	361
8	Gross Luja	0	1	1	0%	64%	457
9	Sandow	8	6	14	34%	59%	7.780
10	Döbern	4	2	6	43%	64%	2.681
11	Schmellwitz	10	5	15	43%	65%	6.515
12	Kausche	2	0	2	46%	46%	1.911
13	Altdöbern	2	1	3	48%	72%	953
14	Sachsendorf 1	14	4	18	54%	70%	6.307
15	Peitz	6	1	7	65%	76%	1.754
16	Jänschwalde	2	1	3	66%	99%	23
17	Welzow	4	1	5	73%	91%	405
18	Gross Gaglow	2	0	2	78%	78%	457
19	Grossräschen	10	1	11	78%	86%	1.459
20	Schwarze Pumpe	2	0	2	80%	80%	408
21	Gallinchen	2	0	2	80%	80%	405
22	Sielow	2	0	2	82%	82%	354
23	Briesen 2	2	0	2	83%	83%	334
24	Forst	24	1	25	84%	88%	2.810
25	Calau	10	1	11	89%	98%	216
26	Lübbenau	20	0	20	96%	96%	693
27	Vetschau	10	0	10	96%	96%	322
28	Spremberg	26	0	26	96%	96%	767

Tab. 23: Kapazitätsverteilung „Zusammenführung - Schritt 3"

Die Effizienzbetrachtung des Szenarios „Zusammenführung - Kapazitätsverteilung Schritt 3" ermöglicht Abb. 32.

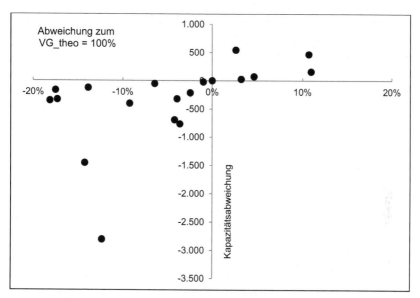

Abb. 32: Effizienz Kapazitätsverteilung „Zusammenführung - Schritt 3"

Im Vergleich zum ersten Schritt der Kapazitätsverteilung (vgl. Abb. 31) wird in Abb. 32 die Auswirkung der ineffektiven Verteilung der vorhandenen Ärzte besonders deutlich. Während im ersten Schritt das Kapazitätsmodell die zugrundeliegende (reale) Versorgungstruktur noch kompensieren kann, ermöglicht die Beachtung der existierenden Ärzteverteilung deutlich weniger Verbesserungspotenzial. Das entwickelte Modell bietet jedoch trotzdem eine Entscheidungsunterstützung für den verantwortlichen Planer.

6.5.4 Auswertung

Das Szenario „Zusammenführung" zeigt die Möglichkeiten der vorgestellten Modelle auf, in einer bestehenden Anordnung der hausärztlichen Versorgung Verbesserungspotenziale zu identifizieren.

In Bezug auf die Versorgungsstruktur können die Standorte gefunden werden, welche die Versorgung für alle Einwohner innerhalb der zulässigen Versorgungsdistanz ermöglichen und somit wird eine effektive Standortkonstellation erzeugt. Somit können Lücken erkannt und geschlossen werden. Die Effizienz (durchschnittliche Versorgungsdistanz für alle Einwohner) der gefundenen Struktur wird jedoch nicht den Wert des Szenarios „Idealzustand" erreichen können, wenn die bestehende Struktur von der idealen Angebotsanordnung abweicht.

Im Abgleich mit dem Ergebnis des Szenarios „Idealzustand" sind auch die eventuell zu schließenden Standorte ermittelbar - was jedoch aufgrund des Bestandsschutzes[570] der bestehenden Praxen unrealistisch erscheint.

Nachdem eine effektive Versorgungsstruktur gefunden ist, sind je nach gegebenen Umständen drei Kapazitätsbetrachtungen denkbar. Zunächst kann die bestmögliche (ideale) Verteilung der Ressourcen fokussiert werden, mit welchen eine durchschnittliche vollständige Bedarfsabdeckung ermöglicht wird (Schritt 1, Abschnitt 6.5.3). Die Ergebnisse weisen eine geringe Abweichung vom standortspezifischen Versorgungsbedarf auf und zeigen eine hohe Anzahl an effektiv kapazitierten Standorten.

Eine zweite Herangehensweise rückt in den Mittelpunkt, wenn die Ressourcen so knapp sind, dass nur die bestehenden Mittel zur Verfügung stehen (Schritt 2, Abschnitt 6.5.3). Durch den Abgleich der aktuellen Leistungsvolumina in den Angebotsorten mit den ausgerechneten Bedarfen, können Überkapazitäten bestimmt werden, welche den zu gering ausgestatteten Angeboten zuzuordnen sind. Im beschriebenen problemspezifischen Kontext erscheint eine solche Umverteilung nur über einen langen Zeitraum realisierbar und die unbefriedigenden Versorgungszustände würden zunächst bestehen bleiben.

Sollte eine Umverteilung der Ärzte nicht möglich sein oder/und es sind zeitnahe Verbesserung erforderlich und es stehen weiterhin über die bereits eingerichteten Arztpraxen noch zusätzliche Zulassungen zur Verfügung, dann erfolgt die Verteilung der neuen Ressourcen auf die unterversorgten Standorte. Dabei werden die überversorgten Standorte beibehalten (Schritt 3, Abschnitt 6.5.3). Diese Vorgehensweise ermöglicht zumindest eine (Grund)Sicherung der Einwohner, welche in den nicht oder nur schwach versorgten Regionen leben.

---

[570] Für eine erteilte Zulassung zur vertragsärztlichen Versorgung gilt der Artikel 14 des Grundgesetzes („Recht auf Eigentum"). Vgl. Bundessozialgericht (1957); vgl. Schallen, R. (2012), Rn 35 zu §16b; vgl. Quaas, M. et al. (2008), Rn 21 zu § 19.

Zusammenfassend ist für das Szenario „Zusammenführung" festzuhalten, dass aus der Sicht einer zentral planenden Stelle der vertragsärztlichen Versorgung eine Entscheidungsunterstützung willkommen ist, welche die Lücken innerhalb einer bestehenden Versorgungsstruktur identifizieren kann. Dadurch lassen sich die konkreten Orte ermitteln, welche benötigt werden, um die Einwohner in einer zumutbaren Distanz mit hausärztlichen Leistungen zu versorgen. Weiterhin ermöglicht die vorgestellte Kapazitätsplanung mehrere Erkenntnisse. Durch die Orientierung an einer idealen Kapazitätsverteilung ist für jeden einzelnen Standort überprüfbar, ob dieser zu viel oder zu wenig ärztliche Leitungen bereithält. Darauf aufbauend lassen sich zukünftige Kapazitätsentscheidungen treffen. Weiterhin kann die Verteilung von zusätzlichen Leistungserstellern unter Berücksichtigung der bereits etablierten Ärzte durchgeführt werden. Bei allen Entscheidungen sind die Wechselwirkungen mit den anderen bestehenden Standorten (simultan) zu beachten. Die vorgestellten Modelle zur Standort- und Kapazitätsverteilungsplanung bieten diese Möglichkeiten.

6.6 Gegenüberstellung der Ergebnisse

Eine Gegenüberstellung der Ergebnisse aus dem 5. und 6. Kapitel zeigen Tab. 24 und Tab. 25.

Zunächst wird die Versorgungsstruktur (Tab. 24) betrachtet. Die aktuelle Versorgungsstruktur zeigt so große Lücken auf, dass nicht alle Einwohner in einer angemessenen Distanz von einem Hausarzt versorgt werden können. Der Effizienzwert (Ø VD - durchschnittliche Versorgungsdistanz) beträgt 3,62 Minuten und dient als Orientierung für die Qualität der aufgestellten Versorgungsszenarien.

Szenarien	Ø VD gesamt	Anzahl der versorgten Bedarfsflächen
Ist-Zustand	3,62 min	255 von 296
"Umverteilung"	3,35 min	296
"Umverteilung 2"	3,31 min	296
"Idealzustand" (45 SO)	3,19 min	296
"Zusammenführung"	3,37 min	296

Tab. 24: Gütekriterien Versorgungsstruktur aller Szenarien

Alle Szenarien weisen effektive Strukturen auf und zeigen somit den ersten Vorteil des Standortplanungsmodells gegenüber der Bedarfsplanungsrichtlinie. Die Umverteilungen der bestehenden Standorte führen bei derselben Standortanzahl zu besseren Standortkonstellationen und verbessern das Effizienzmaß gegenüber der realen Versorgungssituation. Im Szenario Idealzustand wird die geringste durchschnittliche Versorgungsdistanz erreicht. Dieses unterliegt jedoch der Annahme, dass es noch keine bestehende Versorgungstruktur gibt und die Planung kann somit in einer noch völlig „unberührten" Fläche durchgeführt werden. Um die realen Gegebenheiten zu berücksichtigen und eine realitätsnähere Planung durchzuführen, nimmt das vierte Versorgungsszenario die bestehenden Standorte als gegeben an. Auf diesen basierend wird die Versorgungssituation mit den zur Verfügung gestellten Ressourcen weitestgehend verbessert. Die existierende Konstellation bewirkt jedoch schlechtere Werte der Gütekriterien als der zuvor ermittelte Idealzustand. Aus Tab. 24 wird ersichtlich, dass das Standortplanungsmodell die Bedarfsplanungsrichtlinie auch im Hinblick auf die Effizienz dominiert.

Kapazitätsverteilung (Tab. 25): Die Werte der Gütekriterien des Ist-Zustandes dienen erneut als Referenzwerte. In den ersten beiden Szenarien kann die Anzahl der effektiv kapazitierten Standorte gegenüber der realen Versorgungssituation gesteigert werden. Dies gilt sowohl in den strengen als auch in den weniger strengen Toleranzgrenzen. Der direkte Vergleich des Ist-Zustandes mit den letzten drei Zeilen in Tab. 25 ist nicht geeignet, da bei diesen Szenarien mehr Kapazität zur Verfügung steht (VG_theo=100%). Die Ermittlung des Idealzustandes erfolgt ohne Berücksichtigung von bereits vorhandenen Ärzten und repräsentiert die höchste Anzahl an effektiv kapazitierten Angebotsorten. Die Zusammenführung kann als realistisches Szenario angesehen werden, da bestehende Strukturen beachtet werden. Die Werte zeigen, dass die bestehenden ineffektiven Zustände die bestmögliche Versorgung der Versicherten hemmen und somit abgebaut werden sollten. Wenn das entwickelte Kapazitätsverteilungsmodell mit der Bedarfsplanungsrichtlinie verglichen wird, ist der Vorteil des Modells offensichtlich. Dies gilt sowohl für die Planung völlig neuer Strukturen als auch für die Ergänzung bestehender Versorgungszustände.

Szenarien	VG_theo	Kapazität der Standorte	
		Effektiv ±10% zum VG_theo	Effektiv ±20% zum VG_theo
Ist-Zustand	91%	8	14
"Umverteilung"	91%	14	23
"Umverteilung 2"	91%	24	32
"Idealzustand" (45 SO)	100%	25	38
"Zusammenführung" Schritt 1	100%	22	37
"Zusammenführung" Schritt 3	100%	10	19

Tab. 25: Gütekriterien Kapazitätsverteilung aller Szenarien

7 Abschließende Betrachtungen

7.1 Zusammenfassung

Das erste Kapitel beginnt damit, die Auswirkungen der aktuellen unausgewogenen vertragsärztlichen Versorgungsstruktur aufzuzeigen. Die Probleme bestehen in teilweise langen Wartezeiten auf einen Vertragsarzttermin oder langen Anfahrtswegen zur Arztpraxis. Aus diesen Schwächen der aktuellen Versorgungssituation resultiert die Zielstellung, diese Probleme zukünftig zu verringern oder zu verhindern.

Das zweite Kapitel widmet sich der Ursachensuche für die beschriebenen problematischen Aspekte in der vertragsärztlichen Versorgung. Nachdem der rechtliche Rahmen gezogen ist, werden die aktuellen Probleme näher betrachtet. Weiterhin wird geprüft, ob sie innerhalb des rechtlichen Rahmens entstehen konnten. Dabei werden zwei Ansichten beschrieben, welche die beschriebene Problematik verschulden (können).

Zum einen kann ein zu geringes Vorhandensein von ärztlichen Angeboten auf einen generellen Ärztemangel zurückzuführen sein und zum anderen besteht die Möglichkeit, dass die vorhandenen Ärzte lediglich schlecht verteilt sind. Die Ausarbeitung zeigt auf, dass beide Ursachen parallel vorhanden sind, jedoch einen starken Regionalbezug aufweisen. Die Verteilungsproblematik ist dabei sehr deutlich zu erkennen. Der generelle Ärztemangel ist hingegen deutlich schwerer zu belegen. Hervorzuheben ist die zukünftige Entwicklung des Bedarfs an medizinischen Leistungen, welcher durch die fortschreitenden Erkenntnisse in der Diagnostik und der Therapie von Krankheiten und dem steigenden Lebensalter der Bevölkerung wachsen wird.

Im weiteren Verlauf der Ausarbeitung werden die Betrachtungen auf die Verteilung der Leistungsersteller konzentriert. Die Recherchen zeigen dazu auf, dass die Bedarfsplanungsrichtlinie zu extensiv formuliert ist und dadurch eine teilweise mangelhafte Versorgungsstruktur wachsen konnte, ohne dabei gegen die Regelungen der Bedarfsplanungsrichtlinie zu verstoßen. Besonders hervorzuheben sind die zu groß gewählten Planungsbereiche und die fehlende Berücksichtigung der Distanzen zwischen den Einwohnern und Hausärzten.

Nach der Identifikation der beschriebenen Problemstellung(en) als ein Ergebnis einer unzureichenden Standortplanung erfolgt ein breiter Überblick über die Grundmodelle zur Lokalisation von Angeboten im dritten Kapitel. Dabei ist festzuhalten, dass es für eine Vielzahl von Anwendungen geeignete Basismodelle gibt, welche für einen spezifischen Einsatz anzupassen sind.

Das vierte Kapitel stellt im Kern die problemspezifische Standortplanung vor und zeigt weiterhin eine themenbezogene Kapazitätsverteilung. Beide Modelle werden jeweils einer kritischen Würdigung unterzogen und es erfolgen Aussagen zu deren Lösbarkeit.

Das Standortplanungsmodell ermöglicht die wohnortnahe Anbindung der Einwohner an einen Hausarzt. Besonders hervorzuheben ist die Verpflichtung, dass eine vorgegebene Maximaldistanz zu einem Hausarzt nicht überschritten werden darf. Weiterhin besteht bei der Planung die Möglichkeit, die Aufteilung der Einwohner eines Bedarfsortes auf mehrere Standorte zu beachten. Dabei stellt sich heraus, dass die Standortplanung ein räumlich konkretes Planungsergebnis erzeugt.

Die Kapazitätsverteilung ermöglicht eine begründete Verteilung der Hausärzte auf die zuvor ermittelten Standorte. Da eine gerechte Verteilung einer begrenzten Anzahl von Leistungserstellern nicht aus dem Gesetzestext abgeleitet werden kann, die Versicherten jedoch alle denselben Leistungsanspruch haben, wird in der Kapazitätsverteilung eine gleichmäßige an den Kapazitätsbedarfen ausgerichtete Verteilung angestrebt. Die Kapazitätsverteilung beachtet so den Aspekt einer annähernd gleichmäßigen Zuweisung der Mediziner in der gesamten Versorgungsstruktur.

Im fünften Kapitel wird aufgezeigt, dass das aktuelle Versorgungsnetz im gewählten Testgebiet Löcher aufweist, sodass einige Einwohner nicht innerhalb einer vorgegebenen Distanz ein hausärztliches Angebot wahrnehmen können. Zusätzlich zeigt die Kapazitätsbetrachtung (unter Beachtung des zugrunde gelegten Leistungsvolumens eines Hausarztes) eine systemweite Unterversorgung auf. Allerdings gestaltet sich diese nicht gleichmäßig und es können sehr große Über- und Unterversorgungen in den einzelnen aktuellen Niederlassungen identifiziert werden.

Im sechsten Kapitel werden die Standort- und Kapazitätsverteilungsplanung im Testgebiet in mehreren Szenarien angewendet. Alle Szenarien zeigen das Potenzial der themenspezifisch entwickelten Modelle auf, die Versorgungssituation zu verbessern und die eingangs formulierten Probleme zu mindern.

7.2 Fazit

Gesamtauswertung

Die entwickelte problemspezifische Standortplanung erreicht eine deutliche Verbesserung der Ausgangssituation. Die ambulanten Angebote können so positioniert werden, dass alle Einwohner einen Hausarzt innerhalb einer vorgegebenen Distanz erreichen können.
Zusätzlich ermöglicht die Kapazitätsverteilungsplanung eine problemspezifische Ressourcenverteilung und -lokalisation unter Knappheitsbedingungen.
Die Modelle bieten im Einzelnen die Möglichkeit, ein völlig neues Versorgungsnetz zu ermitteln oder in einer bestehenden Struktur die Verbesserungsmöglichkeiten festzustellen.
Im Detail betrachtet kann festgehalten werden, dass im gewählten Testgebiet nur mit den bereits existierenden Ressourcen zumindest eine wohnortnahe hausärztliche Versorgung möglich ist. Damit kann die eingangs formulierte Zielstellung als erreicht bezeichnet werden. Zukünftig sollte eine quantitative Standort- sowie Kapazitätsverteilungsplanung in der ambulanten vertragsärztlichen Versorgung zur Anwendung kommen.

Standortplanung

Die Standortplanung greift die Anforderungen an eine geeignete Versorgungsstrukturplanung (vgl. Abschnitt 2.6 und Tab. 2) auf und verwendet durch die Berücksichtigung der Distanz zwischen Einwohner und Hausarzt einen Zugangsindikator. Der Versorgungsbedarf wird mit den Einwohnerzahlen gleichgesetzt und nicht weiter konkretisiert. Jedoch können die Ergebnisse anderer Bedarfsbestimmungen ebenfalls in dem Modell verwendet werden.
Weiterhin wird die Planung deutlich kleinräumiger. Dazu komprimiert die Standortplanung die Versorgungsbedarfsfläche in den Knoten eines Netzwerkes und positioniert die Angebote in diesen. Die lokalisierten Standorte werden

somit einem sehr kleinen, räumlich begrenzten Bereich zugeordnet. Trotz dieser „Flächenzuweisung" kann die ermittelte Versorgungsstruktur auch annähernd realisiert werden, denn die Möglichkeiten der Niederlassung sind deutlich restriktiver als bei der derzeit gültigen Bedarfsplanungsrichtlinie.

Kapazitätsbetrachtung

Mit der Kapazitätsverteilungsplanung werden weitere Anforderungen an eine geeignete Versorgungsplanung (vgl. Abschnitt 2.6 und Tab. 2) umgesetzt.
In der praktischen Anwendung existieren zwei Schwierigkeiten. Zum einen ist die Ressource ‚Hausarzt' nur in begrenzter Anzahl vorhanden und zum anderen kann das Leistungsvolumen eines Arztes nicht in beliebig kleine Teile zerlegt und anschließend verteilt werden. Damit ist eine vollständige Bedarfsabdeckung zumeist nur durch eine Übererfüllung des Kapazitätsbedarfes möglich.
Im Kontext der medizinischen Versorgung ist eine solche Abweichung in einem zu definierenden Rahmen vertretbar. Um Ressourcenverschwendungen zu vermeiden, wird bereits in der Standortplanung eine geforderte Mindestkapazität eingeführt. Die Kapazitätsverteilung beachtet anschließend einen maximal zulässigen Versorgungsgrad. Die Schwierigkeit liegt jedoch bei der Festlegung der Toleranzgrenze, ab welcher Überschreitung ein unwirtschaftlicher Ressourceneinsatz erfolgt.
Die Kapazitätsverteilungsplanung kann bei unterversorgten Zuständen ermitteln, wie viele Ressourcen den einzelnen unterversorgten Standorten zuzuweisen sind. Bei überversorgten Zuständen ermöglicht das Planungsmodell das Erkennen von Kapazitätsüberdeckung und kann so dem Anwender als Entscheidungshilfe dienen.
Zusammenfassend wird es immer Kapazitätsabweichungen geben, jedoch fallen diese mit dem vorgestellten Kapazitätsverteilungsmodell deutlich kleiner aus, als es die Bedarfsplanungsrichtlinie zulässt.

Die Beteiligten

Ferner sollen die Sichtweisen der Einwohner, Planer und Ärzte auf die Thematik betrachtet werden. Den Einwohnern ermöglichen die ermittelten Standorte eine wohnortnahe Anbindung zur ambulanten medizinischen Versorgung. Große Lücken im Versorgungsnetz können mit Hilfe der Standortplanung nicht mehr entstehen. Lediglich für den Fall eines generellen hohen Ärztemangels können nicht alle Standorte besetzt werden. Für die verantwortlichen Planer bietet sich mit den vorgestellten Modellen ein Instrumentarium, durch dessen Nutzung den Forderungen des SGB V besser nachgekommen werden kann.

Einem niederlassungswilligen Arzt kann durch die Ermittlung des Kapazitätsbedarfes in der Standortplanung eine gewisse Sicherheit bezüglich des Patientenaufkommens gegeben werden. Zusätzlich verhindert die Kapazitätsplanung, dass zu viele Ärzte in Konkurrenz innerhalb desselben Standortes stehen, da der Kapazitätsbedarf nur in einem gegebenen Rahmen überschritten werden darf. Die Bedarfsplanungsrichtlinie begrenzt dies für einzelne Orte nicht. Mehrere Ärzte innerhalb desselben Standortes haben nach wie vor die Möglichkeit, eine gemeinsame Praxis zu betreiben und somit organisatorische Synergieeffekte zu nutzen.

7.3 Ausblick

Bei vielen Verantwortlichen und Patienten in dünnbesiedelten Regionen besteht ein grundlegendes Interesse an einer Umgestaltung der vertragsärztlichen Versorgungsplanung. Dieses Interesse richtet sich besonders auf eine konkrete Lokalisation der Arztpraxen. Es wird jedoch eine gewisse Anstrengung erfordern, ein über mehrere Jahrzehnte verwendetes Verfahren „abzulösen".[571] Die Etablierung einer grundlegend neuen Vorgehensweise wird durch ihre nachgewiesene Wirksamkeit unterstützt und somit sollte das Erbringen eines solchen Nachweises zukünftig fokussiert werden.[572]

Ein wesentlicher Aspekt ist die zu erwartende räumliche Interaktion der Bevölkerung. Es gilt also, die Modelle an weiteren realen Beispielen zu testen und mit dem tatsächlichen Verhalten der Einwohner abzugleichen. Dabei sind Betrachtungen von untereinander heterogen strukturierten Testgebieten von besonderem Interesse, da so ein Anhaltspunkt ermittelt werden kann, ob für alle

---

[571] Das Verständnis für ein (neues) Modell und dessen Ergebnisse wächst, umso mehr es der bekannten/etablierten Vorgehensweise entspricht. Vgl. Müller, D. (2009), S. 484.
[572] Vgl. Kopetsch, T. (2010a).

Regionen dieselben Parameterwerte gültig sind (beispielsweise die Distanzempfindlichkeit). Sollten die Planungsergebnisse von den tatsächlichen Bewegungen (teilweise) abweichen, stellen sich grundlegend vier Fragen:

1. Bilden die verwendeten Parameter bereits alle wesentlichen (regionalen) Kriterien ab?
2. Sind die verwendeten Parameter ausreichend realitätsnah bestimmt?
3. Müssen die Parameter „von Zeit zu Zeit" aktualisiert werden?
4. Nach welcher Gesetzmäßigkeit teilen sich die Einwohner auf die Standorte auf?

Ein besonderes Augenmerk liegt auf der Ermittlung des realen Bedarfes nach medizinischen Leistungen. Dieser sollte weiterhin arztgruppenspezifisch unterschieden werden. Erste Anhaltspunkte sind durch das Alter und das Geschlecht der Versicherten gegeben.[573] Weiterhin sind für einzelne Krankheitsbilder Häufigkeiten in Bezug zum Lebensalter bekannt[574] - jedoch handelt es sich dabei nur um isolierte Darstellungen der Realität.

Wichtig ist die Bestimmung eines „ortsgebundenen" Bedarfs. Die tatsächlich abgerechneten Punkte des EBM (Einheitlicher Bewertungsmaßstab) bieten eine erste Orientierung.[575] Die abgerechneten Leistungen können auf den Wohnort des Versicherten umgeschlüsselt werden.[576] Die Bedarfsbestimmung ist damit ein Thema für weitere Forschung.

In der Untersuchung wird die ärztliche Kapazität als homogen angenommen. Die tatsächlich verfügbare Kapazität eines Vertragsarztes bestimmt sich jedoch aus dessen persönlichen Vorstellungen bezüglich des Umfanges seiner Tätigkeit (durchschnittliche Wochenarbeitszeit), seinen persönlichen Fertigkeiten und aus den arztgruppenspezifischen Besonderheiten. Weiterhin stellt sich die Frage nach einem geeigneten Maß für die Kapazität.[577] Damit ist die Ka-

---

[573] Eine Übersicht über verschiedene Determinanten und deren Wirkung auf die Nachfrage/den Bedarf nach/an Gesundheitsleistungen zeigen beispielsweise van der Beek, K. et al. (2011), S. 48 ff.
[574] Vgl. exemplarisch Barmer GEK (2011), S. 95 ff.
[575] Vgl. § 87 Abs. 2 SGB V. Weitere Ausführungen finden sich bei Potthoff, P. et al. (2002), S. 5 ff.
[576] Ein solches Verfahren findet bereits im Rahmen des Fremdkassenzahlungsausgleiches statt. Vgl. Sydow, U. (2008), S. 42 f.
[577] Vgl. Potthoff, P. et al.(2002), S. 8 f.

pazitätsbestimmung der Leistungsersteller für weitere Untersuchungen ein Anknüpfpunkt.

Für größere Testgebiete kann sich die Lösbarkeit in Bezug auf die benötigte Rechenzeit als problematisch herausstellen. Für solche Fälle können sich zukünftige Analysen einem Agglomerationsansatz widmen, welcher sehr dicht benachbarte Versorgungsbedarfsflächen zunächst als einen Punkt im Netzwerk auffasst.[578] Nach der Durchführung der Standortplanung unter Berücksichtigung dieser „Sammelpunkte" wird die Agglomeration aufgelöst und die Planung für die kleine Probleminstanz (als Subproblem) erneut durchgeführt. Auf diese Weise kann auch für größere Testgebiete eine Versorgungsplanung durchgeführt werden.

Nachdem eine geeignete Versorgungstruktur und die benötigte Anzahl der Ärzte ermittelt sind, gilt es, die ausgeschriebenen Vertragsarztsitze zu besetzen. Eine anschließende Forschungsaufgabe sollte sich mit einem Anreizsystem beschäftigen. Dadurch sollen scheinbar unattraktive Standorte mit einem zusätzlichen Anreiz ausgestattet werden, welcher die Attraktivität des Standortes erhöht und eine zeitnahe Besetzung der offenen Stellen ermöglicht.

In dieser Ausarbeitung werden ausschließlich Hausärzte betrachtet. Jedoch können die entwickelten Modelle über diesen Anwendungsfall hinaus eine Hilfestellung sein. Bei allen Positionierungsaufgaben, bei denen die Distanz zwischen Angebot und Nachfrage möglichst gering sein soll, die Allokation nicht vom Anbieter gesteuert werden kann und eine Maximaldistanz zwischen Anbieter und Nachfrager einzuhalten ist, kann das vorgestellte Standortplanungsmodell als Orientierung genutzt werden.

---

[578] Vgl. Ballou, R. H. (1994), S. 49; vgl. Francis, R. L. et al. (2004), S. 601.

Literaturverzeichnis

Adam, D. (1996):
Planung und Entscheidung - Modell - Ziele - Methoden - Mit Fallstudien und Lösungen, 4. vollständig überarbeitete und wesentlich erweiterte Auflage, Betriebswirtschaftlicher Verlag Dr. Th. Gabler GmbH, Wiesbaden.

Ärzte-ZV:
Zulassungsverordnung für Vertragsärzte (Ärzte-ZV) in der im Bundesgesetzblatt Teil III, Gliederungsnummer 8230-25, veröffentlichten bereinigten Fassung, zuletzt geändert durch Artikel 9 des Gesetzes vom 22. Dezember 2011 (BGBl. I S. 2983).

Bahrs, O./ Dieckhoff, D./ Göpel, E./ Jobst, D./ Sturm, E./ Sturm, M. (2006a):
Wege zu einer patientenzentrierten Humanmedizin, in: Sturm, E./ Bahrs, O./ Dieckhoff, D./ Göpel, E./ Sturm, M. (Hrsg.), Hausärztliche Patientenversorgung - Konzepte - Methoden - Fertigkeiten, Georg Thieme Verlag KG, Stuttgart New York, S. 2 - 13.

Bahrs, O./ Dieckhoff, D./ Raderschatt, B./ Lichte, T./ Schiffer, E./ Sturm, E. (2006b):
Salutogene Ressourcen und Salutogenese, in: Sturm, E./ Bahrs, O./ Dieckhoff, D./ Göpel, E./ Sturm, M. (Hrsg.), Hausärztliche Patientenversorgung - Konzepte - Methoden - Fertigkeiten, Georg Thieme Verlag KG, Stuttgart New York, S. 153 - 163.

Ballou, R. H. (1994):
Measuring Transport Costing Error in Customer Aggregation for Facility Location, in: Transportation Journal (American Society of Transportation & Logistics Inc), Jahrgang 33, Heft 3, S. 49 - 59.

Barmer GEK (2011):
Barmer GEK Arztreport 2011, Schriftenreihe zur Gesundheitsanalyse - Band 6, Barmer GEK (Hrsg.), http://www.barmer-gek.de/barmer/web/Portale/ Presseportal/Subportal/Presseinformationen/Archiv/2011/110201-Arztreport-2011/Arztreport-2011-PDF,property=Data.pdf, 14.11.2011, 18:30 Uhr.

Bedarfsplanungsrichtlinie:
Richtlinie des Gemeinsamen Bundesausschusses über die Bedarfsplanung sowie die Maßstäbe zur Feststellung von Überversorgung und Unterversorgung in der vertragsärztlichen Versorgung (Bedarfsplanungs-Richtlinie), Neufassung vom 15.02.2007, veröffentlicht im Bundesanzeiger Nr. 64 (S. 3491) vom 31.03.2007, zuletzt geändert am 19.07.2012, veröffentlicht im Bundesanzeiger AT 19.09.2012 B2, in Kraft getreten am 20.09.2012.

Bedarfsplanungsrichtlinie, Anlage 3.1:
Zuordnung der Planungsbereiche zu den Kreistypen des Bundesamt für Bauwesen und Raumordnung (BBR), zuletzt geändert am 19.05.2011, veröffentlicht im Bundesanzeiger Nr. 116 (S. 2768) vom 04.08.2011, in Kraft getreten am 05.08.2011.

Bedarfsplanungsrichtlinie, Anlage 5:
Liste der verwendeten Formeln, zuletzt geändert am 15.02.2007, veröffentlicht im Bundesanzeiger Nr. 64 (S. 3491) vom 31.03.2007, in Kraft getreten am 01.04.2007.

Berner, B. (2008):
Einführung in das Vertragsarztrecht, Stand September 2008, Kassenärztliche Bundesvereinigung (Hrsg.), http://www.kbv.de/publikationen/114.html - Heft 3, 07.10.2011, 15:06 Uhr.

Bessai, B. (2000):
Organisation, in: Ahrens-Fischer, W./ Steinkamp, T. (Hrsg.), Betriebswirtschaftlehre, Oldenburg Wissenschaftsverlag GmbH, München Wien, S. 143 - 212.

Biazaran, M./ SeyediNezhad, B. (2009):
Center-Problem, in: Farahani, R. Z./ Hekmatfar, M. (Hrsg.), Facility Location - Concepts, Models, Algorithms and Case Studies, Springer-Verlag, Berlin Heidelberg, S. 193 - 217.

Bienert, M. L. (1996):
Standortmanagement - Methoden und Konzepte für Handels- und Dienstleistungsunternehmen, Betriebswirtschaftlicher Verlag Dr. Th. Gabler GmbH, Wiesbaden.

Bökemann, D. (1999):
Theorie der Raumplanung - Regionalwissenschaftliche Grundlagen für die Stadt-, Regional, und Landesplanung, 2. unveränderte Auflage, Oldenburg Verlag, München Wien.

Bontrup, H.-J. (2004):
Volkswirtschaftslehre - Grundlagen der Mikro- und Makroökonomie, 2. Auflage, Oldenburg Wissenschaftsverlag GmbH, München.

Bundesärzteordnung:
Bundesärzteordnung in der Fassung der Bekanntmachung vom 16. April 1987 (BGBl. I S. 1218) (BÄO), zuletzt geändert durch Artikel 5 des Gesetzes vom 24. Juli 2010 (BGBl. I S. 983).

Bundesmantelvertrag - Ärzte:
gemäß § 82 Abs. 1 SGB V, Stand 01.01.2011, http://www.kbv.de/rechtsquellen/2310.html 27.11.2011, 16:31 Uhr.

Bundesministerium für Gesundheit (2011a):
http://www.bmg.bund.de/fileadmin/dateien/Downloads/Statistiken/GKV/Mitglieder_Versicherte/K/KM6_2011.xls, 07.10.2011, 12:50 Uhr.

Bundesministerium für Gesundheit (2011b):
http://www.bmg.bund.de/krankenversicherung/grundprinzipien/solidaritaet.html, 07.10.2011, 13:33 Uhr.

Bundessozialgericht (1957):
Urteil vom 19.03.1957 - 6 RKa 5/55 (Berlin).

Church, R./ ReVelle, C. (1974):
The maximal covering location problem, in: Papers of the Regional Science Association, Jahrgang 32, Heft 1, S. 101 - 118.

Converse, P. D. (1949):
New Laws of Retail Gravitation, in: Journal of Marketing, Jahrgang 14, Heft 3, S. 379 - 384.

Corsten, H./ Gössinger, R. (2007):
Dienstleistungsmanagement, 5. vollständig überarbeitete und wesentlich erweiterte Auflage, Oldenburg Wissenschaftsverlag GmbH, München.

Current, J./ Daskin, M./ Schilling, D. (2002):
Discrete Network Location Models, in: Drezner, Z./ Hamacher, H. W. (Hrsg.), Facility Location - Applications and Theory, Springer-Verlag, Berlin Heidelberg New York, S. 81 - 118.

Daniels, N. (2003):
Bedarf an medizinischer Versorgung und Verteilungsgerechtigkeit, in: Marckmann, G./ Liening, P./ Wiesing, U. (Hrsg.), Gerechte Gesundheitsversorgung - Ethische Grundpositionen zur Mittelverteilung im Gesundheitswesen, Schattauer GmbH, Stuttgart, S. 15 - 47.

Daskin, M. S. (2010):
Service Science, John Wiley & Sons, Inc., New York u.a.

Daskin, M. S. (1995):
Network and Discrete Location - Models, Algorithms and Applications, John Wiley & Sons, Inc., New York u.a.

Daskin, M. S. (1983):
A Maximum Expected Covering Location Model: Formulation, Properties and Heuristic Solution, in: Transportation Science, Jahrgang 17, Heft 1, S. 48 - 70.

Daskin, M. S. (1982):
Application of an expected covering model to emergency medical service System design, in: Decision Sciences, Jahrgang 13, Heft 3, S. 416 - 439.

Daskin, M. S./ Stern, E. H. (1981):
A Hierarchical Objective Set Covering Model for Emergency Medical Service Vehicle Deployment, in: Transportation Science, Jahrgang 15, Heft 2, S. 137 - 152.

Debreu, G. (1960):
Review of R. D. Luce individual choice behavior, in: American Economic Review, Jahrgang 50, Heft 1, S. 186 - 188.

Deutsche Apotheker- und Ärztebank/ Zentralinstitut für die kassenärztliche Versorgung in der Bundesrepublik Deutschland (2007):
Existenzgründungsanalyse von Ärzten 2005/2006, Bericht, Düsseldorf Berlin.

Dieckhoff, D./ Helmich, P./ Hesse, E./ Sturm, E. (2006):
Individuell Hilfe zur Selbsthilfe leisten, in: Sturm, E./ Bahrs, O./ Dieckhoff, D./ Göpel, E./ Sturm, M. (Hrsg.), Hausärztliche Patientenversorgung - Konzepte - Methoden - Fertigkeiten, Georg Thieme Verlag KG, Stuttgart, S. 134 - 142.

Domschke, W./ Drexl, A. (1996):
Logistik: Band 3 - Standorte, 4. überarbeitete und erweiterte Auflage, Oldenburg Verlag GmbH, München.

Drezner, T. (1994a):
Locating a single new facility among existing, unequally attractive facilities, in: Journal of Regional Science, Jahrgang 34, Heft 2, S. 237 - 252.

Drezner, T. (1994b):
Optimal continuous location of a retail facility, facility attractiveness, and market share: An interactive model, in: Journal of Retailing, Jahrgang 70, Heft 1, S. 49 - 64.

Drezner, T./ Drezner, Z. (2007):
The gravity p-median model, in: European Journal of Operational Research, Band 179, Heft 3, S. 1239 - 1251.

Drezner, T./ Drezner, Z. (2002):
Validating the Gravity-Based Competitive Location Model Using Inferred Attractiveness, in: Annals of Operations Research, Band 111, S. 227 - 237.

Drezner, T./ Drezner, Z. (1996):
Competitive facilities: market share and location with random utility, in: Journal of Regional Science, Jahrgang 36, Heft 1, S. 1 - 15.

Dzator, M. (2008):
Facility Location in Cities - The Optimal Location of Emergency Units within Cities, VDM Verlag Dr. Müller AG & Co. KG, Saarbrücken.

Ehlers, A. P. F. (2009):
Fortführung von Arztpraxen, 3. Auflage, Verlag C. H. Beck oHG, München.

Eiselt, H. A./ Marianov, V. (2011):
Pioneering Developments in Location Analysis, in: Eiselt, H. A./ Marianov, V. (Hrsg.), Foundations of Location Analysis, Springer Science + Business Media, New York u.a., S. 3 - 22.

Erkut, E. (1990):
The discrete p-dispersion problem, in: European Journal of Operational Research, Band 46, Heft 1, S. 48 - 60.

Fallah, H./ NaimiSadigh, A./ Aslanzadeh, M. (2009):
Covering Problem, in: Farahani, R. Z./ Hekmatfar, M. (Hrsg.), Facility Location - Concepts, Models, Algorithms and Case Studies, Springer-Verlag, Berlin Heidelberg, S. 145 - 176.

Francis, R. L./ Lowe, T. J./ Tamir, A. (2004):
Demand point aggregation analysis for a class of constrained location models: a penalty function approach, in: IIE Transactions, Jahrgang 36, Heft 7, S. 601 - 609.

Fülöp, G. (1999):
Raumplanung der Gesundheitsfürsorge in Österreich - Analyse und Steuerung regionaler Ungleichheiten in der gesundheitlichen Versorgung, in: Bökemann, D. (Hrsg.), Wiener Beiträge zur Regionalwissenschaft - Band 17, Selbstverlag des Instituts für Stadt- und Regionalforschung der Technischen Universität Wien, Wien.

Fülöp. G./ Kopetsch, T./ Schöpe, P. (2011):
Catchment areas of medical practices and the role played by geographical distance in the patient's choice of doctor, in: The Annals of Regional Science, Halbjahr 46, Heft 3, S. 691 -706.

Fülöp. G./ Kopetsch, T./ Schöpe, P. (2010):
Planning medical care for actual need - Developing a model to ensure the provision by physicians of universal office-based medical care based on actual need, in: Journal of Public Health, Jahrgang 18, Heft 2, S. 97 - 104.

gbe-bund (2011):
http://www.gbe-bund.de Rahmenbedingungen > Gesetzliche Krankenversicherung > GKV, Mitglieder/Versicherte > Tabelle (gestaltbar): GKV-Mitglieder und Mitversicherte Familienangehörige am 1.7., 01.11.2011, 13:38 Uhr.

Gerlach, F. M./ Beyer, M./ Erler, A. (2011):
Gesundheitsversorgung in einer Gesellschaft des längeren Lebens - Zukunftskonzept des Sachverständigenrates, in: Günster, C./ Klose, J./ Schmacke, N. (Hrsg.), Versorgungs-Report - Schwerpunkt: Chronische Erkrankungen, Schattauer GmbH, Stuttgart, S. 29 - 40.

Ghosh, A. (1990):
Retail Management, Dryden Press, Chicago u.a.

GKV Spitzenverband (2011a):
Deutschland hat mehr Ärzte, als für die gute medizinische Versorgung gebraucht werden, Pressemitteilung des GKV-Spitzenverbandes vom 28.02.2011 http://www.gkv-spitzenverband.de/pressemitteilungen_und_statements/presse mitteilung_3049.jsp 09.08.2012, 14:26 Uhr.

GKV Spitzenverband (2011b):
Zukunft der ambulanten Versorgung - differenzierte, sektorübergreifende Versorgungsplanung, Positionierungspapier des GKV-Spitzenverbandes zur Weiterentwicklung der Bedarfsplanung unter Berücksichtigung regionaler Besonderheiten der vertragsärztlichen Versorgung, Berlin, April 2011.

Goodchild, M. F. (1984):
ILACS: A Location Allocation Model for Retail Site Selection, in: Journal of Retailing, Jahrgang 60, Heft 1, S. 84 - 100.

Greiner, W. (2011):
Gesundheitsökonomie: Über die rationale Allokation knapper Ressourcen im Versorgungsalltag, in: Schott, T./ Hornberg, C. (Hrsg.), Die Gesellschaft und ihre Gesundheit – 20 Jahre Public Health in Deutschland: Bilanz und Ausblick einer Wissenschaft, VS Verlag für Sozialwissenschaften - Springer Fachmedien Wiesbaden GmbH, Wiesbaden, S. 329 - 343.

Greß, S./ Stegmüller, K. (2011):
Gesundheitliche Versorgung in Stadt und Land - Ein Zukunftskonzept, Landesbüro Hessen der Friedrich-Ebert-Stiftung (Hrsg.), Wiesbaden.

Günther, H.-O./ Tempelmeier, H. (2012):
Produktion und Logistik, 9. aktualisierte und erweiterte Auflage, Springer-Verlag, Berlin Heidelberg.

Haase, K. (2009):
Discrete Location Planning, Working Paper Institute of Transport and Logistics Studies, The University of Sydney, Nr. ITLS-WP-09-07.

Hakimi, S. L. (1965):
Optimum Distribution of Switching centers in a communication network and some related graph theoretic problems, in: Operations Research, Jahrgang 13, Heft 3, S. 462 - 475.

Hakimi, S. L. (1964):
Optimum locations of switching centers and the absolute centers and medians of a graph, in: Operations Research, Jahrgang 12, Heft 3, S. 450 - 459.

Hamacher, H. W. (1995):
Mathematische Lösungsverfahren für planare Standortprobleme, Vieweg & Sohn Verlagsgesellschaft mbH, Braunschweig Wiesbaden.

Hoppe, M. (2009):
Standortplanung unter Berücksichtigung von Konsumentenwahlverhalten und Wettbewerb, Dissertation an der Technischen Universität Dresden, Verlag Dr. Kovač GmbH, Hamburg.

Hosseini, S./ Esfahani, A. M. (2009):
Obnoxious Facility Location, in: Farahani, R. Z./ Hekmatfar, M. (Hrsg.), Facility Location - Concepts, Models, Algorithms and Case Studies, Springer-Verlag Berlin Heidelberg, S. 315 - 345.

Huff, D. L. (1964):
Defining and estimating a Trading Area, in: Journal of Marketing, Jahrgang 28, Heft 3, S. 34 - 38.

Huff, D. L. (1962):
Determinantion of Intra-Urban Retail Trade Areas, Real Estate Research Program - Graduate School of Business Administration (Hrsg.), University of California, Los Angeles.

Huff, D. L./ Batsell, R. R. (1975):
Conceptual and Operational Problems with Market Share Models of Consumer Spatial Behavior, in: Advances in Consumer Research, Jahrgang 2, Heft 1, S. 165 - 172.

Igel, A. (2011):
Neu-Cottbusser auf Arztsuche, in: Rundschau - online vom 16.12.2011, http://www.lr-online.de/regionen/Neu-Cottbuser-auf-Arztsuche;art96090,3609699 03.08.2012, 14:06 Uhr.

Kassenärztliche Bundesvereinigung (2011a):
Übersichtskarte der Versorgungsbedarfsflächen Südbrandenburgs, Kassenärztliche Bundesvereinigung - Dezernat 4 - Referat Bedarfsplanung, Bundesarztregister und Datenaustausch, Berlin.

Kassenärztliche Bundesvereinigung (2011b):
Datensatz der Einwohner, der Hausarztstandorte, der Anzahl der Hausärzte (Stand 31.12.2010) und der Reisezeitenmatrix für das Testgebiet, Kassenärztliche Bundesvereinigung - Dezernat 4 - Referat Bedarfsplanung, Bundesarztregister und Datenaustausch, Berlin.

Kassenärztliche Bundesvereinigung (2011c):
Pressemitteilungen 2011 - Viele Niedergelassene finden keinen Praxisnachfolger, http://www.kbv.de/39165.html 09.08.2012, 10:56 Uhr.

Kassenärztliche Bundesvereinigung (2011d):
Bedarfsplanung, http://www.kbv.de/service/38805.html 21.10.2011, 15:33 Uhr.

Kassenärztliche Bundesvereinigung (2010a):
Versichertenbefragung der Kassenärztlichen Bundesvereinigung 2010 - Ergebnisbericht, http://daris.kbv.de/daris/doccontent.dll?LibraryName=EXTDARIS ^DMSSLAVE &SystemType=2&LogonId=566a7f852b5255d513436e4b53b10f b8&DocId=003762136&Page=1 31.05.2012, 18:06 Uhr.

Kassenärztliche Bundesvereinigung (2010b):
Versichertenbefragung der Kassenärztlichen Bundesvereinigung 2010 - Grafikbericht, http://daris.kbv.de/daris/doccontent.dll?LibraryName=EXTDARIS^D MSSLAVE&SystemType=2&LogonId=566a7f852b5255d513436e4b53b10fb8& DocId=003762137&Page=1 31.05.2012, 18:08 Uhr.

Kassenärztliche Bundesvereinigung (2010c):
Honorar, http://www.kbv.de/37903.html 24.10.2011, 12:10 Uhr.

Kassenärztliche Bundesvereinigung (2009a):
Grunddaten zur vertragsärztlichen Versorgung in Deutschland 2009, http://www.kbv.de/publikationen/125.html > „Grunddaten zur Vertragsärztlichen Versorgung in Deutschland 2009" 18.10.2011, 18:20 Uhr.

Kassenärztliche Bundesvereinigung (2009b):
http://www.kbv.de/publikationen/125.html > „I Ärzte, Stand: 31.12.2009" 18.10.2011, 18:20 Uhr.

Kassenärztliche Vereinigung Brandenburg (2012):
Planungsblätter zur aktuellen Versorgungssituation (Stand 31.03.2012), http://www.kvbb.de/praxis/zulassung/bedarfsplanung/aktuelle-versorgungssituation/ 12.06.2012, 14:10 Uhr.

Keßler, H./ Winkelhofer, G. (2004):
Projektmanagement - Leitfaden zur Steuerung und Führung von Projekten, 4. überarbeitete Auflage, Springer Verlag, Berlin Heidelberg.

Kistemann, T./ Schröer, M.-A. (2007):
Kleinräumige kassenärztliche Versorgung und subjektives Standortwahlverhalten von Vertragsärzten in einem überversorgten Planungsgebiet, in: Das Gesundheitswesen, Ausgabe 11 in 2007, S. 593 - 600.

Klose, A./ Drexl, A. (2005):
Facility location models for distribution system design, in: European Journal of Operational Research, Band 162, Heft 1, S. 4 - 29.

Klose, J./ Rehbein, I. (2011):
Ärztliche Versorgung: Mangel oder Allokationsproblem, in: Günster, C./ Klose, J./ Schmacke, N. (Hrsg.), Versorgungs-Report - Schwerpunkt: Chronische Erkrankungen, Schattauer GmbH, Stuttgart, S. 199 - 226.

Klose, J./ Uhlemann, T. (2006):
Fehlallokationen in der vertragsärztlichen Versorgung - Abbau und Vermeidung von Über- und Unterversorgung, in: G+G Wissenschaft, Jahrgang 6, Heft 3, S. 7 - 17.

Köhler, A. (2011):
„Der Schlussstein fehlt noch" - Interview mit Dr. med. Andreas Köhler und Dr. med. Carl-Heinz Müller - Vorstandsmitglieder der KBV, in: Deutsches Ärzteblatt, Jahrgang 108, Heft 10, S. A497 - A498.

Kopetsch, T. (2010a):
Experteninterview mit Herrn Dr. Thomas Kopetsch, Leiter des Referats Bedarfsplanung, Bundesarztregister und Datenaustausch - Dezernat 4, Kassenärztliche Bundesvereinigung, 29.03.2010.

Kopetsch, T. (2010b):
Dem deutschen Gesundheitswesen gehen die Ärzte aus! Studie zur Altersstruktur-und Arztzahlentwicklung, 5. aktualisierte und komplett überarbeitete Auflage, Bundesärztekammer und Kassenärztliche Bundesvereinigung (Hrsg.), Berlin.

Kopetsch, T. (2005):
Bedarfsplanung - Geregelt wird nur die Verteilung, in: Deutsches Ärzteblatt online, 06. Mai 2005, http://www.aerzteblatt.de/aufsaetze/0505 12.12.2012, 14:03 Uhr.

Krüger, U. (2012):
Personalbedarfsermittlung für eine Integrierte Regionalleitstelle - Dargestellt am Beispiel der Integrierten Regionalleitstelle Lausitz, Dissertation an der Brandenburgischen Technischen Universität Cottbus, Verlag Dr. Kovač GmbH, Hamburg.

Kuby, M. J. (1987):
Programming Models for Facility Dispersion: The p-Dispersion and Maxisum Dispersion Problems, in: Geographical Analysis, Jahrgang 19, Heft 4, S. 315-329.

Luce, R. D. (1959):
Individual Choice Behavior - A Theoretical Analysis, John Wiley & Sons Inc., New York.

Lüder, K./ Küpper, W. (1983):
Unternehmerische Standortplanung und regionale Wirtschaftsförderung, in: Universität Hamburg (Hrsg.), Schriftenreihe des Seminars für Allgemeine Betriebswirtschaftslehre der Universität Hamburg, Band 24, Vandenhoeck & Ruprecht, Göttingen.

Marckmann, G. (2005):
Rationalisierung und Rationierung: Allokation im Gesundheitswesen zwischen Effizienz und Gerechtigkeit, in: Kick, H. A./ Taupitz, J. (Hrsg.), Gesundheitswesen zwischen Wirtschaftlichkeit und Menschlichkeit, LIT Verlag, Münster, S. 179 – 199.

Marianov, V./ Serra, D. (2011):
Median Problems in Networks, in: Eiselt, H. A./ Marianov, V. (Hrsg.), Foundations of Location Analysis, Springer Science + Business Media, New York u.a., S. 39 - 59.

Marianov, V./ Serra, D. (2002):
Location Problems in the Public Sector, in: Drezner, Z./ Hamacher, H. W. (Hrsg.), Facility Location - Applications and Theory, Springer-Verlag, Berlin Heidelberg New York, S. 119 - 150.

Melachrinoudis, E. (2011):
The Location of Undesirable Facilities, in: Eiselt, H. A./ Marianov, V. (Hrsg.), Foundations of Location Analysis, Springer Science + Business Media, New York u.a., S. 207 - 239.

Minieka, E. (1970):
The m-Center-Problem, in: SIAM Review, Jahrgang 12, Heft 1, S. 138 - 139.

Müller, D. (2009):
Einsatz und Beurteilung formaler und mentaler Modelle des Investitionscontrollings, in:
Müller, D. (Hrsg.), Controlling für kleine und mittlere Unternehmen, Oldenburg Wissenschaftsverlag GmbH, München, S. 475 - 505.

Müller-Hagedorn, L./ Natter, M. (2011):
Handelsmarketing, 5. aktualisierte und überarbeitete Auflage, Verlag W. Kohlhammer GmbH, Stuttgart.

Nakanishi, M./ Cooper, L. G. (1974):
Parameter Estimation for a Multiplicative Competitive Interaction Model - Least Squares Approach, in: Journal of Marketing Research, Jahrgang 11, Heft 3, S. 303 - 311.

Pieper, J./ Schweikart, J. (2009):
Kleinräumige Modellierung der vertragsärztlichen Versorgungssituation in Berlin, in: Amt für Statistik Berlin-Brandenburg (Hrsg.), Zeitschrift für amtliche Statistik Berlin Brandenburg, Jahrgang 3, Heft 2, Potsdam, S. 22 - 29.

Pindyck, R. S./ Rubinfeld, D. L. (2005):
Mikroökonomie, 6. Auflage, Pearson Education Deutschland GmbH, München

Potthoff, P./ Schneider, M. (2002):
Bedarfsplanung in der vertragsärztlichen Versorgung - Endbericht 2002, Gemeinschaftsprojekt des Bundesministeriums für Gesundheit/ NFO Infratest Gesundheitsforschung/ BASYS, München und Augsburg.

Quaas, M./ Zuck, R. (2008):
Medizinrecht - Öffentliches Medizinrecht - Pflegeversicherungsrecht - Arzthaftpflichtrecht -Arztstrafrecht, 2. vollständig neu bearbeitete Auflage, Verlag C. H. Beck oHG, München.

Quasdorf, I. (2007a):
Aufgaben und Organisation ärztlicher Körperschaften und Verbände, Stand Februar 2007, Kassenärztliche Bundesvereinigung (Hrsg.), http://www.kbv.de/publikationen/114.html - Heft 1, 10.10.2011, 11:17 Uhr.

Quasdorf, I. (2007b):
Die gesetzliche Krankenversicherung , Stand April 2007, Kassenärztliche Bundesvereinigung (Hrsg.), http://www.kbv.de/publikationen/114.html - Heft 2, 10.10.2011, 12:20 Uhr.

Reilly, W. J. (1929):
Methods for the Study of Retail Relationships, Bureau of Business Research, The University of Texas (Hrsg.), Reprint Research Monograph 4, Austin Texas.

Remus, B. (2008):
Hausarztversorgung nur zu 60 Prozent, in: Lausitzer Rundschau - online vom 13.03.2008, http://www.lr-online.de/regionen/guben/Hausarztversorgung-nur-zu-60-Prozent;art1051,1967119, 03.08.2012, 13:43 Uhr.

ReVelle, C. S./ Eiselt, H. A. (2005):
Location analysis: A synthesis and survey, in: European Journal of Operational Research, Band 165, Heft 1, S. 1-19.

ReVelle, C./ Hogan, K. (1989):
The maximum availability location problem, in: Transportation Science, Jahrgang 23, Heft 3, S.192 - 200.

Sachverständigenrat zur Begutachtung der Entwicklung im Gesundheitswesen (2007):
Gutachten 2007 des Sachverständigenrates zur Begutachtung der Entwicklung im Gesundheitswesen, Bundestags-Drucksache 16-6339, http://dipbt.bundestag.de/ dip21/btd/16/063/1606339.pdf, 09.08.2012, 18:47 Uhr.

Schallen, R. (2012):
Zulassungsverordnung - für Vertragsärzte, Vertragszahnärzte, Medizinische Versorgungszentren, Psychotherapeuten, 8. neu bearbeitete Auflage, C. F. Müller, Heidelberg u.a.

Schmid-Domin, H. G. (2009):
Bewertung von Arztpraxen und Kaufpreisfindung, Methoden - Beispiele - Rechtsgrundlagen, 3. neu überarbeitete Auflage, Erich Schmidt Verlag GmbH & Co., Berlin.

Schmitt, R./ Pfeifer, T. (2010):
Qualitätsmanagement - Strategien, Methoden und Techniken, 4. vollständig überarbeitete Auflage, Carl Hanser Verlag, München Wien.

Schöpe, P. (2012a):
Experteninterview mit Herrn Pascal Schöpe, Referent des Referats Bedarfsplanung, Bundesarztregister und Datenaustausch - Dezernat 4, Kassenärztliche Bundesvereinigung, 24.09.2012.

Schöpe, P. (2012b):
Experteninterview mit Herrn Pascal Schöpe, Referent des Referats Bedarfsplanung, Bundesarztregister und Datenaustausch - Dezernat 4, Kassenärztliche Bundesvereinigung, 27.04.2012.

Segert, A./ Zierke, I. (2005):
Regionale Ungleichheiten aus der Perspektive nachhaltiger Regionalentwicklung - Das Beispiel ländlicher Räume in Deutschland, in: Universität Potsdam (Hrsg.), Schriftenreihe der Universität Potsdam, Brandenburgische Umwelt Berichte, Potsdam.

SGB V:
Sozialgesetzbuch - Fünftes Buch - Gesetzliche Krankenversicherung (SGB V), in der Fassung vom 20.12.1988, zuletzt geändert durch Art. 2 G v. 12.07.2012 I 1504.

Simon, M. (2008):
Das Gesundheitssystem in Deutschland - Eine Einführung in Struktur und Funktionsweise, 2. vollständig überarbeitete Auflage, Verlag Hans Huber, Bern.

Snyder, L. V. (2011):
Covering Problems, in: Eiselt, H. A./ Marianov, V. (Hrsg.), Foundations of Location Analysis, Springer Science + Business Media, New York u.a., S. 109 - 135.

Stadtverwaltung Cottbus (2012):
Digitale Topographische Karten des Stadtgebietes Cottbus, Fachbereich Geoinformation und Liegenschaftskataster (Hrsg.), Stand 2002, Maßstab 1:50.000.

Stanley, T. J./ Sewall, M. A. (1976):
Image Inputs to a Probabilistic Model: Predicting Retail Potential, in: Journal of Marketing, Jahrgang 40, Heft 3, S. 48 - 53.

Statistisches Bundesamt (2011):
Statistisches Jahrbuch 2011, Statistisches Bundesamt (Hrsg.), Wiesbaden.

Suhl, L./ Mellouli, T. (2009):
Optimierungssysteme - Modelle, Verfahren, Software, Anwendungen, 2. überarbeitete Auflage, Springer Verlag, Berlin Heidelberg.

Sydow, U. (2008):
Abrechnung vertragsärztlicher Leistungen, Fremdkassenzahlungsausgleich und Honorarverteilung, Stand Juli 2008, Kassenärztliche Bundesvereinigung (Hrsg.), http://www.kbv.de/publikationen/114.html > Heft 12, 27.11.2011, 15:20 Uhr.

Tansel, B. C. (2011):
Diskret Center Problems, in: Eiselt, H. A./ Marianov, V. (Hrsg.), Foundations of Location Analysis, Springer Science + Business Media, New York u.a., S. 79 - 106.

Toregas, C./ Swain, R./ ReVelle, C./ Bergman, L. (1971):
The location of emergency service facilities, in: Operations Research, Jahrgang 19, Heft 6, S. 1363 - 1373.

Train, K. E. (2009):
Discrete Choice Methods with Simulation, 2. Auflage, Cambridge University Press, New York u.a.

Vahrenkamp, R. (2005):
Logistik - Management und Strategien, 5. überarbeitete und erweitere Auflage, Oldenburg Wissenschaftsverlag GmbH, München.

Vahrenkamp, R./ Mattfeld, D. C. (2007):
Logistiknetzwerke -Modelle für Standortwahl und Tourenplanung, 1. Auflage, Betriebswirtschaftlicher Verlag Dr. Th. Gabler, GWV Fachverlage GmbH, Wiesbaden.

van der Beek, K./ van der Beek, G. (2011):
Gesundheitsökonomie - Einführung, Oldenburg Wissenschaftsverlag GmbH, München.

Werners, B. (2008):
Grundlagen des Operations Research - Mit Aufgaben und Lösungen, 2. überarbeitete Auflage, Springer-Verlag, Berlin Heidelberg.

Wöhe, G./ Döring, U. (2010):
Einführung in die Allgemeine Betriebswirtschaftslehre, 24. überarbeitete und aktualisierte Auflage, Verlag Franz Vahlen GmbH, München.

Woratschek, H. (2001):
Standortentscheidungen von Dienstleistungsunternehmen, in: Bruhn, M./ Meffert, H. (Hrsg.), Handbuch Dienstleistungsmanagement - Von der strategischen Konzeption zur praktischen Umsetzung, 2. überarbeitete und erweiterte Auflage, Betriebswirtschaftlicher Verlag Dr. Th. Gabler GmbH, Wiesbaden, S. 417 - 439.

Woratschek, H. (2000):
Standortentscheidungen im Handel: Möglichkeiten und Grenzen von Gravitationsmodellen, in: Woratschek, H. (Hrsg.), Neue Aspekte des Dienstleistungsmarketing - Konzepte für Forschung und Praxis, Betriebswirtschaftlicher Verlag Dr. Th. Gabler GmbH, Wiesbaden, S. 29 - 48.

Zok, K. (2007):
Warten auf einen Arzttermin - Ergebnisse einer Repräsentativumfrage unter GKV- und PKV-Versicherten, in: Wissenschaftliches Institut der AOK (WIdO) (Hrsg.), WIdO monitor, Ausgabe 1/2007, S. 1 - 7.

Anhang

Anhangsverzeichnis

A1 Übersicht über die allgemeinen Verhältniszahlen 225
A2 Anzahl der Vertragsärzte und Psychotherapeuten 226
A3 Teilnehmende Ärzte und Psychotherapeuten 227
A4 Anzahl GKV-Versicherter 1993 bis 2011 228
A5 Versorgungsbedarfsflächen und die Anzahl der Einwohner 229
A6 Standorte und Anzahl der Hausärzte im Testgebiet 233
A7 Auszug aus der Kürzesten-Reisezeit-Matrix 234
A8 Ermittlung versorgter und nicht versorgter
    Versorgungsbedarfsflächen 235
A9 Zuordnung nicht versorgter Versorgungsbedarfsflächen 236
A10 Berechnung der Interaktionswahrscheinlichkeit für zwei Beispiele 237
A11 Berechnung der Versorgungsanteile für zwei Beispiele 238
A12 Durchschnittliche Distanz versorgter Einwohner zu den Hausärzten . 239
A13 Kapazitätsbetrachtung der Ist-Situation 245
A14 Effizienzkriterien der Kapazitätsverteilung in der Ist-Situation 246
A15 Kapazitätsbetrachtung Szenario „Umverteilung" 247
A16 Kapazitätsbetrachtung Szenario „Umverteilung 2" 249
A17 Rechenzeit und Effizienzwert Szenario „Idealzustand" 251
A18 Kapazitätsbetrachtung Szenario „Idealzustand" 252
A19 Kapazitätsbetrachtung Szenario „Zusammenführung - KVP Schritt 1" . 254
A20 Kapazitätsabgleich Szenario „Zusammenführung KVP - Schritt 2" 256
A21 Kapazitätsbetrachtung Szenario „Zusammenführung KVP - Schritt 3" . 257
A22 Kapazitätsabgleich Szenario „Zusammenführung - Schritt 3" 259
A23 Häufigkeitsverteilung durchschnittliche Versorgungsdistanz 260
A24 Häufigkeitsverteilung Versorgungsgrad 262

A1 Übersicht über die allgemeinen Verhältniszahlen

Raumgliederung	Anästhesisten Einwohner je Arzt	Augenärzte Einwohner je Arzt	Chirurgen Einwohner je Arzt	Fachärztlich tätige Internisten Einwohner je Arzt	Frauenärzte Einwohner je Arzt	HNO-Ärzte Einwohner je Arzt	Hautärzte Einwohner je Arzt	Kinderärzte Einwohner je Arzt	Nervenärzte Einwohner je Arzt	Orthopäden Einwohner je Arzt	Psychotherapeuten Einwohner je Arzt	Radiologen Einwohner je Arzt	Urologen Einwohner je Arzt	Hausärzte Einwohner je Arzt
0	1	2	3	4	5	6	7	8	9	10	11	12	13	14
Große Verdichtungsräume														
1 Kernstädte	25.958	13.177	24.469	12.276	6.916	16.884	20.812	14.188	12.864	13.242	2.577	25.533	26.641	1.585
2 Hochverdichtete Kreise	60.689	20.840	37.406	30.563	11.222	28.605	40.046	17.221	30.212	22.693	8.129	61.890	49.814	1.872
3 Normalverdichtete Kreise	71.726	23.298	44.367	33.541	12.236	33.790	42.167	23.192	34.947	26.854	10.139	83.643	49.536	1.767
4 Ländliche Kreise	114.062	23.195	48.046	34.388	13.589	35.403	51.742	24.460	40.767	30.575	15.692	67.265	53.812	1.752
Verdichtungsansätze														
5 Kernstädte	18.383	11.017	21.008	9.574	6.711	16.419	16.996	12.860	11.909	13.009	3.203	24.333	26.017	1.565
6 Normalverdichtete Kreise	63.546	22.154	46.649	31.071	12.525	34.822	41.069	20.399	28.883	26.358	8.389	82.413	52.604	1.659
7 Ländliche Kreise	117.612	25.778	62.036	44.868	14.701	42.129	55.894	27.809	47.439	34.214	16.615	156.813	69.695	1.629
Ländliche Regionen														
8 Verdichtete Kreise	53.399	19.639	44.650	23.148	10.930	28.859	35.586	20.489	30.339	20.313	10.338	60.678	43.026	1.490
9 Ländliche Kreise	137.442	25.196	48.592	31.876	13.697	37.794	60.026	26.505	46.384	31.398	23.106	136.058	55.159	1.474
Sonderregion														
10 Ruhrgebiet	58.218	20.440	34.591	24.396	10.686	25.334	35.736	19.986	31.373	22.578	8.743	51.392	37.215	2.134

Quelle: Statistik der KBV und Bundesamt für Bauwesen und Raumordnung (BBR)   Berechnungsgrundlage: BBR-Typisierung 1997, Bevölkerungsstand und Arztzahlen: Bundesländer West zum 31. Dezember 1990, Anästhesisten (31. Dezember 1997), Psychotherapeuten (Einw.: 31. Dezember 1997, Psy.: 1. Januar 1999), Hausärzte und fachärztlich tätige Internisten (gültig ab

Quelle: §8 Bedarfsplanungsrichtlinie

A2 Anzahl der Vertragsärzte und Psychotherapeuten

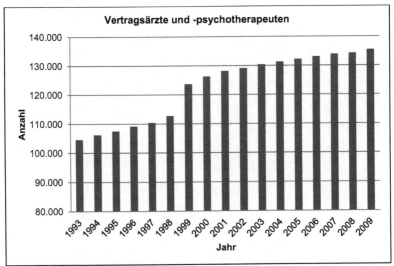

Quelle: In Anlehnung an Kassenärztliche Bundesvereinigung (2009b), S. 10.

A3 Teilnehmende Ärzte und Psychotherapeuten

An der vertragsärztlichen Versorgung teilnehmende Ärzte und Psychotherapeuten (Vertragsärzte, Psychotherapeuten, Partner-Ärzte, angestellte Ärzte und ermächtigte Ärzte)

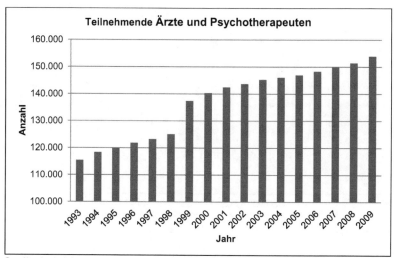

Quelle: In Anlehnung an Kassenärztliche Bundesvereinigung (2009b), S. 10.

A4 Anzahl GKV-Versicherter 1993 bis 2011

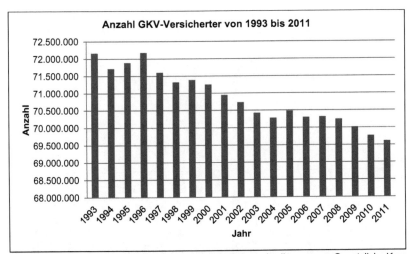

Quelle: In Anlehnung an http://www.gbe-bund.de Rahmenbedingungen > Gesetzliche Krankenversicherung > GKV, Mitglieder/Versicherte > Tabelle (gestaltbar): GKV-Mitglieder und Mitversicherte Familienangehörige am 1.7., 01.11.2011, 13:38 Uhr

A5 Versorgungsbedarfsflächen und die Anzahl der Einwohner
EW = Einwohner

Nr.	Versorgungs-bedarfsfläche	EW
1	Allmosen	133
2	Altdöbern	2.534
3	Amandusdorf	22
4	Atterwasch	223
5	Auras	77
6	Babow	307
7	Bärenbrück	276
8	Bärenklau	299
9	Bagenz	297
10	Barzig	74
11	Bathow	28
12	Bischdorf	229
13	Bloischdorf	106
14	Bloischdorf Kolonie	107
15	Boblitz	719
16	Bohrau	168
17	Bohsdorf	531
18	Bohsdorf Vorwerk	97
19	Bolschwitz	83
20	Bräsinchen	73
21	Brahmow	84
22	Branitz	1.246
23	Branitz Nord	67
24	Bresinchen	141
25	Briesen 1	58
26	Briesen 2	825
27	Briesnig	107
28	Brodtkowitz	41
29	Bronkow	156
30	Buchwäldchen	199
31	Buckow	143
32	Bühlow	157
33	Burg Dorf	3.326
34	Burg Kolonie	804
35	Cabel	26
36	Calau	6.540
37	Cantdorf	507
38	Casel	215
39	Craupe	70
40	Dahlitz	166
41	Deulowitz	225
42	Dissen	694
43	Dissenchen	398
44	Döbbrick	1.306
45	Döbern	3.642
46	Dörrwalde	240
47	Domsdorf	89
48	Drachhausen	836
49	Drebkau	2.264
50	Drehnow	583
51	Drewitz	461
52	Drieschnitz	160
53	Drieschnitz Vorwerk	37
54	Dubrau	113
55	Eichow	558
56	Eisdorf	99
57	Fehrow	320
58	Fleissdorf	48
59	Forst	19.252
60	Frauendorf	335
61	Freienhufen	582
62	Friedrichshain	684
63	Gablenz	179
64	Gahlen	102
65	Gahry	318
66	Gallinchen	2.292
67	Glinzig	509
68	Göritz	201
69	Gollmitz	74
70	Golschow	118
71	Gosda 1	25
72	Gosda 2	159
73	Gosda 3	193
74	Grabko	133
75	Grano	179
76	Graustein	357
77	Greifenhain	313
78	Griessen	236
79	Grötsch	104
80	Gross Bademeusel	165
81	Gross Beuchow	282
82	Gross Breesen	271
83	Gross Döbbern	524
84	Gross Drewitz	359

Nr.	Versorgungs-bedarfsfläche	EW
85	Gross Gaglow	1.851
86	Gross Gastrose	577
87	Gross Jamno	204
88	Gross Jehser	154
89	Gross Klessow	236
90	Gross Kölzig	826
91	Gross Lübbenau	252
92	Gross Luja	292
93	Gross Mehssow	102
94	Gross Ossnig	259
95	Gross Radden	112
96	Gross Schacksdorf	651
97	Grossräschen	8.641
98	Guben	18.779
99	Guhrow	563
100	Gulben	527
101	Haasow	466
102	Hänchen	315
103	Haidemühl	444
104	Harnischdorf	118
105	Heinersbrück	538
106	Hindenberg	140
107	Horltiza	53
108	Hornow	330
109	Hornow Vorwerk	54
110	Illmersdorf	83
111	Jämlitz	221
112	Jämlitz Hütte	163
113	Jänschwalde	617
114	Jänschwalde Ost	460
115	Jehserig	126
116	Jerischke	108
117	Jethe	130
118	Jocksdorf	182
119	Kackrow	118
120	Kahren	1.111
121	Kahsel	127
122	Kalkwitz	97
123	Kathlow	144
124	Kausche	452
125	Kemmen	102
126	Kerkwitz	481

Nr.	Versorgungs-bedarfsfläche	EW
127	Kiekebusch	1.459
128	Kittlitz	115
129	Klein Bademeusel	65
130	Klein Beuchow	112
131	Klein Döbbern	343
132	Klein Düben	2
133	Klein Gaglow	301
134	Klein Jamno	186
135	Klein Klessow	102
136	Klein Kölzig	282
137	Klein Loitz 1	31
138	Klein Loitz 2	422
139	Klein Mehssow	102
140	Klein Ossnig	120
141	Klein Radden	123
142	Klinge	39
143	Kolkwitz	3.079
144	Kolkwitz Klinikum 1	41
145	Kolkwitz Klinikum 2	579
146	Komptendorf	450
147	Koppatz	254
148	Koschendorf	204
149	Kosswig	97
150	Krayne	178
151	Krieschow	471
152	Krimnitz	280
153	Kunersdorf	307
154	Laasow	137
155	Lakoma	24
156	Laubsdorf	602
157	Laubst	196
158	Lauschütz	147
159	Leeskow	25
160	Lehde	304
161	Leipe	101
162	Leuthen	669
163	Lichtenau	79
164	Lieskau	213
165	Lieske	81
166	Limberg 1	922
167	Limberg 2	359
168	Lindchen	110

Nr.	Versorgungs-bedarfsfläche	EW
169	Lipten	188
170	Lobendorf	48
171	Löschen	67
172	Lubochow	90
173	Luckaitz	94
174	Lübbenau	13.164
175	Lübbinchen	276
176	Lug	151
177	Madlow	2.575
178	Mallenchen	91
179	Mattendorf	376
180	Maust	524
181	Merkur	99
182	Merzdorf 1	336
183	Merzdorf 2	410
184	Milkersdorf	282
185	Missen	282
186	Mlode	94
187	Muckrow	51
188	Muckwar	199
189	Müschen	331
190	Mulknitz	77
191	Naundorf 1	252
192	Naundorf 2	140
193	Neu Döbern	77
194	Neu Sacro	66
195	Neuendorf	392
196	Neuhausen	257
197	Neupetershain	1.139
198	Neupetershain Nord	325
199	Ogrosen	228
200	Papitz	448
201	Papproth	42
202	Peitz	4.684
203	Peitzendorf	12
204	Pinnow	445
205	Plieskendorf	36
206	Preilack	383
207	Preschen	196
208	Pritzen	168
209	Proschim 1	194
210	Proschim 2	61

Nr.	Versorgungs-bedarfsfläche	EW
211	Pusack	18
212	Raakow	145
213	Raddusch	541
214	Raden	23
215	Radensdorf 1	39
216	Radensdorf 2	86
217	Ragow	431
218	Ranzow	61
219	Reddern	156
220	Rehnsdorf	164
221	Reicherskreuz	41
222	Repten	80
223	Ressen	132
224	Rettchensdorf	65
225	Reuden	93
226	Reuthen	160
227	Roggosen	335
228	Ruben	199
229	Rutzkau	50
230	Saadow	82
231	Saalhausen	264
232	Saccasne	58
233	Sachsendorf 1	14.914
234	Sachsendorf 2	23
235	Sacrow	550
236	Säritz	115
237	Sandow	15.497
238	Saspow 1	128
239	Saspow 2	582
240	Sassleben	148
241	Schadewitz	15
242	Schenkendöbern	265
243	Schlagsdorf	243
244	Schlichow	201
245	Schmellwitz	15.258
246	Schmogrow	496
247	Schöllnitz	125
248	Schönfeld Nord	45
249	Schönheide	99
250	Schönhöhe	55
251	Schorbus	217
252	Schrackau	30

Nr.	Versorgungs-bedarfsfläche	EW
253	Schwarze Pumpe	1.983
254	Sellessen	515
255	Sembten	298
256	Sergen	353
257	Sielow	2.799
258	Siewisch	118
259	Simmersdorf	494
260	Skadow	450
261	Smarso	53
262	Spremberg	19.300
263	Spremberger Vorstadt	14.764
264	Staakow	45
265	Stadtmitte	9.358
266	Steinitz	113
267	Stradow	275
268	Striesow	345
269	Ströbitz	14.105
270	Suschow	204
271	Taubendorf	110
272	Tauer	707
273	Terpe	155
274	Tornitz	74
275	Trebendorf	344
276	Tschernitz	1.181
277	Türkendorf	65
278	Turnow	839
279	Vetschau	6.192
280	Wadelsdorf	234
281	Weissag	56
282	Welzow	3.717
283	Werben	1.511
284	Werchow	266
285	Weskow	589
286	Wiesendorf	73
287	Willmersdorf	515
288	Wolfshain	254
289	Wormlage	421
290	Woschkow	79
291	Wüstenhain	70
292	Zahsow	270
293	Zinnitz	212
294	Zschorno 1	59
295	Zschorno 2	31
296	Zwietow	53

A6 Standorte und Anzahl der Hausärzte im Testgebiet

Nr.	Standorte	Anzahl Hausärzte
1	Altdöbern	1
2	Branitz	1
3	Briesen 2	1
4	Burg Dorf	5
5	Calau	5
6	Dissenchen	1
7	Döbern	2
8	Forst	12
9	Friedrichshain	1
10	Gahry	1
11	Gallinchen	1
12	Graustein	1
13	Gross Gaglow	1
14	Grossräschen	5
15	Guben	13
16	Jänschwalde	1
17	Kausche	1
18	Kiekebusch	3
19	Kolkwitz	3
20	Laubsdorf	2
21	Lübbenau	10
22	Madlow	5
23	Neupetershain	1
24	Peitz	3
25	Sachsendorf 1	7
26	Sandow	4
27	Schmellwitz	5
28	Schwarze Pumpe	1
29	Sielow	1
30	Spremberg	13
31	Spremberger Vorstadt	16
32	Stadtmitte	13
33	Ströbitz	11
34	Tschernitz	1
35	Turnow	1
36	Vetschau	5
37	Welzow	2

Quelle: In Anlehnung an Kassenärztliche Bundesvereinigung (2011b)

A7 Auszug aus der Kürzesten-Reisezeit-Matrix

	Parameter D_{lk} in Minuten	1 Stadtmitte	2 Sandow	3 Merzdorf 1	4 Merzdorf 2	5 Dissenchen
1	Stadtmitte	0,0	4,9	10,9	10,1	8,6
2	Sandow	4,9	0,0	7,2	6,6	3,7
3	Merzdorf 1	10,9	7,2	0,0	3,6	3,6
4	Merzdorf 2	10,1	6,6	3,6	0,0	4,9
5	Dissenchen	8,6	3,7	3,6	4,9	0,0
292	Jethe	19,9	22,0	23,5	24,7	19,9
293	Klinge	22,5	22,1	22,1	23,3	18,5
294	Mattendorf	26,3	28,3	29,8	31,1	26,2
295	Smarso	22,7	24,8	26,2	27,5	22,7
296	Trebendorf	22,1	24,1	25,6	26,9	22,0

292 Jethe	293 Klinge	294 Mattendorf	295 Smarso	296 Trebendorf
19,9	22,5	26,3	22,7	22,1
22,0	22,1	28,3	24,8	24,1
23,5	22,1	29,8	26,2	25,6
24,7	23,3	31,1	27,5	26,9
19,9	18,5	26,2	22,7	22,0
0,0	14,6	9,1	3,4	7,2
14,6	0,0	22,7	17,4	18,5
9,1	22,7	0,0	12,5	4,2
3,4	17,4	12,5	0,0	10,6
7,2	18,5	4,2	10,6	0,0

A8 Ermittlung versorgter und nicht versorgter Versorgungsbedarfsflächen

D_{ik} in min	Dissenchen	Branitz	Kiekebusch	Spremberger Vorstadt	Madlow	Sachsen-dorf 1	Gross Gaglow	Gallinchen	Ströbitz	Forst	Laubsdorf	Gahry
Gross Jamno	21,1	17,1	14,2	19,4	14,9	16,0	14,5	15,8	25,5	8,0	19,4	16,1
Kathlow	13,2	12,5	9,6	14,7	10,3	11,4	9,9	11,2	20,8	12,7	14,7	15,5
Sergen	16,1	12,1	9,2	14,4	9,9	11,0	9,5	10,8	20,5	12,4	12,4	14,5
Dubrau	18,9	16,5	13,6	18,8	14,3	15,4	13,9	15,2	24,9	12,8	18,8	15,5
Gosda 3	21,5	20,2	17,3	22,4	18,0	19,1	17,6	18,9	28,5	16,4	22,4	19,1
Klinge	18,5	18,5	15,6	20,8	16,3	17,4	15,9	17,2	26,9	18,8	20,7	21,5

S_i = 15 min   Zellen mit "Y" erfüllen die Bedingung $D_{i\,k\_SO} \leq S_i$

D_{ik} in min	Dissenchen	Branitz	Kiekebusch	Spremberger Vorstadt	Madlow	Sachsen-dorf 1	Gross Gaglow	Gallinchen	Ströbitz	Forst	Laubsdorf	Gahry
Gross Jamno			Y		Y		Y			Y		
Kathlow	Y	Y	Y	Y	Y	Y	Y	Y		Y	Y	
Sergen	Y	Y	Y	Y	Y	Y	Y	Y		Y	Y	Y
Dubrau			Y		Y		Y			Y		
Gosda 3												
Klinge												

"Gosda 3" und "Klinge" gelten somit als nicht versorgte Versorgungsbedarfsflächen, während die anderen Ortschaften mehrere Standorte in 15 Minuten erreichen können.

A9 Zuordnung nicht versorgter Versorgungsbedarfsflächen

Nr.	VBF	EW	dichtgelegenster SO	Distanz zum SO in min
1	Amandusdorf	22	Altdöbern	17,42
2	Rutzkau	50	Altdöbern	20,65
3	Saadow	82	Altdöbern	15,68
4	Craupe	70	Calau	15,77
5	Gollmitz	74	Calau	16,67
6	Gross Mehssow	102	Calau	22,82
7	Klein Mehssow	102	Lübbenau	17,05
8	Radensdorf 1	39	Calau	18,70
9	Schrackau	30	Calau	20,93
10	Zinnitz	212	Lübbenau	15,48
11	Wormlage	421	Grossräschen	15,53
12	Gross Radden	112	Lübbenau	15,65
13	Hindenberg	140	Lübbenau	16,57
14	Leipe	101	Burg Dorf	22,98
15	Pritzen	168	Neupetershain	20,18
16	Briesen 1	58	Gross Gaglow	15,20
17	Laasow	137	Altdöbern, Calau	18,42
18	Wüstenhain	70	Gross Gaglow	15,57
19	Illmersdorf	83	Kausche	15,77
20	Klein Loitz 1	31	Graustein	17,48
21	Naundorf 2	140	Forst	16,88
22	Zschorno 2	31	Tschernitz	15,87
23	Griessen	236	Jänschwalde	20,83
24	Pusack	18	Döbern	23,40
25	Raden	23	Forst	17,17
26	Bärenklau	299	Guben	17,42
27	Grabko	133	Jänschwalde	18,72
28	Gross Drewitz	359	Guben	20,87
29	Gross Gastrose	577	Guben	15,80
30	Kerkwitz	481	Guben	20,42
31	Krayne	178	Guben	19,33
32	Lauschütz	147	Guben	21,07
33	Lübbinchen	276	Guben	18,08
34	Pinnow	445	Guben	21,67
35	Reicherskreuz	41	Guben	41,72
36	Sembten	298	Guben	19,35
37	Staakow	45	Guben	32,02
38	Taubendorf	110	Guben	19,87
39	Schönhöhe	55	Jänschwalde	20,60
40	Gosda 3	193	Forst	16,38
41	Klinge	39	Kiekebusch	15,58
	Summe	6.228		

A10   Berechnung der Interaktionswahrscheinlichkeit für zwei Beispiele

Ermittlung der Interaktionswahrscheinlichkeit (IW*)

$$IW^*_{i\_v\,k\_SO} = \frac{Att_{k\_SO}{}^\alpha * e^{-(D_{i\_v\,k\_SO}*\beta)}}{\sum_{k\_SO \in U_{i\_v}} Att_{k\_SO}{}^\alpha * e^{-(D_{i\_v\,k\_SO}*\beta)}} \quad \forall\, i\_v \in I\,;\, k\_SO \in I$$

	Sachsendorf 1	Gross Gaglow	Ströbitz	Vetschau	Briesen 2	Kolkwitz
Att_{k_SO}	14.914	1.851	14.105	6.192	825	3.079
α	1					
β	0,28					

$IW^*_{i\_v\,k\_SO}$	Sachsendorf 1	Gross Gaglow	Ströbitz	Vetschau	Briesen 2	Kolkwitz
Limberg 1	24,52%	4,03%	20,73%	10,52%		40,20%
Limberg 2					5,73%	94,27%

Abgleich der IW* mit γ (γ=1%).
Keine der Interaktionswahrscheinlichkeiten unterschreitet den Schwellenwert.
Alle Interaktionswahrscheinlichkeiten bleiben bestehen.

$IW_{i\_v\,k\_SO}$	Standorte (k_SO ∈ I)						
	Sachsendorf 1	Gross Gaglow	Ströbitz	Vetschau	Briesen 2	Kolkwitz	Summe
Limberg 1	24,52%	4,03%	20,73%	10,52%		40,20%	100,00%
Limberg 2					5,73%	94,27%	100,00%

A11 Berechnung der Versorgungsanteile für zwei Beispiele

Ermittlung des $VA_{i\_v\,k\_SO}$

	Versorgungsbedarf (VB_{i_v}) = Einwohner
Limberg 1	922
Limberg 2	359

| $IW_{i\_v\,k\_SO}$ | Standorte ($k\_SO \in I$) | | | | | | |
	Sachsen-dorf 1	Gross Gaglow	Ströbitz	Vetschau	Briesen 2	Kolkwitz	Summe
Limberg 1	24,52%	4,03%	20,73%	10,52%		40,20%	100%
Limberg 2					5,73%	94,27%	100%

$$VA_{i\_v\,k\_SO} = IW_{i\_v\,k\_SO} * VB_{i\_v} \quad \forall\ i\_v \in I;\ k\_SO \in I$$

| $VA_{i\_v\,k\_SO}$ | Standorte ($k\_SO \in I$) | | | | | | |
	Sachsen-dorf 1	Gross Gaglow	Ströbitz	Vetschau	Briesen 2	Kolkwitz	Summe
Limberg 1	226	37	191	97	0	371	922
Limberg 2	0	0	0	0	21	338	359

A12 Durchschnittliche Distanz versorgter Einwohner zu den Hausärzten

Nr.	VBF	EW	Ø Distanz zu den SO im 15-min-"Radius"
1	Calau	6.540	0,00
2	Grossräschen	8.641	0,00
3	Lübbenau	13.164	0,00
4	Vetschau	6.192	0,00
5	Burg Dorf	3.326	0,00
6	Forst	19.252	0,00
7	Guben	18.779	0,00
8	Jänschwalde	617	0,00
9	Laubsdorf	602	0,00
10	Schwarze Pumpe	1.983	0,00
11	Spremberg	19.300	0,00
12	Gahry	318	0,00
13	Welzow	3.717	0,27
14	Döbern	3.642	0,42
15	Altdöbern	2.534	0,94
16	Peitz	4.684	1,19
17	Tschernitz	1.181	1,92
18	Neupetershain	1.139	2,14
19	Sachsendorf 1	14.914	2,35
20	Schmellwitz	15.258	2,47
21	Sandow	15.497	2,49
22	Ströbitz	14.105	2,58
23	Spremberger Vorstadt	14.764	2,67
24	Friedrichshain	684	2,93
25	Turnow	839	3,09
26	Stadtmitte	9.358	3,37
27	Neu Döbern	77	3,37
28	Plieskendorf	36	4,10
29	Gross Gaglow	1.851	4,64
30	Rettchensdorf	65	4,65
31	Bloischdorf	106	4,65
32	Madlow	2.575	4,73
33	Kahsel	127	4,82
34	Drebkau	2.264	4,91
35	Türkendorf	65	4,92
36	Kolkwitz	3.079	4,95
37	Sielow	2.799	4,95
38	Werchow	266	5,23
39	Gallinchen	2.292	5,44
40	Briesen 2	825	5,46
41	Preilack	383	5,51

42	Krimnitz	280	5,60
43	Raakow	145	5,63
44	Klein Gaglow	301	5,64
45	Saspow 1	128	5,89
46	Dissenchen	398	5,91
47	Kiekebusch	1.459	5,97
48	Kausche	452	5,97
49	Klein Klessow	102	6,00
50	Hänchen	315	6,07
51	Striesow	345	6,14
52	Golschow	118	6,52
53	Klein Beuchow	112	6,57
54	Wolfshain	254	6,59
55	Peitzendorf	12	6,60
56	Drieschnitz	160	6,65
57	Neupetershain Nord	325	6,67
58	Schönheide	99	6,69
59	Gosda 2	159	6,75
60	Schöllnitz	125	6,82
61	Proschim 1	194	6,94
62	Jehserig	126	7,02
63	Cantdorf	507	7,10
64	Bagenz	297	7,12
65	Branitz	1.246	7,16
66	Cabel	26	7,18
67	Merkur	99	7,22
68	Bohsdorf Vorwerk	97	7,26
69	Gross Kölzig	826	7,28
70	Domsdorf	89	7,30
71	Lakoma	24	7,48
72	Sachsendorf 2	23	7,52
73	Buckow	143	7,53
74	Bräsinchen	73	7,65
75	Müschen	331	7,66
76	Graustein	357	7,67
77	Sassleben	148	7,70
78	Klein Düben	2	7,85
79	Klein Ossnig	120	8,05
80	Gahlen	102	8,15
81	Lindchen	110	8,16
82	Gross Jamno	204	8,29
83	Werben	1.511	8,33
84	Schlichow	201	8,36
85	Drehnow	583	8,38
86	Tauer	707	8,42
87	Dahlitz	166	8,43

88	Horltiza	53	8,44
89	Gross Luja	292	8,48
90	Bloischdorf Kolonie	107	8,53
91	Zahsow	270	8,56
92	Freienhufen	582	8,57
93	Merzdorf 2	410	8,59
94	Gross Klessow	236	8,60
95	Fehrow	320	8,65
96	Branitz Nord	67	8,65
97	Gross Beuchow	282	8,72
98	Eisdorf	99	8,73
99	Göritz	201	8,86
100	Mulknitz	77	8,90
101	Säritz	115	8,92
102	Suschow	204	8,96
103	Kunersdorf	307	8,97
104	Heinersbrück	538	8,98
105	Kemmen	102	9,02
106	Klein Jamno	186	9,02
107	Proschim 2	61	9,07
108	Merzdorf 1	336	9,08
109	Mlode	94	9,08
110	Woschkow	79	9,09
111	Willmersdorf	515	9,11
112	Lobendorf	48	9,13
113	Gross Breesen	271	9,20
114	Klein Kölzig	282	9,22
115	Drewitz	461	9,23
116	Gulben	527	9,25
117	Boblitz	719	9,31
118	Hornow Vorwerk	54	9,33
119	Jänschwalde Ost	460	9,33
120	Ressen	132	9,37
121	Frauendorf	335	9,38
122	Koppatz	254	9,39
123	Ragow	431	9,43
124	Lieske	81	9,53
125	Limberg 2	359	9,54
126	Repten	80	9,55
127	Siewisch	118	9,60
128	Kolkwitz Klinikum 2	579	9,69
129	Reuden	93	9,70
130	Dörrwalde	240	9,72
131	Luckaitz	94	9,72
132	Saspow 2	582	9,72
133	Gross Ossnig	259	9,72

134	Rehnsdorf	164	9,73
135	Kittlitz	115	9,80
136	Gross Schacksdorf	651	9,80
137	Simmersdorf	494	9,89
138	Kosswig	97	9,91
139	Kackrow	118	9,98
140	Lieskau	213	10,02
141	Preschen	196	10,03
142	Komptendorf	450	10,14
143	Schorbus	217	10,21
144	Steinitz	113	10,29
145	Gross Lübbenau	252	10,29
146	Muckwar	199	10,32
147	Raddusch	541	10,34
148	Guhrow	563	10,50
149	Weskow	589	10,50
150	Papitz	448	10,51
151	Neu Sacro	66	10,55
152	Maust	524	10,56
153	Reddern	156	10,58
154	Ogrosen	228	10,63
155	Greifenhain	313	10,63
156	Bohsdorf	531	10,65
157	Stradow	275	10,70
158	Skadow	450	10,76
159	Naundorf 1	252	10,81
160	Kahren	1.111	10,88
161	Bolschwitz	83	10,89
162	Haasow	466	10,91
163	Neuhausen	257	10,91
164	Allmosen	133	10,94
165	Drieschnitz Vorwerk	37	10,95
166	Dissen	694	10,97
167	Deulowitz	225	11,00
168	Jämlitz	221	11,02
169	Löschen	67	11,09
170	Laubst	196	11,14
171	Glinzig	509	11,15
172	Reuthen	160	11,15
173	Roggosen	335	11,17
174	Krieschow	471	11,18
175	Klein Döbbern	343	11,27
176	Lichtenau	79	11,31
177	Limberg 1	922	11,32
178	Schenkendöbern	265	11,38
179	Trebendorf	344	11,39

180	Klein Radden	123	11,45
181	Döbbrick	1.306	11,47
182	Kalkwitz	97	11,52
183	Jämlitz Hütte	163	11,56
184	Sergen	353	11,57
185	Schadewitz	15	11,58
186	Schmogrow	496	11,59
187	Papproth	42	11,62
188	Fleissdorf	48	11,63
189	Burg Kolonie	804	11,73
190	Lehde	304	11,73
191	Kolkwitz Klinikum 1	41	11,77
192	Lubochow	90	11,78
193	Harnischdorf	118	11,81
194	Babow	307	11,85
195	Kathlow	144	11,91
196	Wiesendorf	73	11,99
197	Ruben	199	12,01
198	Schönfeld Nord	45	12,03
199	Terpe	155	12,07
200	Smarso	53	12,14
201	Radensdorf 2	86	12,22
202	Leuthen	669	12,23
203	Gross Bademeusel	165	12,23
204	Missen	282	12,28
205	Mattendorf	376	12,36
206	Schlagsdorf	243	12,40
207	Ranzow	61	12,40
208	Auras	77	12,42
209	Bohrau	168	12,47
210	Hornow	330	12,52
211	Muckrow	51	12,57
212	Wadelsdorf	234	12,63
213	Leeskow	25	12,67
214	Jethe	130	12,76
215	Neuendorf	392	12,83
216	Saalhausen	264	12,92
217	Buchwäldchen	199	12,96
218	Zschorno 1	59	12,97
219	Dubrau	113	12,97
220	Lug	151	12,98
221	Grötsch	104	13,07
222	Gross Jehser	154	13,10
223	Gablenz	179	13,14
224	Tornitz	74	13,15
225	Sacrow	550	13,15

226	Bühlow	157	13,17
227	Gross Döbbern	524	13,20
228	Bresinchen	141	13,23
229	Barzig	74	13,25
230	Bischdorf	229	13,25
231	Bathow	28	13,32
232	Eichow	558	13,36
233	Brahmow	84	13,39
234	Klein Loitz 2	422	13,39
235	Bärenbrück	276	13,42
236	Koschendorf	204	13,45
237	Saccasne	58	13,57
238	Sellessen	515	13,68
239	Weissag	56	13,70
240	Jerischke	108	13,90
241	Jocksdorf	182	13,92
242	Klein Bademeusel	65	13,92
243	Casel	215	13,93
244	Drachhausen	836	13,96
245	Milkersdorf	282	13,97
246	Lipten	188	14,08
247	Gosda 1	25	14,10
248	Briesnig	107	14,23
249	Mallenchen	91	14,28
250	Bronkow	156	14,35
251	Brodtkowitz	41	14,45
252	Grano	179	14,60
253	Atterwasch	223	14,65
254	Zwietow	53	14,77
255	Haidemühl	444	14,82

A13 Kapazitätsbetrachtung der Ist-Situation
(Die Werte sind aufsteigend nach dem Versorgungsgrad sortiert)

Nr.	Standorte	Kapazitäts-bedarf	Kapazität Ist	Über-kapazität	Unter-kapazität	VG
1	Sandow	18.939,45	6.400,00		-12.539	33,79%
2	Altdöbern	3.845,19	1.600,00		-2.245	41,61%
3	Kausche	3.842,96	1.600,00		-2.243	41,63%
4	Döbern	7.483,69	3.200,00		-4.284	42,76%
5	Schmellwitz	18.498,75	8.000,00		-10.499	43,25%
6	Jänschwalde	2.908,43	1.600,00		-1.308	55,01%
7	Sachsendorf 1	20.251,52	11.200,00		-9.052	55,30%
8	Neupetershain	2.473,41	1.600,00		-873	64,69%
9	Peitz	7.301,42	4.800,00		-2.501	65,74%
10	Welzow	4.354,97	3.200,00		-1.155	73,48%
11	Grossräschen	10.597,74	8.000,00		-2.598	75,49%
12	Gross Gaglow	2.102,02	1.600,00		-502	76,12%
13	Schwarze Pumpe	2.007,68	1.600,00		-408	79,69%
14	Gallinchen	1.983,37	1.600,00		-383	80,67%
15	Briesen 2	1.963,94	1.600,00		-364	81,47%
16	Sielow	1.942,71	1.600,00		-343	82,36%
17	Forst	22.844,22	19.200,00		-3.644	84,05%
18	Calau	9.257,01	8.000,00		-1.257	86,42%
19	Guben	23.582,00	20.800,00		-2.782	88,20%
20	Graustein	1.737,09	1.600,00		-137	92,11%
21	Lübbenau	17.209,27	16.000,00		-1.209	92,97%
22	Vetschau	8.470,48	8.000,00		-470	94,45%
23	Spremberg	21.395,54	20.800,00		-596	97,22%
24	Tschernitz	1.449,75	1.600,00	150		110,36%
25	Kolkwitz	4.315,90	4.800,00	484		111,22%
26	Burg Dorf	6.817,72	8.000,00	1.182		117,34%
27	Ströbitz	14.750,14	17.600,00	2.850		119,32%
28	Spremberger Vorstadt	19.689,51	25.600,00	5.910		130,02%
29	Friedrichshain	1.066,08	1.600,00	534		150,08%
30	Turnow	919,23	1.600,00	681		174,06%
31	Stadtmitte	10.993,80	20.800,00	9.806		189,20%
32	Laubsdorf	1.644,13	3.200,00	1.556		194,63%
33	Gahry	607,12	1.600,00	993		263,54%
34	Madlow	2.702,30	8.000,00	5.298		296,04%
35	Branitz	387,45	1.600,00	1.213		412,96%
36	Kiekebusch	1.012,53	4.800,00	3.787		474,06%
37	Dissenchen	78,48	1.600,00	1.522		2038,81%

A14 Effizienzkriterien der Kapazitätsverteilung in der Ist-Situation

Nr.	Standorte	Kapazitäts-abweichung	VG	Abweichung des VG von VG_theo = 91%
1	Sandow	-12.539	33,79%	-62,85%
2	Altdöbern	-2.245	41,61%	-54,26%
3	Kausche	-2.243	41,63%	-54,23%
4	Döbern	-4.284	42,76%	-52,99%
5	Schmellwitz	-10.499	43,25%	-52,46%
6	Jänschwalde	-1.308	55,01%	-39,52%
7	Sachsendorf 1	-9.052	55,30%	-39,20%
8	Neupetershain	-873	64,69%	-28,89%
9	Peitz	-2.501	65,74%	-27,73%
10	Welzow	-1.155	73,48%	-19,22%
11	Grossräschen	-2.598	75,49%	-17,01%
12	Gross Gaglow	-502	76,12%	-16,32%
13	Schwarze Pumpe	-408	79,69%	-12,39%
14	Gallinchen	-383	80,67%	-11,32%
15	Briesen 2	-364	81,47%	-10,44%
16	Sielow	-343	82,36%	-9,46%
17	Forst	-3.644	84,05%	-7,60%
18	Calau	-1.257	86,42%	-5,00%
19	Guben	-2.782	88,20%	-3,04%
20	Graustein	-137	92,11%	1,26%
21	Lübbenau	-1.209	92,97%	2,21%
22	Vetschau	-470	94,45%	3,83%
23	Spremberg	-596	97,22%	6,87%
24	Tschernitz	150	110,36%	21,33%
25	Kolkwitz	484	111,22%	22,26%
26	Burg Dorf	1.182	117,34%	29,00%
27	Ströbitz	2.850	119,32%	31,17%
28	Spremberger Vorstadt	5.910	130,02%	42,93%
29	Friedrichshain	534	150,08%	64,99%
30	Turnow	681	174,06%	91,35%
31	Stadtmitte	9.806	189,20%	107,99%
32	Laubsdorf	1.556	194,63%	113,96%
33	Gahry	993	263,54%	189,72%
34	Madlow	5.298	296,04%	225,45%
35	Branitz	1.213	412,96%	353,98%
36	Kiekebusch	3.787	474,06%	421,14%
37	Dissenchen	1.522	2038,81%	2141,31%

A15 Kapazitätsbetrachtung Szenario „Umverteilung"
(Die Werte sind aufsteigend nach dem Versorgungsgrad sortiert)   Teil 1/2

Nr.	Standort	Kapazitäts-bedarf	Hausärzte Soll	Kapazität Soll	Über-kapazität	Unter-kapazität
1	Jänschwalde	2.332	1	1.600		-732
2	Vetschau	8.346	4	6.400		-1.946
3	Peitz	8.314	4	6.400		-1.914
4	Briesen 2	2.050	1	1.600		-450
5	Grossräschen	10.177	5	8.000		-2.177
6	Schwarze Pumpe	2.008	1	1.600		-408
7	Burg Dorf	5.929	3	4.800		-1.129
8	Döbern	9.796	5	8.000		-1.796
9	Ströbitz	20.848	11	17.600		-3.248
10	Laubsdorf	1.884	1	1.600		-284
11	Forst	22.422	12	19.200		-3.222
12	Gross Luja	1.865	1	1.600		-265
13	Schmellwitz	26.103	14	22.400		-3.703
14	Guben	20.205	11	17.600		-2.605
15	Lübbenau	16.496	9	14.400		-2.096
16	Sachsendorf 1	34.795	19	30.400		-4.395
17	Sandow	28.988	16	25.600		-3.388
18	Spremberg	21.511	12	19.200		-2.311
19	Calau	8.850	5	8.000		-850
20	Welzow	5.258	3	4.800		-458
21	Altdöbern	3.350	2	3.200		-150
22	Drebkau	4.823	3	4.800		-23
23	Gross Gastrose	1.593	1	1.600	7	
24	Kolkwitz	4.662	3	4.800	138	
25	Bronkow	1.222	1	1.600	378	
26	Eichow	956	1	1.600	644	
27	Gross Drewitz	948	1	1.600	652	
28	Simmersdorf	928	1	1.600	672	
29	Burg Kolonie	857	1	1.600	743	
30	Pinnow	767	1	1.600	833	
31	Ressen	738	1	1.600	862	
32	Gross Beuchow	734	1	1.600	866	
33	Gross Döbbern	700	1	1.600	900	
34	Bärenklau	606	1	1.600	994	
35	Mulknitz	271	1	1.600	1.329	
36	Zschorno 2	55	1	1.600	1.545	
37	Reicherskreuz	41	1	1.600	1.559	

Kapazitätsbetrachtung Szenario „Umverteilung" Teil 2/2

Nr.	Standort	Kapazitäts-abweichung	VG	Δ VG (in Bezug auf VG_theo)	Effektiv bei ± 10%	Effektiv bei ± 20%
1	Jänschwalde	-732	68,6%	-24,6%		
2	Vetschau	-1.946	76,7%	-15,7%		(± 20%)
3	Peitz	-1.914	77,0%	-15,4%		(± 20%)
4	Briesen 2	-450	78,1%	-14,2%		(± 20%)
5	Grossräschen	-2.177	78,6%	-13,6%		(± 20%)
6	Schwarze Pumpe	-408	79,7%	-12,4%		(± 20%)
7	Burg Dorf	-1.129	81,0%	-11,0%		(± 20%)
8	Döbern	-1.796	81,7%	-10,2%		(± 20%)
9	Ströbitz	-3.248	84,4%	-7,2%	(± 10%)	(± 20%)
10	Laubsdorf	-284	84,9%	-6,6%	(± 10%)	(± 20%)
11	Forst	-3.222	85,6%	-5,9%	(± 10%)	(± 20%)
12	Gross Luja	-265	85,8%	-5,7%	(± 10%)	(± 20%)
13	Schmellwitz	-3.703	85,8%	-5,7%	(± 10%)	(± 20%)
14	Guben	-2.605	87,1%	-4,2%	(± 10%)	(± 20%)
15	Lübbenau	-2.096	87,3%	-4,0%	(± 10%)	(± 20%)
16	Sachsendorf 1	-4.395	87,4%	-4,0%	(± 10%)	(± 20%)
17	Sandow	-3.388	88,3%	-2,9%	(± 10%)	(± 20%)
18	Spremberg	-2.311	89,3%	-1,9%	(± 10%)	(± 20%)
19	Calau	-850	90,4%	-0,6%	(± 10%)	(± 20%)
20	Welzow	-458	91,3%	0,4%	(± 10%)	(± 20%)
21	Altdöbern	-150	95,5%	5,0%	(± 10%)	(± 20%)
22	Drebkau	-23	99,5%	9,4%	(± 10%)	(± 20%)
23	Gross Gastrose	7	100,4%	10,4%		(± 20%)
24	Kolkwitz	138	103,0%	13,2%		
25	Bronkow	378	130,9%	43,9%		
26	Eichow	644	167,3%	83,9%		
27	Gross Drewitz	652	168,7%	85,5%		
28	Simmersdorf	672	172,4%	89,5%		
29	Burg Kolonie	743	186,7%	105,3%		
30	Pinnow	833	208,7%	129,4%		
31	Ressen	862	216,8%	138,3%		
32	Gross Beuchow	866	218,1%	139,7%		
33	Gross Döbbern	900	228,5%	151,2%		
34	Bärenklau	994	263,9%	190,1%		
35	Mulknitz	1.329	589,9%	548,5%		
36	Zschorno 2	1.545	2.921,6%	3111,8%		
37	Reicherskreuz	1.559	3.902,4%	4190,0%		

A16 Kapazitätsbetrachtung Szenario „Umverteilung 2"
(Die Werte sind aufsteigend nach dem Versorgungsgrad sortiert)   Teil 1/2

Nr.	Standort	Kapazitätsbedarf	Hausärzte halbe Zulassung	Kapazität Soll	Überkapazität	Unterkapazität
1	Pinnow	1.161	1	800		-361
2	Trebendorf	1.047	1	800		-247
3	Freienhufen	1.042	1	800		-242
4	Drachhausen	1.007	1	800		-207
5	Döbern	7.907	8	6.400		-1.507
6	Gross Drewitz	969	1	800		-169
7	Boblitz	927	1	800		-127
8	Lübbenau	16.689	18	14.400		-2.289
9	Grossräschen	10.117	11	8.800		-1.317
10	Döbbrick	913	1	800		-113
11	Vetschau	8.195	9	7.200		-995
12	Spremberg	21.788	24	19.200		-2.588
13	Calau	9.003	10	8.000		-1.003
14	Sandow	22.488	25	20.000		-2.488
15	Schmellwitz	21.411	24	19.200		-2.211
16	Sachsendorf 1	25.860	29	23.200		-2.660
17	Ströbitz	16.786	19	15.200		-1.586
18	Forst	22.963	26	20.800		-2.163
19	Spremberger Vorstadt	24.688	28	22.400		-2.288
20	Guben	20.257	23	18.400		-1.857
21	Burg Kolonie	853	1	800		-53
22	Altdöbern	3.321	4	3.200		-121
23	Greifenhain	827	1	800		-27
24	Kausche	4.131	5	4.000		-131
25	Laubsdorf	1.643	2	1.600		-43
26	Gross Gastrose	1.633	2	1.600		-33
27	Peitz	7.322	9	7.200		-122
28	Jänschwalde	2.424	3	2.400		-24
29	Gross Luja	1.613	2	1.600		-13
30	Tschernitz	1.593	2	1.600	7	
31	Welzow	5.568	7	5.600	32	
32	Burg Dorf	4.644	6	4.800	156	
33	Limberg 1	1.493	2	1.600	107	
34	Kolkwitz	3.612	5	4.000	388	
35	Werben	2.124	3	2.400	276	
36	Briesen 2	1.399	2	1.600	201	
37	Schwarze Pumpe	2.008	3	2.400	392	

Kapazitätsbetrachtung Szenario „Umverteilung 2"   Teil 2/2

Nr.	Standort	Kapazitäts-abweichung	VG	Δ VG in Bezug auf VG_theo	Effektiv bei ± 10%	Effektiv bei ± 20%
1	Pinnow	-361	68,9%	-24,2%		
2	Trebendorf	-247	76,4%	-16,0%		(± 20%)
3	Freienhufen	-242	76,8%	-15,6%		(± 20%)
4	Drachhausen	-207	79,5%	-12,7%		(± 20%)
5	Döbern	-1.507	80,9%	-11,0%		(± 20%)
6	Gross Drewitz	-169	82,5%	-9,3%	(± 10%)	(± 20%)
7	Boblitz	-127	86,3%	-5,2%	(± 10%)	(± 20%)
8	Lübbenau	-2.289	86,3%	-5,1%	(± 10%)	(± 20%)
9	Grossräschen	-1.317	87,0%	-4,4%	(± 10%)	(± 20%)
10	Döbbrick	-113	87,6%	-3,7%	(± 10%)	(± 20%)
11	Vetschau	-995	87,9%	-3,4%	(± 10%)	(± 20%)
12	Spremberg	-2.588	88,1%	-3,1%	(± 10%)	(± 20%)
13	Calau	-1.003	88,9%	-2,3%	(± 10%)	(± 20%)
14	Sandow	-2.488	88,9%	-2,2%	(± 10%)	(± 20%)
15	Schmellwitz	-2.211	89,7%	-1,4%	(± 10%)	(± 20%)
16	Sachsendorf 1	-2.660	89,7%	-1,4%	(± 10%)	(± 20%)
17	Ströbitz	-1.586	90,6%	-0,5%	(± 10%)	(± 20%)
18	Forst	-2.163	90,6%	-0,4%	(± 10%)	(± 20%)
19	Spremberger Vorstadt	-2.288	90,7%	-0,3%	(± 10%)	(± 20%)
20	Guben	-1.857	90,8%	-0,1%	(± 10%)	(± 20%)
21	Burg Kolonie	-53	93,8%	3,2%	(± 10%)	(± 20%)
22	Altdöbern	-121	96,4%	5,9%	(± 10%)	(± 20%)
23	Greifenhain	-27	96,8%	6,4%	(± 10%)	(± 20%)
24	Kausche	-131	96,8%	6,4%	(± 10%)	(± 20%)
25	Laubsdorf	-43	97,4%	7,1%	(± 10%)	(± 20%)
26	Gross Gastrose	-33	98,0%	7,7%	(± 10%)	(± 20%)
27	Peitz	-122	98,3%	8,1%	(± 10%)	(± 20%)
28	Jänschwalde	-24	99,0%	8,8%	(± 10%)	(± 20%)
29	Gross Luja	-13	99,2%	9,0%	(± 10%)	(± 20%)
30	Tschernitz	7	100,4%	10,4%		(± 20%)
31	Welzow	32	100,6%	10,6%		(± 20%)
32	Burg Dorf	156	103,4%	13,6%		(± 20%)
33	Limberg 1	107	107,1%	17,8%		(± 20%)
34	Kolkwitz	388	110,8%	21,8%		
35	Werben	276	113,0%	24,2%		
36	Briesen 2	201	114,4%	25,7%		
37	Schwarze Pumpe	392	119,5%	31,4%		

A17 Rechenzeit und Effizienzwert Szenario „Idealzustand"

Rechenzeit und Effizienzwert der Standortplanung im Szenario „Idealzustand"

P	Ø Versorgungsdistanz in min	Rechenzeit Standortplanung in Minuten	GAP
≤ 26	keine Lösung existent		
27	4,294	0,51	0%
28	4,106	0,64	0%
29	3,989	0,93	0%
30	3,659	0,76	0%
31	3,509	0,81	0%
32	3,468	1,24	0%
33	3,433	2,16	0%
34	3,399	2,65	0%
35	3,367	3,76	0%
36	3,337	3,84	0%
37	3,308	4,03	0%
38	3,280	4,85	0%
39	3,262	5,03	0%
40	3,236	5,41	0%
41	3,219	6,09	0%
42	3,218	14,21	0%
43	3,201	21,01	0%
44	3,200	34,22	0%
45	3,186	66,56	0%
46	3,187	221,45	0%
47	3,217	192,18	3%
≥ 48	keine Lösung ermittelbar		

A18 Kapazitätsbetrachtung Szenario „Idealzustand"
(Die Werte sind aufsteigend nach dem Versorgungsgrad sortiert)   Teil 1/2

Nr.	Standort	Kapazitäts-bedarf	Hausärzte Soll	Kapazität Soll	Über-kapazität	Unter-kapazität
1	Briesen 2	1.315	1	800		-515
2	Jänschwalde	1.176	1	800		-376
3	Tauer	1.143	1	800		-343
4	Sellessen	1.071	1	800		-271
5	Leuthen	1.068	1	800		-268
6	Freienhufen	1.042	1	800		-242
7	Drachhausen	1.006	1	800		-206
8	Pinnow	984	1	800		-184
9	Sielow	1.961	2	1.600		-361
10	Gross Drewitz	969	1	800		-169
11	Gross Kölzig	965	1	800		-165
12	Boblitz	927	1	800		-127
13	Heinersbrück	905	1	800		-105
14	Klein Loitz 2	899	1	800		-99
15	Döbbrick	858	1	800		-58
16	Burg Kolonie	853	1	800		-53
17	Trebendorf	832	1	800		-32
18	Altdöbern	3.321	4	3.200		-121
19	Greifenhain	826	1	800		-26
20	Spremberg	21.447	26	20.800		-647
21	Sandow	22.142	27	21.600		-542
22	Forst	22.892	28	22.400		-492
23	Guben	20.257	25	20.000		-257
24	Bohsdorf	808	1	800		-8
25	Spremberger Vorstadt	24.098	30	24.000		-98
26	Sachsendorf 1	24.854	31	24.800		-54
27	Welzow	5.563	7	5.600	37	
28	Lübbenau	16.689	21	16.800	111	
29	Ströbitz	16.676	21	16.800	124	
30	Gross Gastrose	1.586	2	1.600	14	
31	Grossräschen	10.117	13	10.400	283	
32	Burg Dorf	4.643	6	4.800	157	
33	Tschernitz	1.540	2	1.600	60	
34	Schmellwitz	20.011	26	20.800	789	
35	Laubsdorf	1.513	2	1.600	87	
36	Calau	9.003	12	9.600	597	
37	Peitz	6.748	9	7.200	452	
38	Limberg 1	1.490	2	1.600	110	
39	Vetschau	8.191	11	8.800	609	
40	Kolkwitz	3.600	5	4.000	400	
41	Döbern	6.433	9	7.200	767	
42	Kiekebusch	1.416	2	1.600	184	
43	Werben	2.109	3	2.400	291	
44	Kausche	3.470	5	4.000	530	
45	Schwarze Pumpe	2.008	3	2.400	392	

Kapazitätsbetrachtung Szenario „Idealzustand" Teil 2/2

Nr.	Standort	Kapazitäts-abweichung	VG	Δ VG in Bezug auf VG_theo	Effektiv bei ± 10%	Effektiv bei ± 20%
1	Briesen 2	-515	60,9%	-39,2%		
2	Jänschwalde	-376	68,0%	-32,0%		
3	Tauer	-343	70,0%	-30,1%		
4	Sellessen	-271	74,7%	-25,3%		
5	Leuthen	-268	74,9%	-25,2%		
6	Freienhufen	-242	76,8%	-23,3%		
7	Drachhausen	-206	79,5%	-20,5%		
8	Pinnow	-184	81,3%	-18,8%		(± 20%)
9	Sielow	-361	81,6%	-18,5%		(± 20%)
10	Gross Drewitz	-169	82,5%	-17,5%		(± 20%)
11	Gross Kölzig	-165	82,9%	-17,2%		(± 20%)
12	Boblitz	-127	86,3%	-13,8%		(± 20%)
13	Heinersbrück	-105	88,4%	-11,6%		(± 20%)
14	Klein Loitz 2	-99	89,0%	-11,0%		(± 20%)
15	Döbbrick	-58	93,2%	-6,8%	(± 10%)	(± 20%)
16	Burg Kolonie	-53	93,8%	-6,2%	(± 10%)	(± 20%)
17	Trebendorf	-32	96,2%	-3,9%	(± 10%)	(± 20%)
18	Altdöbern	-121	96,4%	-3,7%	(± 10%)	(± 20%)
19	Greifenhain	-26	96,8%	-3,2%	(± 10%)	(± 20%)
20	Spremberg	-647	97,0%	-3,1%	(± 10%)	(± 20%)
21	Sandow	-542	97,6%	-2,5%	(± 10%)	(± 20%)
22	Forst	-492	97,9%	-2,2%	(± 10%)	(± 20%)
23	Guben	-257	98,7%	-1,3%	(± 10%)	(± 20%)
24	Bohsdorf	-8	99,0%	-1,1%	(± 10%)	(± 20%)
25	Spremberger Vorstadt	-98	99,6%	-0,5%	(± 10%)	(± 20%)
26	Sachsendorf 1	-54	99,8%	-0,3%	(± 10%)	(± 20%)
27	Welzow	37	100,7%	0,6%	(± 10%)	(± 20%)
28	Lübbenau	111	100,7%	0,6%	(± 10%)	(± 20%)
29	Ströbitz	124	100,7%	0,7%	(± 10%)	(± 20%)
30	Gross Gastrose	14	100,9%	0,8%	(± 10%)	(± 20%)
31	Grossräschen	283	102,8%	2,7%	(± 10%)	(± 20%)
32	Burg Dorf	157	103,4%	3,3%	(± 10%)	(± 20%)
33	Tschernitz	60	103,9%	3,8%	(± 10%)	(± 20%)
34	Schmellwitz	789	103,9%	3,9%	(± 10%)	(± 20%)
35	Laubsdorf	87	105,8%	5,7%	(± 10%)	(± 20%)
36	Calau	597	106,6%	6,6%	(± 10%)	(± 20%)
37	Peitz	452	106,7%	6,6%	(± 10%)	(± 20%)
38	Limberg 1	110	107,4%	7,3%	(± 10%)	(± 20%)
39	Vetschau	609	107,4%	7,4%	(± 10%)	(± 20%)
40	Kolkwitz	400	111,1%	11,0%		(± 20%)
41	Döbern	767	111,9%	11,9%		(± 20%)
42	Kiekebusch	184	113,0%	12,9%		(± 20%)
43	Werben	291	113,8%	13,7%		(± 20%)
44	Kausche	530	115,3%	15,2%		(± 20%)
45	Schwarze Pumpe	392	119,5%	19,5%		(± 20%)

A19 Kapazitätsbetrachtung Szenario „Zusammenführung - KVP Schritt 1"

(Die Werte sind aufsteigend nach dem Versorgungsgrad sortiert) Teil 1/2

Nr.	Standort	Kapazitäts-bedarf	Hausärzte Soll	Kapazität Soll	Über-kapazität	Unter-kapazität
1	Gross Luja	1.257	1	800		-457
2	Pinnow	1.161	1	800		-361
3	Kiekebusch	1.000	1	800		-200
4	Sielow	1.954	2	1.600		-354
5	Gross Drewitz	969	1	800		-169
6	Friedrichshain	969	1	800		-169
7	Briesen 2	1.934	2	1.600		-334
8	Boblitz	928	1	800		-128
9	Turnow	919	1	800		-119
10	Grossräschen	10.259	12	9.600		-659
11	Burg Kolonie	855	1	800		-55
12	Stadtmitte	11.036	13	10.400		-636
13	Lübbenau	16.693	20	16.000		-693
14	Spremberger Vorstadt	19.937	24	19.200		-737
15	Spremberg	21.567	26	20.800		-767
16	Sachsendorf 1	20.707	25	20.000		-707
17	Sandow	18.980	23	18.400		-580
18	Ströbitz	14.756	18	14.400		-356
19	Gross Gastrose	1.633	2	1.600		-33
20	Forst	22.810	28	22.400		-410
21	Guben	20.257	25	20.000		-257
22	Jänschwalde	2.423	3	2.400		-23
23	Schmellwitz	18.515	23	18.400		-115
24	Saalhausen	775	1	800	25	
25	Neupetershain	1.528	2	1.600	72	
26	Vetschau	8.322	11	8.800	478	
27	Calau	9.016	12	9.600	584	
28	Döbern	7.481	10	8.000	519	
29	Burg Dorf	5.948	8	6.400	452	
30	Peitz	7.354	10	8.000	646	
31	Welzow	4.405	6	4.800	395	
32	Kolkwitz	4.334	6	4.800	466	
33	Tschernitz	1.441	2	1.600	159	
34	Laubsdorf	1.406	2	1.600	194	
35	Kausche	3.511	5	4.000	489	
36	Madlow	2.757	4	3.200	443	
37	Gross Gaglow	2.057	3	2.400	343	
38	Altdöbern	3.353	5	4.000	647	
39	Schwarze Pumpe	2.008	3	2.400	392	
40	Gallinchen	2.005	3	2.400	395	
41	Greifenhain	666	1	800	134	
42	Gahry	590	1	800	210	
43	Graustein	491	1	800	309	
44	Branitz	395	1	800	405	
45	Dissenchen	67	1	800	733	

Kapazitätsbetrachtung Szenario „Zusammenführung KVP - Schritt 1" **Teil 2/2**

Nr.	Standort	Kapazitäts-abweichung	VG	Δ VG in Bezug auf VG_theo	Effektiv bei ± 10%	Effektiv bei ± 20%
1	Gross Luja	-457	63,7%	-36,4%		
2	Pinnow	-361	68,9%	-31,1%		
3	Kiekebusch	-200	80,0%	-20,1%		
4	Sielow	-354	81,9%	-18,2%		(± 20%)
5	Gross Drewitz	-169	82,5%	-17,5%		(± 20%)
6	Friedrichshain	-169	82,5%	-17,5%		(± 20%)
7	Briesen 2	-334	82,7%	-17,3%		(± 20%)
8	Boblitz	-128	86,2%	-13,9%		(± 20%)
9	Turnow	-119	87,0%	-13,0%		(± 20%)
10	Grossräschen	-659	93,6%	-6,5%	(± 10%)	(± 20%)
11	Burg Kolonie	-55	93,6%	-6,4%	(± 10%)	(± 20%)
12	Stadtmitte	-636	94,2%	-5,8%	(± 10%)	(± 20%)
13	Lübbenau	-693	95,8%	-4,2%	(± 10%)	(± 20%)
14	Spremberger Vorstadt	-737	96,3%	-3,8%	(± 10%)	(± 20%)
15	Spremberg	-767	96,4%	-3,6%	(± 10%)	(± 20%)
16	Sachsendorf 1	-707	96,6%	-3,5%	(± 10%)	(± 20%)
17	Sandow	-580	96,9%	-3,1%	(± 10%)	(± 20%)
18	Ströbitz	-356	97,6%	-2,5%	(± 10%)	(± 20%)
19	Gross Gastrose	-33	98,0%	-2,1%	(± 10%)	(± 20%)
20	Forst	-410	98,2%	-1,9%	(± 10%)	(± 20%)
21	Guben	-257	98,7%	-1,3%	(± 10%)	(± 20%)
22	Jänschwalde	-23	99,1%	-1,0%	(± 10%)	(± 20%)
23	Schmellwitz	-115	99,4%	-0,7%	(± 10%)	(± 20%)
24	Saalhausen	25	103,3%	3,2%	(± 10%)	(± 20%)
25	Neupetershain	72	104,7%	4,6%	(± 10%)	(± 20%)
26	Vetschau	478	105,7%	5,7%	(± 10%)	(± 20%)
27	Calau	584	106,5%	6,4%	(± 10%)	(± 20%)
28	Döbern	519	106,9%	6,9%	(± 10%)	(± 20%)
29	Burg Dorf	452	107,6%	7,5%	(± 10%)	(± 20%)
30	Peitz	646	108,8%	8,7%	(± 10%)	(± 20%)
31	Welzow	395	109,0%	8,9%	(± 10%)	(± 20%)
32	Kolkwitz	466	110,8%	10,7%		(± 20%)
33	Tschernitz	159	111,0%	10,9%		(± 20%)
34	Laubsdorf	194	113,8%	13,7%		(± 20%)
35	Kausche	489	113,9%	13,9%		(± 20%)
36	Madlow	443	116,1%	16,0%		(± 20%)
37	Gross Gaglow	343	116,6%	16,6%		(± 20%)
38	Altdöbern	647	119,3%	19,2%		(± 20%)
39	Schwarze Pumpe	392	119,5%	19,5%		(± 20%)
40	Gallinchen	395	119,7%	19,6%		(± 20%)
41	Greifenhain	134	120,2%	20,1%		
42	Gahry	210	135,5%	35,5%		
43	Graustein	309	163,0%	62,9%		
44	Branitz	405	202,6%	102,5%		
45	Dissenchen	733	1196,4%	1095,7%		

A20 Kapazitätsabgleich Szenario „Zusammenführung KVP - Schritt 2"
Kapazitätsabgleich des Szenario „Zusammenführung KVP - Schritt 2" und dem „Ist-Zustand" (Sortiert nach der Kapazitätsabweichung; Neue Standorte sind grau hervorgehoben)

Nr.	Standort	Kapazitäts-bedarf	Kapazität Ist	Kapazität Soll	Δ Kapazität	Δ halbe Zulassungen
1	Sandow	18.980	6.400	18.400	-12.000	-15
2	Schmellwitz	18.515	8.000	18.400	-10.400	-13
3	Sachsendorf 1	20.707	11.200	20.000	-8.800	-11
4	Döbern	7.481	3.200	8.000	-4.800	-6
5	Forst	22.810	19.200	22.400	-3.200	-4
6	Peitz	7.354	4.800	8.000	-3.200	-4
7	Altdöbern	3.353	1.600	4.000	-2.400	-3
8	Kausche	3.511	1.600	4.000	-2.400	-3
9	Calau	9.016	8.000	9.600	-1.600	-2
10	Gross Gastrose	1.633	0	1.600	-1.600	-2
11	Grossräschen	10.259	8.000	9.600	-1.600	-2
12	Welzow	4.405	3.200	4.800	-1.600	-2
13	Boblitz	928	0	800	-800	-1
14	Burg Kolonie	855	0	800	-800	-1
15	Gallinchen	2.005	1.600	2.400	-800	-1
16	Greifenhain	666	0	800	-800	-1
17	Gross Drewitz	969	0	800	-800	-1
18	Gross Gaglow	2.057	1.600	2.400	-800	-1
19	Gross Luja	1.257	0	800	-800	-1
20	Jänschwalde	2.423	1.600	2.400	-800	-1
21	Pinnow	1.161	0	800	-800	-1
22	Saalhausen	775	0	800	-800	-1
23	Schwarze Pumpe	2.008	1.600	2.400	-800	-1
24	Vetschau	8.322	8.000	8.800	-800	-1
25	Briesen 2	1.934	1.600	1.600	0	0
26	Kolkwitz	4.334	4.800	4.800	0	0
27	Lübbenau	16.693	16.000	16.000	0	0
28	Neupetershain	1.528	1.600	1.600	0	0
29	Sielow	1.954	1.600	1.600	0	0
30	Spremberg	21.567	20.800	20.800	0	0
31	Tschernitz	1.441	1.600	1.600	0	0
32	Branitz	395	1.600	800	800	1
33	Dissenchen	67	1.600	800	800	1
34	Friedrichshain	969	1.600	800	800	1
35	Gahry	590	1.600	800	800	1
36	Graustein	491	1.600	800	800	1
37	Guben	20.257	20.800	20.000	800	1
38	Turnow	919	1.600	800	800	1
39	Burg Dorf	5.948	8.000	6.400	1.600	2
40	Laubsdorf	1.406	3.200	1.600	1.600	2
41	Ströbitz	14.756	17.600	14.400	3.200	4
42	Kiekebusch	1.000	4.800	800	4.000	5
43	Madlow	2.757	8.000	3.200	4.800	6
44	Spremberger Vorstadt	19.937	25.600	19.200	6.400	8
45	Stadtmitte	11.036	20.800	10.400	10.400	13

A21 Kapazitätsbetrachtung Szenario „Zusammenführung KVP - Schritt 3"
(Die Werte sind aufsteigend nach dem Versorgungsgrad sortiert)   Teil 1/2

Nr.	Standort	Kapazitäts-bedarf	Hausärzte Soll	Kapazität Soll	Über-kapazität	Unter-kapazität
1	Kausche	3.511	2	1.600		-1.911
2	Gross Gastrose	1.633	1	800		-833
3	Sandow	18.980	14	11.200		-7.780
4	Gross Luja	1.257	1	800		-457
5	Döbern	7.481	6	4.800		-2.681
6	Schmellwitz	18.515	15	12.000		-6.515
7	Pinnow	1.161	1	800		-361
8	Sachsendorf 1	20.707	18	14.400		-6.307
9	Altdöbern	3.353	3	2.400		-953
10	Peitz	7.354	7	5.600		-1.754
11	Gross Gaglow	2.057	2	1.600		-457
12	Schwarze Pumpe	2.008	2	1.600		-408
13	Gallinchen	2.005	2	1.600		-405
14	Sielow	1.954	2	1.600		-354
15	Gross Drewitz	969	1	800		-169
16	Briesen 2	1.934	2	1.600		-334
17	Grossräschen	10.259	11	8.800		-1.459
18	Boblitz	928	1	800		-128
19	Forst	22.810	25	20.000		-2.810
20	Welzow	4.405	5	4.000		-405
21	Burg Kolonie	855	1	800		-55
22	Lübbenau	16.693	20	16.000		-693
23	Vetschau	8.322	10	8.000		-322
24	Spremberg	21.567	26	20.800		-767
25	Calau	9.016	11	8.800		-216
26	Jänschwalde	2.423	3	2.400		-23
27	Guben	20.257	26	20.800	543	
28	Saalhausen	775	1	800	25	
29	Neupetershain	1.528	2	1.600	72	
30	Kolkwitz	4.334	6	4.800	466	
31	Tschernitz	1.441	2	1.600	159	
32	Ströbitz	14.756	22	17.600	2.844	
33	Greifenhain	666	1	800	134	
34	Spremberger Vorstadt	19.937	32	25.600	5.663	
35	Burg Dorf	5.948	10	8.000	2.052	
36	Friedrichshain	969	2	1.600	631	
37	Turnow	919	2	1.600	681	
38	Stadtmitte	11.036	26	20.800	9.764	
39	Laubsdorf	1.406	4	3.200	1.794	
40	Gahry	590	2	1.600	1.010	
41	Madlow	2.757	10	8.000	5.243	
42	Graustein	491	2	1.600	1.109	
43	Branitz	395	2	1.600	1.205	
44	Kiekebusch	1.000	6	4.800	3.800	
45	Dissenchen	67	2	1.600	1.533	

Kapazitätsbetrachtung Szenario „Zusammenführung KVP - Schritt 3" Teil 2/2

Nr.	Standort	Kapazitäts-abweichung	VG	Δ VG in Bezug auf VG_theo	Effektiv bei ± 10%	Effektiv bei ± 20%
1	Kausche	-1.911	45,6%	-54,5%		
2	Gross Gastrose	-833	49,0%	-51,0%		
3	Sandow	-7.780	59,0%	-41,0%		
4	Gross Luja	-457	63,7%	-36,4%		
5	Döbern	-2.681	64,2%	-35,9%		
6	Schmellwitz	-6.515	64,8%	-35,2%		
7	Pinnow	-361	68,9%	-31,1%		
8	Sachsendorf 1	-6.307	69,5%	-30,5%		
9	Altdöbern	-953	71,6%	-28,5%		
10	Peitz	-1.754	76,2%	-23,9%		
11	Gross Gaglow	-457	77,8%	-22,3%		
12	Schwarze Pumpe	-408	79,7%	-20,4%		
13	Gallinchen	-405	79,8%	-20,3%		
14	Sielow	-354	81,9%	-18,2%		(± 20%)
15	Gross Drewitz	-169	82,5%	-17,5%		(± 20%)
16	Briesen 2	-334	82,7%	-17,3%		(± 20%)
17	Grossräschen	-1.459	85,8%	-14,3%		(± 20%)
18	Boblitz	-128	86,2%	-13,9%		(± 20%)
19	Forst	-2.810	87,7%	-12,4%		(± 20%)
20	Welzow	-405	90,8%	-9,2%	(± 10%)	(± 20%)
21	Burg Kolonie	-55	93,6%	-6,4%	(± 10%)	(± 20%)
22	Lübbenau	-693	95,8%	-4,2%	(± 10%)	(± 20%)
23	Vetschau	-322	96,1%	-3,9%	(± 10%)	(± 20%)
24	Spremberg	-767	96,4%	-3,6%	(± 10%)	(± 20%)
25	Calau	-216	97,6%	-2,5%	(± 10%)	(± 20%)
26	Jänschwalde	-23	99,1%	-1,0%	(± 10%)	(± 20%)
27	Guben	543	102,7%	2,6%	(± 10%)	(± 20%)
28	Saalhausen	25	103,3%	3,2%	(± 10%)	(± 20%)
29	Neupetershain	72	104,7%	4,6%	(± 10%)	(± 20%)
30	Kolkwitz	466	110,8%	10,7%		(± 20%)
31	Tschernitz	159	111,0%	10,9%		(± 20%)
32	Ströbitz	2.844	119,3%	19,2%		(± 20%)
33	Greifenhain	134	120,2%	20,1%		
34	Spremberger Vorstadt	5.663	128,4%	28,3%		
35	Burg Dorf	2.052	134,5%	34,4%		
36	Friedrichshain	631	165,1%	65,0%		
37	Turnow	681	174,1%	74,0%		
38	Stadtmitte	9.764	188,5%	88,3%		
39	Laubsdorf	1.794	227,5%	127,4%		
40	Gahry	1.010	271,1%	170,9%		
41	Madlow	5.243	290,2%	190,0%		
42	Graustein	1.109	326,1%	225,9%		
43	Branitz	1.205	405,2%	304,9%		
44	Kiekebusch	3.800	480,0%	379,7%		
45	Dissenchen	1.533	2392,8%	2291,4%		

A22   Kapazitätsabgleich Szenario „Zusammenführung - Schritt 3"

Kapazitätsabgleich unter Beachtung der existierenden Hausärzte

Nr.	Standorte	Vorhandene Kapazitätsblöcke	neue Kapazitätsblöcke	Kapazitätsblöcke gesamt	VG vorher	VG nachher	weiterer Kapazitätsbedarf
1	Saalhausen	0	1	1	0%	103%	
2	Boblitz	0	1	1	0%	86%	128
3	Burg Kolonie	0	1	1	0%	94%	55
4	Greifenhain	0	1	1	0%	120%	
5	Gross Drewitz	0	1	1	0%	83%	169
6	Gross Gastrose	0	1	1	0%	49%	833
7	Pinnow	0	1	1	0%	69%	361
8	Gross Luja	0	1	1	0%	64%	457
9	Sandow	8	6	14	34%	59%	7.780
10	Döbern	4	2	6	43%	64%	2.681
11	Schmellwitz	10	5	15	43%	65%	6.515
12	Kausche	2	0	2	46%	46%	1.911
13	Altdöbern	2	1	3	48%	72%	953
14	Sachsendorf 1	14	4	18	54%	70%	6.307
15	Peitz	6	1	7	65%	76%	1.754
16	Jänschwalde	2	1	3	66%	99%	23
17	Welzow	4	1	5	73%	91%	405
18	Gross Gaglow	2	0	2	78%	78%	457
19	Grossräschen	10	1	11	78%	86%	1.459
20	Schwarze Pumpe	2	0	2	80%	80%	408
21	Gallinchen	2	0	2	80%	80%	405
22	Sielow	2	0	2	82%	82%	354
23	Briesen 2	2	0	2	83%	83%	334
24	Forst	24	1	25	84%	88%	2.810
25	Calau	10	1	11	89%	98%	216
26	Lübbenau	20	0	20	96%	96%	693
27	Vetschau	10	0	10	96%	96%	322
28	Spremberg	26	0	26	96%	96%	767
29	Stadtmitte	26	0	26	188%	188%	
30	Dissenchen	2	0	2	2393%	2393%	
31	Branitz	2	0	2	405%	405%	
32	Kiekebusch	6	0	6	480%	480%	
33	Spremberger Vorstadt	32	0	32	128%	128%	
34	Madlow	10	0	10	290%	290%	
35	Ströbitz	22	0	22	119%	119%	
36	Neupetershain	2	0	2	105%	105%	
37	Burg Dorf	10	0	10	135%	135%	
38	Friedrichshain	2	0	2	165%	165%	
39	Guben	26	0	26	103%	103%	
40	Kolkwitz	6	0	6	111%	111%	
41	Laubsdorf	4	0	4	228%	228%	
42	Graustein	2	0	2	326%	326%	
43	Tschernitz	2	0	2	111%	111%	
44	Turnow	2	0	2	174%	174%	
45	Gahry	2	0	2	271%	271%	

A23 Häufigkeitsverteilung durchschnittliche Versorgungsdistanz
     Teil 1/2

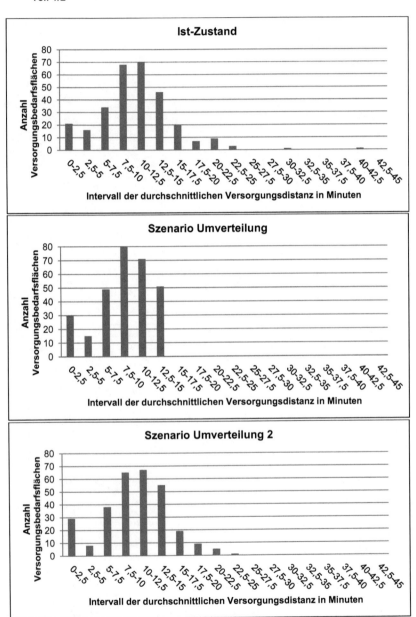

Häufigkeitsverteilung durchschnittliche Versorgungsdistanz
Teil 2/2

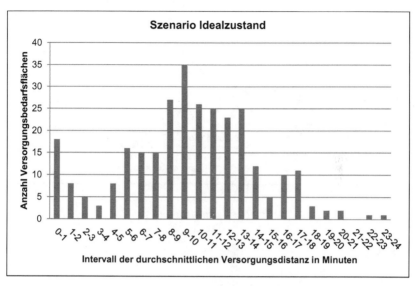

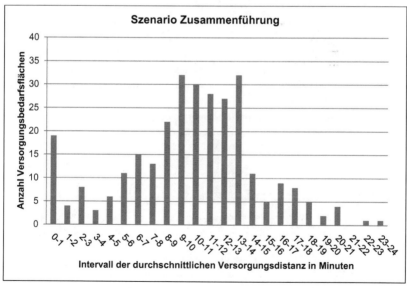

A24   Häufigkeitsverteilung Versorgungsgrad
Teil 1/2

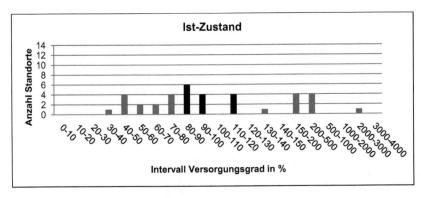

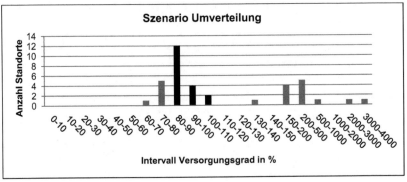

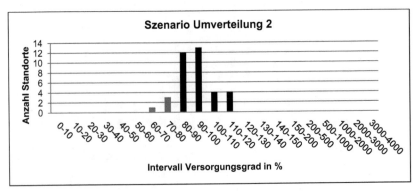

Häufigkeitsverteilung Versorgungsgrad
Teil 2/2

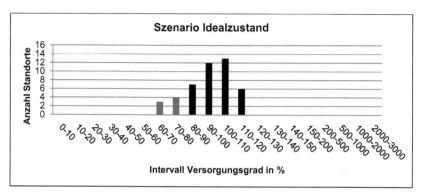

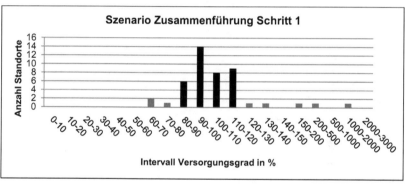

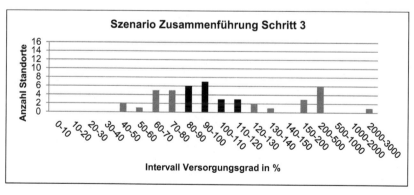

Aus unserem Verlagsprogramm:

Viola Henke
Qualitätsbeurteilung von dienstleistungsorientierten Alterswohnkonzepten
Ein Beitrag zur Operationalisierung und Erklärung der Qualitätsbeurteilung sowie Ableitung marketingorientierter Implikationen für Alterswohnkonzeptanbieter
Hamburg 2012 / 306 Seiten / ISBN 978-3-8300-6742-9

Daniel Erdmann
Die vertragsärztliche Versorgung vor dem Hintergrund der demographischen Entwicklung
Hamburg 2012 / 366 Seiten / ISBN 978-3-8300-6587-6

Mira Maier
Die Ableitung optimaler Ansteckungs-, Diagnose- und Behandlungsraten
Eine modelltheoretische und empirische Analyse
Hamburg 2012 / 168 Seiten / ISBN 978-3-8300-6517-3

Constanze Sörensen
Kostenerstattung im ambulanten Gesundheitswesen
Eine informationsökonomische Betrachtung der Effekte und empirische Analyse
Hamburg 2011 / 374 Seiten / ISBN 978-3-8300-6065-9

Gloria Schmidt
Medizinische Versorgungszentren in Krankenhausträgerschaft
Eine empirische Analyse
Hamburg 2011 / 294 Seiten / ISBN 978-3-8300-6047-5

Ursula-Anna Schmidt
Prozessoptimierung im Krankenhausbereich
Logistische Abläufe mit Schwerpunkt Radiologie und deren Verbesserungspotenziale
Hamburg 2011 / 344 Seiten / ISBN 978-3-8300-5978-3

Jessica Striebel
Prozessoptimierung im Gesundheitswesen
Virtuelle Unternehmenskooperationen zur Umsetzung von Managed Care Konzepten
Hamburg 2011 / 254 Seiten / ISBN 978-3-8300-5973-8

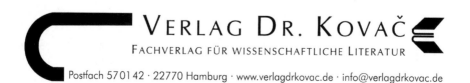

VERLAG DR. KOVAČ
FACHVERLAG FÜR WISSENSCHAFTLICHE LITERATUR

Postfach 57 01 42 · 22770 Hamburg · www.verlagdrkovac.de · info@verlagdrkovac.de